糖尿病

饮食调养

一本全

代　敏◎编著

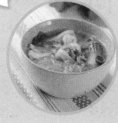

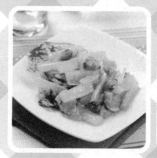
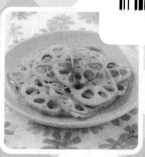
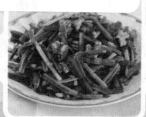

上海科学技术文献出版社

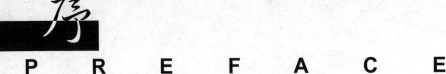

序
PREFACE

降低血糖，不再是梦

世界卫生组织将糖尿病列为三大疑难病之一，并把每年的11月14日定为"世界糖尿病日"。据统计，全世界约有2.5亿糖尿病患者，我国糖尿病总人数超过5 000万。糖尿病的发病人群还在逐渐年轻化，已经成为一种现代文明病。物质生活不断提高，生活节奏的加快，工作压力的增大，体力活动不断减少，饮食结构的改变，让糖尿病、肥胖症等生活方式疾病有了可乘之机。

世界卫生组织认为，"人的寿命60%取决于自己，15%取决于遗传因素，10%取决于社会因素，8%取决于医药条件，7%取决于气候的影响"。这充分说明，人的健康和生命取决于自己的生活方式和行为。糖尿病作为一种生活方式疾病，它的发生与发展与患者本人不科学的生活方式与习惯有直接关系。本书可助您有效地开展糖尿病防治的工作，减少和延缓糖尿病并发症的发生和发展，提高患者的生活质量，降低致残率，延长寿命。

本书除了糖尿病的饮食疗法外，还有其他降糖生活保健指导，共分为6部分：

Part 1 认识糖尿病,让糖尿病患者真正地认识高血糖,了解糖尿病有关的各种知识、自测方法、三级预防、五驾马车等。

Part 2 糖尿病食疗健康指导,指导糖尿病患者在日常生活中进行合理的饮食调养,内容包括防治糖尿病营养攻略、饮食须知、饮食黑名单、常见并发症的食疗调养、不同能量食谱的饮食安排。

Part 3 有效降糖食物,这部分内容里介绍有效降糖的72种食材,包括苦瓜、芹菜、洋葱、莴苣、魔芋、石榴、玉米、海蜇、兔肉、玉竹等。其中每种食材都有详细的营养解析、降糖功效和其相关的温馨提示。

Part 4 特效降糖美味菜肴,教你亲自做各种降糖餐饮美食,素菜类88道,荤菜类221道,汤羹类93道,主食60道,水果餐品18道,其中一些配有精美的图片,简单易学。

Part 5 糖尿病日常生活保健,提供了有效的生活降糖保健方法,运动降糖、艾灸降糖、熏洗沐浴降糖、药茶降糖、音乐降糖疗法以及糖尿病患者春夏秋冬的养生要点。

Part 6 糖尿病患者生活常见问题解答,帮助糖尿病患者解答饮食、用药、预防保健过程中的常见问题,其中饮食9问,用药7问,预防保健10问。

本书是一本糖尿病患者食疗养生保健图书,特邀具有丰富临床经验的主任医师指导,有专业性及权威性,希望可以帮助更多的糖尿病患者走出高血糖的困扰,改善症状、减少并发症,让每一位糖尿病患者远离疾病的痛苦。

衷心祝愿广大糖尿病病友们生活幸福安康!

目录
CONTENTS

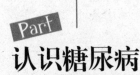

Part 1 认识糖尿病

2　糖尿病是如何形成的
4　糖尿病的诱发因素
7　糖尿病的常见类型
10　血糖的自我检测
12　糖尿病常见并发症
16　糖尿病的危害
17　防治糖尿病的"五驾马车"
21　防控糖尿病要"四早"

Part 2 糖尿病食疗健康指导

26　防治糖尿病营养攻略
26　镁
27　硒
28　钙
29　锌
30　铬
31　锰
32　维生素A
33　维生素B$_1$
34　维生素B$_6$

35　维生素B$_{12}$
36　维生素C
37　维生素E
38　膳食纤维
39　α-亚麻油酸
40　糖尿病患者饮食须知
40　　根据体型计算总热量
41　　粗细搭配,荤素均衡
42　　三餐进食量各有标准
42　　饮食宜缓、宜暖
43　　科学饮水
44　　低盐饮食
44　　补充优质蛋白质
48　糖尿病患者的饮食黑名单
51　糖尿病常见并发症的食疗调养
51　　糖尿病并发高脂血症的食疗调养
52　　糖尿病并发尿路感染的食疗调养
52　　糖尿病并发骨质疏松症的食疗调养
53　　糖尿病并发脂肪肝的食疗调养
55　　糖尿病并发高血压的食疗调养
56　　糖尿病性肾病的食疗调养
57　糖尿病患者不同能量的全天带量食谱
57　　5 858~6 276千焦糖尿病一周食谱
59　　6 694~7 112千焦糖尿病一周食谱
62　　7 531~7 950千焦糖尿病一周食谱
64　　8 368~8 786千焦糖尿病一周食谱

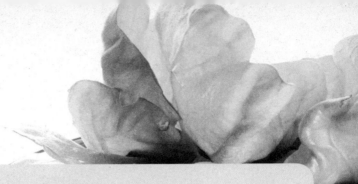

Part 3
有效降糖食物

降糖蔬菜类

68 菠菜	71 空心菜	75 苦瓜	79 萝卜	82 金针菇
68 芹菜	72 圆白菜	76 南瓜	79 黄豆芽	83 香菇
69 芥菜	72 莴苣	76 丝瓜	80 豌豆苗	84 草菇
69 韭菜	73 茄子	77 黄瓜	80 魔芋	84 黑木耳
70 白菜	74 番茄	77 芦笋	81 洋葱	85 山药
71 花椰菜	74 冬瓜	78 竹笋	82 扁豆	

降糖水果类

86 猕猴桃	87 苹果	88 柚子	89 草莓
86 西瓜	88 山楂	89 石榴	90 樱桃

降糖五谷类

91 玉米	92 黑米	94 小米	95 黑豆	96 红豆
91 燕麦	93 荞麦	94 薏苡仁	95 绿豆	

降糖水产类

97 鲫鱼	98 三文鱼	100 鳕鱼	102 虾
97 鲢鱼	99 带鱼	101 牡蛎	102 紫菜
98 青鱼	100 鳝鱼	101 扇贝	103 海带

降糖肉类

104 兔肉	104 鸡肉	105 鸽肉	106 鸭肉

其他降糖食物

107 牛奶	108 鹌鹑蛋	109 豆浆	110 大蒜	111 玉竹
107 鸡蛋	108 豆腐	110 生姜	111 榛子	112 枸杞子

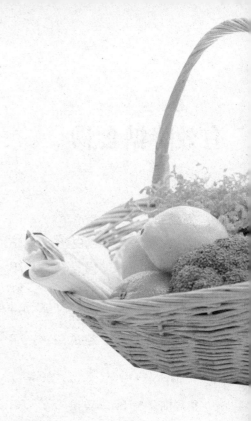

Part 4

特效降糖美味食谱

素菜类

114 核桃仁炒韭菜

115 萝卜丝炒鸡蛋

115 木耳烩丝瓜

115 知母炒苦瓜

115 绿豆芽拌金针菇

116 油浸蘑菇

116 腐皮银菜卷

116 香菇木耳焖豆腐

116 醋熘紫甘蓝

117 桃仁莴笋

117 什锦炸菜

117 火烧松茸

117 甜椒炒丝瓜

118 水煮冬笋

118 炒藕片

118 百合南瓜盅

118 蒜拌空心菜

119 蚝油扒蘑菇

119 油爆三圆

119 草菇烧鞭笋

119 卷心菜炒粉丝

120 白扒松茸蘑

120 空心菜炝玉米

120 炸菜卷

120 蘑菇烩萝卜球

121 芥末豇豆

121 蘑菇扒豆苗

121 毛豆炒干丝

121 鹌鹑蛋烧油菜

122 香菇炒豌豆苗

122 竹参心子

122 蚝油芥蓝素肉丝

122 豆腐乳空心菜

123 姜汁豇豆

123 鸡腿菇炒莴笋

123 发菜什锦菇

123 黄金山药南瓜条

124 姜爆青菜

124 南瓜豆皮卷

124 蛋丝拌西芹

124 芝麻笋片

125 丝瓜烧黄豆

125 蛋包番茄

125 黄豆芽拌红柿子椒

125 口蘑烧白菜

125 海带拌甜椒　　128 随便小炒　　131 黑木耳炒西芹

126 洋葱拌黄豆　　128 五香菠菜　　131 烩双菌

126 鲜烩芦笋　　129 番茄焖扁豆　　132 蒜泥蕨菜

126 蒜苗木耳炒蛋　　129 绿豆芽拌黑木耳　　132 木须豇豆

126 荷兰豆炒甜椒　　129 香菇煨菜花　　132 家常熬豆腐

126 芦笋香干　　129 银耳拌芹菜　　132 蒜香苋菜

127 番茄拌生菜　　129 枸杞炒双丝　　132 红烧素三冬

127 榛仁丝瓜　　130 茯苓豆腐　　133 香菇炒白菜

127 姜香白萝卜　　130 扁豆焖香菇　　133 菠菜拌豆芽

127 蒜苗拌豆腐　　130 鸡油四蔬　　133 番茄烧豆腐

127 芹菜炝腐竹　　130 香菇拌豆腐丝　　133 猴头菇烧木耳

128 西蓝花烩胡萝卜　　131 香菇烧面筋

128 炒鸡腿菇　　131 三丝金针

荤菜类

134 红糟牛肉片　　137 蟹肉棒炒咸蛋黄　　140 咖喱兔肉

135 玉竹炖猪心　　137 牛肉炒双鲜　　140 黄豆炖蹄膀

135 归芪蒸仔鸡　　138 牡蛎拌菠菜　　140 枸杞炖兔肉

135 竹荪杞子煲野鸡　　138 瘦肉炒香干　　141 胡萝卜炖羊肉

135 清炒虾仁黄瓜　　138 杞黄蒸仔鸡　　141 魔芋炖鸡腿

136 兔肉炖南瓜　　138 煎烧牛里脊　　141 茄汁青鱼

136 鳝粒生菜包　　138 红烧蹄筋　　141 芦笋鸡片

136 南瓜炒肉片　　139 软炸山药兔肉串　　141 柚子炖鸡

136 蘑菇炖鸡　　139 冻豆腐炖鲢鱼　　142 山楂炖牛肉

137 香肉蒸豆腐　　139 五花肉炖鳝鱼　　142 醋炒鸡肠

137 肉片烧魔芋　　139 红烧排骨　　142 牡蛎煎蛋

137 猪肝炒黄瓜　　140 虾米炝白菜　　142 黄芪炖乌鸡

CONTENTS

142 三鲜丸子

143 猪肉炒鲜蘑

143 咖喱鲅鱼

143 菠萝咕噜肉

143 苦瓜熘鸡片

144 肉炒茄子

144 蒜苗炒回锅肉

144 海虾炖豆腐

144 西芹鳕鱼

144 板鸭炖白菜

145 鲜虾芦笋

145 菠菜爆猪肝

145 干烧冬笋

145 菜花烧香肠

145 带鱼扒白菜

146 番茄冬笋肉片

146 烧香菇鸡腿

146 韭花肉丝

146 扁豆鸡丁

147 虾米拌菜花

147 豆豉鳗鱼

147 青豆虾仁

147 白菜炒扇贝

147 韭菜炒鱿鱼

148 肉末苦瓜条

148 白菜心拌海蜇

148 油焖皮皮虾

148 虾仁菜花

148 韭菜烧猪血

149 炒黄瓜肉片

149 排骨炖冬笋

149 香肠炒油菜

149 肉末黄豆芽

149 鸡胗拌西芹

150 鸭肉拌黄瓜

150 黄瓜拌海蜇

150 虾皮炒小白菜

150 兔肉丝拌茼蒿

150 豌豆猪肉末

150 虾米炒冬瓜

151 鲫鱼炖豆腐

151 滑炒墨鱼花

151 鸡块炖冬瓜

151 脊骨炖酸菜

151 虾米拌双丝

152 双椒鸭丁

152 清拌肚丝

152 椒盐鳗鱼

152 核桃仁鸡肉

152 芹菜鱿鱼卷

153 虾油炝笋条

153 煎烧牛里脊

153 芹菜活蚌

153 三鲜烧冬瓜

154 番茄烧大虾

154 清蒸鳕鱼

154 金针菇汆肥牛

154 番茄牛肉

155 枸杞烧肉丝

155 猴头菇煨鸡

155 银耳炒肉丝

156 猪肉炒豌豆

156 墨鱼鸡块

156 泥鳅炖豆腐

156 芹菜烧鳝丝

156 清虾炖豆腐

157 葱爆龙凤片

157 干贝炒猪腰

157 黄精烧鸡

157 蔬菜鸡肉丸

158 洋葱猪肝

158 芹菜炒蛤蜊肉

158 桑皮炖兔肉

158 虾仁烧黄瓜

158 鲜三文鱼片

159 枸杞滑熘里脊片

159 豆角炒肉松

159 香葱海螺

159 蒸酿黄瓜

160 虾子春笋

160 爆全鸡

160 海参枸杞炖蛋

161 茄子炒牛肉

161 红豆鲤鱼火锅

161 松子炒螺丁

161 鱼香虾球

162 鸡肉蒸螺

162 苦瓜拌蜇皮
162 黄金小排
162 海参烩鲜蘑
163 奶汤鱼唇沙锅
163 百合炒螺片
163 山药炖猪肚
164 松茸牛蛙
164 黑豆炖鳝鱼
164 鸡茸空心菜
164 豆角炒鸡什
165 生菜肉松
165 笋拌海螺片
165 鸡丝炒豇豆
165 鳝段烧肉
166 油豆腐塞肉
166 肉末粉丝小白菜
166 白菜煮牛肉
166 金针菇炒肉丝
167 沙锅肉丝苦瓜
167 石耳炖鸽
167 芦荟拌腊肉
167 海带卷
168 佘鹌鹑
168 菠菜炒生鱼片
168 芽菇煮蚬肉
168 芝麻海参排
169 白果炒螺花
169 脆脆蜇丝
169 肉丝拌蜇头

169 扒白菜卷
170 黄精猪肘煲
170 冬瓜鲜荷叶煲鸭
170 枸杞子炖老鸽
170 天井海参
171 彩蔬三明治串
171 西芹香辣兔
171 仔姜炒仔鸭
172 什锦螺肉
172 黑椒牛排
172 蒜头鳜鱼
172 杏仁牛肉
172 山药炒虾仁
173 海蜇拌萝卜
173 豆腐炖鱼头
173 清蒸鳗鱼
173 桃仁鸽蛋
174 土茯苓炖猪脊骨
174 猴头菇炖鸡
174 鸡米烩腰丁
175 蒜苗香菇炒鸡丁
175 竹荪虾仁扒豆腐
175 油淋草鱼
175 沙参玉竹炖猪肉
176 韭菜炒鲜虾
176 茄泥肉丸
176 茜草炖猪蹄
176 芪枣大虾
176 葱油蛏肉

177 茄汁虾片
177 香椿鲭鱼
177 水晶虾仁
177 蔬菜鸡肉丸
178 姜枣枸杞乌鸡汤
178 干煸鹑脯丝
178 碧绿斑球
179 葱姜炒螃蟹
179 甘芪炖肉
179 爆炒鱿鱼卷
179 酱蛤蜊
180 木耳菊花鱼丸
180 木耳拌海蜇
180 排骨炖甘薯
180 百合蒸老母鸡
181 怀山药芹菜炒肉丝
181 青豆粉蒸肉
181 冬瓜干贝炖鸭
181 紫菜鱼卷片
182 野菊花炒肉片
182 鸡蓉鲍鱼
182 雪菜炒鲜鱿银丝
183 鸭舌草炖猪肘肉
183 蒸茄斗
183 木耳海参炖猪大肠
183 桃仁炖墨鱼
183 甲鱼炖怀山

汤羹类

184 芦荟蛤蜊汤
185 味噌三丝汤
185 猪胰菠蛋汤
185 苦瓜荠菜瘦肉汤
185 鱼丸莼菜汤
185 山药素汤
186 黄芪桂皮鲈鱼汤
186 蘑菇冬瓜汤
186 竹荪银耳汤
186 虾仁葱花汤
186 荸荠海带玉米须汤
187 草菇莴笋汤
187 口蘑竹荪汤
187 豆苗猪血汤
187 香菇银耳肉粒汤
187 豆腐鱼头汤
188 竹荪响螺汤
188 鲫鱼笋汤
188 鲤鱼丝瓜汤
188 炖紫菜海参汤
189 发菜鱼圆汤
189 豆苗紫菜汤
189 沙锅鱼块汤
189 枸杞叶蚌肉汤
190 口蘑鸭片汤
190 枸杞乳鸽汤
190 番茄排骨汤
190 姜椒鱼汤
191 沙锅火腿鸭子汤

191 醋椒鱼头豆腐汤
191 酸菜鱼片汤
191 酸辣海参汤
192 灵芝烧鸡块
192 太子参兔肉汤
192 川芎寄生鱼头汤
192 韩国海带汤
193 熟地怀山瘦肉汤
193 鸡茸马铃薯球汤
193 怀山鹅肉瘦肉汤
193 党参蛤蚧汤
194 眉豆猪舌汤
194 黑豆莲藕鸡汤
194 洋葱红萝卜马铃薯汤
194 草鱼节瓜瘦肉汤
195 菇笋汤
195 海鲜蛤蜊汤
195 沙参香菇煲鸡肉
195 奶油玉米汤
196 莲子百合猪肉汤
196 洋葱虾米豆腐番茄汤
196 粉葛瘦肉汤
196 排骨冬瓜汤
196 番茄虾仁汤
197 香菇木耳生姜汤
197 冬耳豆腐汤
197 山药胡萝卜鸡翅汤
197 芹菜蚬肉汤
197 鲢鱼冬瓜汤

198 山药排骨汤
198 鲫鱼瓜皮汤
198 燕窝鸡丝汤
198 冬瓜薏苡仁瘦肉汤
198 西兰花鸡肉汤
199 菠菜泥奶油汤
199 干贝萝卜汤
199 乌鸡什菌汤
199 冬瓜虾米汤
199 银耳鸽蛋汤
200 香菇豆腐煲
200 干贝玉米羹
200 冬瓜火腿汤
200 草菇豆腐煲
201 鲤鱼天麻汤
201 五香冬瓜汤
201 奶油鹅丁煲
201 内金菠菜汤
202 山药乌鸡煲
202 鳝鱼沙参百合汤
202 紫菜肉末羹
202 苦瓜蚌肉汤
202 三文鱼蒸蛋羹
202 萝卜牛肚煲
203 红豆生鱼汤
203 旗参木瓜排骨煲
203 白菜沙锅煲
203 冬瓜丸子汤

主食类

204 蔬果寿司	208 玉米渣绿豆粥	212 三合面
205 玉米南瓜饼	208 玉竹羊肉粳米粥	212 莜麦鸡丝面
205 摊莜麦蛋饼	208 苦瓜苋菜粥	212 豆蔻茯苓馒头
205 薏苡仁鸡蛋米饭	209 天花粉粟米粥	213 枸杞荞麦糊
205 麦麸煎饼	209 山药南瓜粥	213 珍菌饺
205 山药南瓜粥	209 莲子百合红豆粥	213 莜麦肉丝面
206 五彩米饭	209 葱头大枣粥	213 五香饺子
206 淡菜菜饭	209 仔鸡粳米粥	214 玉米菠菜粥
206 桂花南瓜饼	210 芦笋粟米粥	214 鸡肉草菇水饺
206 高粱米饭	210 木耳玉米粥	214 黄瓜猪肉水饺
206 芸豆饭	210 薏苡仁红豆粥	214 荞麦蛋汤面
206 牛肉比萨饼	210 麦冬生地粳米粥	215 素馅荞麦蒸饺
207 玉米渣薏苡仁粥	210 猪肾粳米粥	215 草菇水煎包
207 焖南瓜饭	210 竹笋米粥	215 猪肉韭菜包
207 红豆山药粥	210 羊胰粳米粥	216 山药猪肉汤圆
207 榛子粥	211 芹菜豆腐面	216 芹菜馅饺子
207 胡萝卜鲍鱼粥	211 桂黄韭菜粥	216 猪腰粳米粥
208 五味巴戟粥	211 鸡蛋莜麦面	216 玉米面发糕
208 荞麦南瓜粥	211 凉拌燕麦面	216 小米面发糕
208 绿豆麦片粥	212 玉米面窝头	

水果餐品

217 毛丹银耳汤	219 火龙果胡萝卜汁	220 梨丝拌萝卜
218 火龙果蔬菜海鲜沙拉	219 雪中梅花	220 鲫鱼木瓜汤
218 黑豆雪梨盅	219 凉拌西瓜皮	220 甘蓝山药沙拉
218 草莓柚汁	219 山楂粥	220 雪梨豆根茶
218 猕猴桃水果	219 三丝拌柚块	220 酸辣木瓜
218 草莓拌黄瓜	219 绿豆西瓜皮粥	220 橘皮粥

糖尿病患者日常生活保健

222　糖尿病患者日常生活建议

223　运动降糖疗法

223　　散 步

225　　游 泳

226　　松静功

228　　五禽戏

229　糖尿病患者运动注意事项

231　艾灸降糖疗法

233　熏洗沐浴降糖疗法

235　药茶降糖疗法

237　音乐降糖疗法

239　春季糖尿病患者养生要点

241　夏季糖尿病患者养生要点

242　秋季糖尿病患者养生要点

244　冬季糖尿病患者养生要点

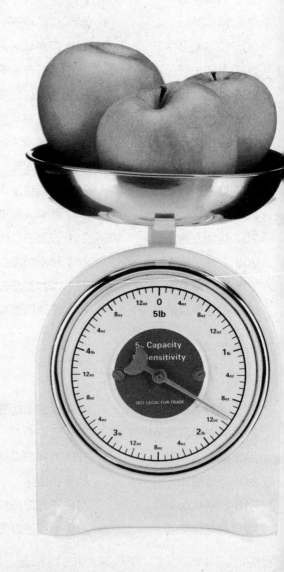

糖尿病患者生活常见问题解答

饮食问题

248 Q：糖尿病患者如何科学吃水果？

249 Q：糖尿病患者如何吃粗粮？

250 Q：糖尿病患者可以饮酒吗？

250 Q：糖尿病患者有哪些饮食禁忌？

252 Q：适宜糖尿病患者的烹调方式有哪些？

253 Q：糖尿病患者可以喝什么饮料？

254 Q：糖尿病患者如何科学安排饮食？

255 Q：糖尿病患者可以多吃无糖食品吗？

256 Q：糖尿病患者外出就餐须注意什么？

用药问题

257 Q：使用降糖药物的顺序？

258 Q：哪些糖尿病患者需要考虑使用胰岛素？

258 Q：口服降糖药要注意用药时间吗？

260 Q：糖尿病老年患者不宜用哪些降糖药？

260 Q：什么经验偏方治疗糖尿病比较好？

263 Q：糖尿病患者如何联合用药？

264 Q：糖尿病酮症酸中毒怎样救治？

预防保健问题

265 Q：如何使用血糖仪？

266 Q：什么是糖尿病的三级预防？

267 Q：糖尿病患者怎样调节心理健康？

268 Q：如何预防妊娠糖尿病？

269 Q：糖尿病肥胖者如何科学减肥？

270 Q：糖尿病患者如何保护眼睛？

271 Q：糖尿病患者如何保护皮肤？

272 Q：糖尿病患者外出时需要注意什么？

273 Q：糖尿病患者如何预防和避免低血糖？

273 Q：哪些时间需格外注意控制血糖？

C O N T E N T S

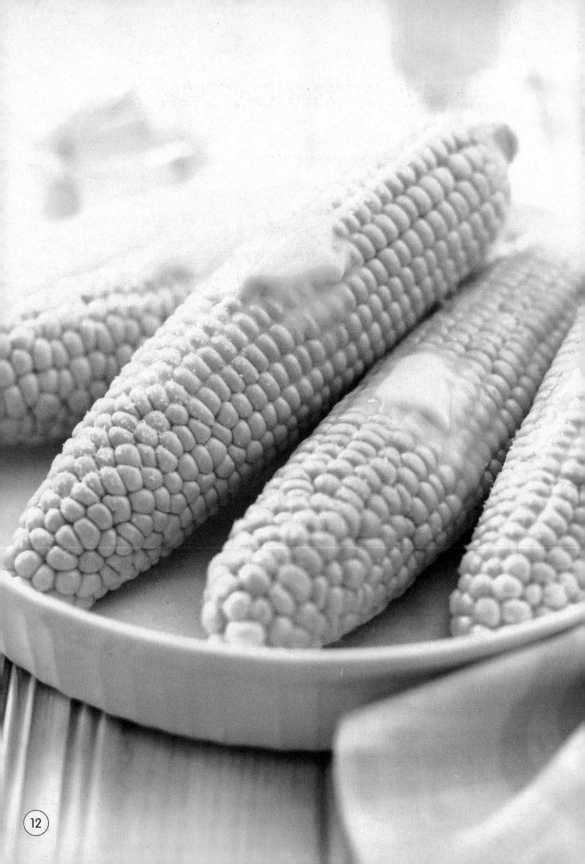

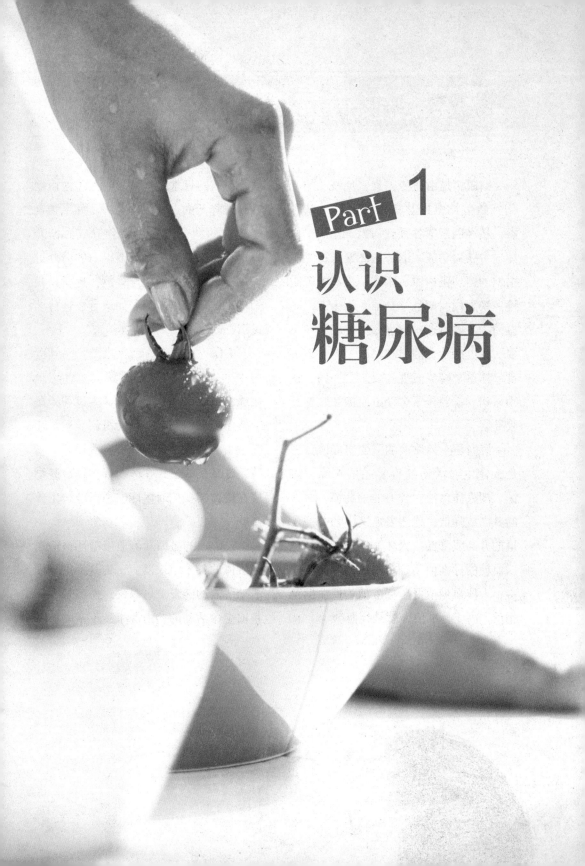

Part 1

认识
糖尿病

糖尿病是如何形成的

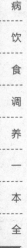

糖尿病是由遗传因素、免疫功能紊乱、微生物感染及其毒素、自由基毒素、精神因素等各种致病因子作用于机体导致胰岛功能减退、胰岛素抵抗等而引发的糖、蛋白质、脂肪、水和电解质等一系列代谢紊乱综合征，临床上以高血糖为主要特点，典型病例表现为"三多一少"症状，即出现多尿、多饮、多食、体重下降等表现。要想更多的了解糖尿病，就要先了解一下血糖和胰腺及胰岛素。

血糖是人体血液的重要组成成分，是人体生命活动的重要能量来源。血糖，即人体血液中含有的葡萄糖。血糖的升高或降低，代表着血液中葡萄糖含量的升高或降低。人体血糖的高低，是以血糖的标准值为判定依据的。简单地讲，人体血糖值低于标准值为低血糖；相反，高于标准值，就是高血糖了。

我们的日常膳食是影响人体内血糖升高或降低的主要因素之一。如果膳食中摄取的糖分过多，则会造成血糖升高；相反，如果进食量或摄取的糖分过少，则会出现头晕甚至昏倒，这就是我们常说的低血糖。糖尿病患者血糖持续过高，则可造成多个脏器损害。

人体内的血糖有两大来源：一是食物中的糖类，二是糖的异生。食物是血糖的主要来源，而糖的异生过程则是维持血糖平衡的必要补充机制。通常情况下，人体内多余的糖会合成糖原、脂肪、氨基酸等形式在体内存储，这些物质在机体需要的时候能够逆行分解生成血糖。

人体内的血糖随着血液循环被输送到机体的各个组织器官，为其提供生理活动所需的能量。可以说，血糖是人体各项生命活动的动力源泉。正常的血糖

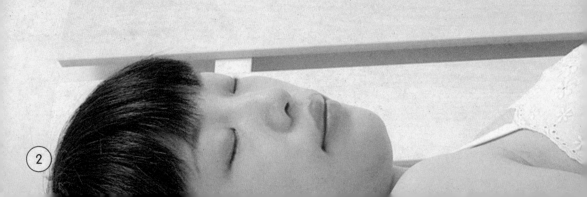

水平是人体各个组织器官正常运转的必要保证；而一旦出现血糖异常，这些脏器就会出现功能异常。

糖尿病的发生与人体的胰腺、胰岛素有着极为密切的关系。胰腺功能和胰岛素的数量将直接关系到一个人的血糖水平。胰腺是人体的一大重要消化腺，胰腺中大量的细胞群即为胰岛。其中，胰岛 α 细胞所合成、分泌的是胰高血糖素，胰岛 β 细胞所合成、分泌的则为胰岛素。

胰岛素的分泌量平时很低，只有在进食结束后才会迅速增加，在整个进食过程中，也会缓慢地增加，达到高峰后逐渐降低，这个过程通常会持续2个小时之久。而饭后胰岛素分泌量的增加，达到高峰后逐渐降低，恰恰是人体得以保持血糖水平稳定的关键因素，任何人在进食后，血糖都会有所增加，此时如果有足量的胰岛素分泌，则能够有效降低迅速升高的血糖，从而使机体血糖保持在正常范围之内。

胰岛素的降血糖作用，不仅与其分泌量有很大关系，同时还与胰岛素的受体数量和组织对胰岛素的敏感度有关。在肝脏、肌肉、脂肪等组织细胞的细胞膜上，都存在有大量的胰岛素受体。而胰岛素只有与其受体良好的结合后，才能够发挥出有效的降血糖作用。

在正常情况下，胰岛素受体对胰岛素应该有高度的敏感性，这样才能共同产生生理效应。而胰岛素受体的数量及其与胰岛素结合时的亲和力，都会影响对胰岛素的敏感度。一般来讲，胰岛素受体的数量越多，胰岛素的亲和力就越强，进而胰岛素的敏感度也就越高。反之，如果人体内胰岛素受体数量不足或胰岛素亲和力较差，那么胰岛素的敏感度也就越低，从而就很难与受体良好地结合而共同产生降血糖作用。由此一来，人体的血糖水平则无法控制在一定水平内，大量进食后可造成血糖高居不下。长时间的高血糖就会导致糖尿病的产生。

糖尿病的诱发因素

糖尿病是由遗传因素、免疫功能紊乱、微生物感染及其毒素、自由基毒素、精神因素等各种致病因子作用于机体导致胰岛功能减退而引发的糖、蛋白质、脂肪、水和电解质等一系列代谢紊乱综合征，糖尿病病因及发病机制十分复杂，目前认为糖尿病与以下诱发因素有关：

1 遗传因素

遗传学研究表明，糖尿病发病率在血统亲属中与非血统亲属中有显著差异，前者较后者高出5倍。在1型糖尿病的病因中遗传因素的重要性为50%，而在2型糖尿病中其重要性达90%以上，因此引起2型糖尿病的遗传因素明显高于1型糖尿病。可见遗传因素是诱发糖尿病的重要因素。

2 饮食因素

现在国内外形成了"生活越富裕，身体越丰满，糖尿病越增多"的概念。不合理的饮食会导致各种疾病，糖尿病的发生与高糖、高脂、高蛋白等不合理的饮食结构以及暴饮暴食、饮食无度、嗜好烟酒等饮食习惯密切联系。另外，营养过于丰厚、长期饮食过多等不健康饮食因素也是造成肥胖的重要因素，而肥胖的发生又会诱发高血糖的出现。还有，饮食中的热量、脂肪、蛋白质、糖类物质摄取过多，亦会对人体的血糖造成一定影响。若再加上缺乏运动或胰岛素分泌不足等因素，则会造成血糖水平持续偏高，继而发展为糖尿病。

3 心理因素

精神紧张、抑郁、悲伤、烦躁等不良心理因素的刺激会造成体内应激性激素分泌量增加，如生长激素、去甲肾上腺素、胰升糖素及肾上腺皮质激素等。而应激性激素的增多正是造成高血糖的重要原因，这些激素长期大量分泌会导致内分泌代谢紊乱，从而可诱发糖尿病等代谢性疾病。

4 肥胖因素

肥胖是糖尿病的一个重要诱发因素，有60%～80%的成年糖尿病患者在发病前均为肥胖者，肥胖的程度与糖尿病的发病率呈正比，有基础研究材料表明：随着年龄增长，体力活动逐渐减少时，人体肌肉与脂肪的比例也在改变。自25岁至75岁，肌肉组织逐渐减少，由占体重的47%减少到36%，而脂肪由20%增加到36%，此系老年人，特别是肥胖多脂肪的老年人中糖尿病明显增多的主要原因之一。

5 药物因素

药物的滥用也是糖尿病的重要诱因之一，长期使用一些药物可能引发糖尿病。这些药物有：

❶ 糖皮质激素类药物，如泼尼松（强的松）、地塞米松、氢化可的松、氟轻松、促肾上腺皮质激素等。

❷ 噻嗪类利尿剂，如氢氯噻嗪、氯噻嗪等。

❸ 血管扩张剂，如米诺地尔、二氮嗪等。

❹ 肾上腺素能受体阻滞剂，如普萘洛尔、酒石酸美托洛尔、阿替洛尔等。

❶ 其他，如口服避孕药、交感神经兴奋剂、口服甲状腺激素、烟酸类降脂药等也可诱发血糖升高，长期或大剂量应用均可能引发糖尿病。

6 病毒感染因素

幼年型糖尿病与病毒感染有显著关系，感染本身不会诱发糖尿病，仅可以使隐形糖尿病得以外显。1型糖尿病的发生与病毒感染有直接关系。当人体受

某些病毒侵犯后，会由于病毒对胰岛β细胞的破坏，而抑制胰岛β细胞的生长发育，从而造成胰岛素的分泌量大大减少，以致血糖水平居高不下。

7 生活习惯因素

现代人们由于种种原因，往往容易忽略运动、睡眠和作息规律的重要性。而这也恰恰是许多疾病的主要致病因素。其中，尤其以缺乏运动的负面影响最大。缺乏运动会在某种程度上降低组织细胞对胰岛素的敏感性，而长期缺乏运动还会影响机体的代谢功能，从而可造成血糖升高。

8 妊娠次数因素

我们所述妊娠糖尿病，是在妊娠期出现的糖尿病。此类女性过了妊娠期，糖尿病的发病率也会比没出现过的要高。而且有关专家发现妊娠次数与糖尿病的发病有关，多次妊娠易使遗传因素转弱诱发糖尿病。

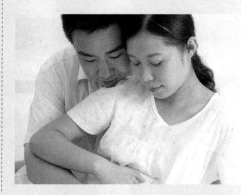

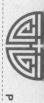

糖尿病的发生多与家族遗传因素有关，随着年龄的增加而增多，也与不健康的生活习惯有关。糖尿病的危险是非常大的，但可以提前预防，改变不健康的生活习惯。我们提供一个糖尿病自我检查的小测试：

❶ 自己的直系亲属（父母、兄弟姐妹、叔伯姑姨）中有没有人得糖尿病？

A、有（是）1分 B、无（不是）0分

❷ 你的直系亲属中有没有几个人都得了糖尿病？

A、有（是）2分 B、无（不是）0分

❸ 你吸烟吗？

A、有（是）1分 B、无（不是）0分

❹ 目前多少岁？

A、不到39岁 0分 B、过39岁 1分

❺ 你有没有超出理想体重10千克？

A、有（是）2分 B、无（不是）0分

❻ 你有没有高血压？

A、有（是）2分 B、无（不是）0分

❼ 你平常喜欢不喜欢活动？

A、有（是）0分 B、无（不是）1分

❽ 如果是女性，曾经怀孕过，怀孕期间有没有妊娠期糖尿病？

A、有（是）1分 B、无（不是）0分

❾ 是否每天至少锻炼30分钟，每周至少锻炼3天？

A、有（是）1分 B、无（不是）0分

❿ 对问题2和5中的任何一个或两个回答是。

A、是5分 B、没有0分

检测说明：

如果总分数少于5分：太好了，你患糖尿病的可能性非常小。

如果总分数为6～9分：一定要当心了，已处于低到中度危险中。

如果总分数为10～14分：赶快采取措施，你处于中到高度危险。

如果总分数高于14分：危险已经接近，请立即到医院做糖尿病各项检查。

糖尿病的常见类型

目前临床上一般将糖尿病分为四种类型：1型糖尿病、2型糖尿病、妊娠糖尿病、继发性糖尿病。

1 1型糖尿病

1型糖尿病（T1DM），又称为胰岛素依赖型糖尿病。1型糖尿病指的是因自身免疫等原因引起的胰岛素缺乏，易发生酮症，必须用胰岛素治疗，多见于青少年。这型糖尿病在我国较少见，仅占糖尿病的10%以下。1型糖尿病是依赖胰岛素治疗的，也就是说该病患者从发病开始就需使用胰岛素治疗，并且终身使用。原因在于1型糖尿病患者体内胰腺产生胰岛素的细胞已经彻底损坏，从而完全失去了产生胰岛素的功能。在体内胰岛素绝对缺乏的情况下，就会引起血糖水平持续升高，出现糖尿病。1型糖尿病患者在确诊后的5年内很少有慢性糖尿病并发症的出现。

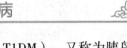

1型糖尿发病因素有：

遗传因素：目前研究提示遗传缺陷是1型糖尿病的发病基础，这种遗传缺陷表现在人第六对染色体的同种白细胞抗原（HLA抗原）异常上。科学家的研究提示：1型糖尿病有家族性发病的特点——如果父母患有糖尿病，那么与无此家族史的人相比，其子女更易患上此病。

自身免疫系统缺陷：因为在1型糖尿病患者的血液中可查出多种自身免疫抗体，如谷氨酸脱羧酶抗体（GAD抗体）、胰岛细胞抗体（ICA抗体）等。这些异常的自身抗体可以损伤人体胰岛分泌胰岛素的β细胞，使之不能正常分泌胰岛素。

病毒感染：也许令你惊奇，许多科学家怀疑病毒也能引起1型糖尿病。这是因为I型糖尿病患者发病之前的一段时间内常常得过病毒感染，而且1型糖尿病的"流行"，往往出现在病毒流行之后。病毒，如那些引起流行性腮腺炎和风疹的病毒，以及能引起脊髓灰质炎的柯萨奇病毒家族，都可以在I型糖尿病中起作用。

其他因素：如氧自由基、牛奶、一些药物等，这些因素是否可以引起糖尿病，科学家正在研究之中。

2 2型糖尿病

2型糖尿病（T2DM），又称为胰岛素抵抗型糖尿病。它是指因胰岛素抵抗（即一定量的胰岛素不能发挥原来应有的作用）及胰岛功能减退所致者。多见于中老年，患者大多腹部肥胖。此型占我国糖尿病的90%以上。2型糖尿病患者在确诊之前就已经有慢性并发症发生。据统计，有50%新诊断的2型糖尿病患者已存在一种或一种以上的慢性并发症，有些患者是因为并发症才发现患糖尿病的。

⚜ 2型糖尿病的发病因素有：

遗传因素。和1型糖尿病类似，2型糖尿病也有家族发病的特点，因此很可能与基因遗传有关。这种遗传特性2型糖尿病比1型糖尿病更为明显。例如：双胞胎中的一个患了1型糖尿病，另一个有40%的机会患上此病；但如果是2型糖尿病，则另一个就有70%的机会患上2型糖尿病。

年龄因素。年龄也是2型糖尿病的发病因素。有一半的2型糖尿病患者多在55岁以后发病。高龄患者容易出现糖尿病也与年纪大的人容易超重有关。

肥胖因素。2型糖尿病的一个重要因素可能就是肥胖症。遗传原因可引起肥胖，同样也可引起2型糖尿病。身体中心型肥胖病人的多余脂肪集中在腹部，这样的人比那些脂肪集中在臀部与大腿上的人更容易发生2型糖尿病。

现代的生活方式。吃高热量的食物和运动量的减少也能引起糖尿病，有人

认为这也是由于肥胖而引起的。肥胖症和2型糖尿病一样，在那些饮食和活动习惯均已"西化"的美籍亚裔和拉丁美洲商人中更为普遍。

３ 继发性糖尿病

继发性糖尿病是指有明确的病因所引起的高血糖。例如有些遗传病、胰腺病、内分泌病等所致的高血糖；一些药物或化学品也可引起高血糖。这些高血糖只要去除病因后血糖可能恢复正常。另外，还有一些近年来明确其病因是细胞基因水平的变异所致者。这些病因虽明确，但不易纠正，只能大致同2型糖尿病一样治疗。继发性糖尿病并不多见，其诊断有的不难，如有明确的胰腺手术史或内分泌病史；有的很难确诊如一些基因变异，检查要有一定条件。

⚜ 继发性糖尿病发病因素有：

内分泌疾病。如生长激素瘤，这是由于生长激素分泌过多引起的一种综合征，在儿童发病可以表现为巨人症，在成人发病则表现为肢端肥大症；皮质醇增多症，这是由于肾上腺增生或肿瘤分泌过多的皮质醇所引起的综合征，表现为向心性肥胖、高血压、糖尿病等；醛固酮增多症，这是由于肾上腺分泌过多的醛固酮，造成高血压、低血钾，低血钾可以损害胰岛的分泌功能，从而发生

高血糖；嗜铬细胞瘤，这是由于肾上腺髓质或交感神经嗜铬细胞发生的肿瘤分泌过多的肾上腺素和去甲肾上腺素，导致高血压和高血糖。另外，甲状腺功能亢进（甲亢）也可以伴有高血糖。

胰腺疾病。胰腺除了分泌胰液参与消化蛋白质、脂肪外，也是胰岛素的内分泌器官。胰腺的严重病变可以造成胰岛素生成和分泌障碍，引发糖尿病。

药物因素。某些药物可以引起糖耐量受损甚至糖尿病，这类常见的药物有利尿剂、糖皮质激素、交感神经系统兴奋剂、口服避孕药，以及某些降压药等。但是，药物引发的高血糖发生率较低，除了药物因素外，患者本人的内因也起着一定作用。

4 妊娠糖尿病

妊娠糖尿病（GDM）是指怀孕前未患糖尿病，而在怀孕时才出现高血糖的现象，妊娠糖尿病其发生率为1%～3%在妊娠时发生的高血糖，而分娩后往往血糖可恢复正常，但将来发生2型糖尿病的机会增多。

妊娠糖尿病可能引起胎儿先天性畸形、新生儿血糖过低及呼吸窘迫综合征、死胎、羊水过多、早产、孕妇泌尿道感染、头痛等，不但影响胎儿发育，也危害母亲健康，因此怀孕期间检查是否有糖尿病是很重要的。

当前孕妇吃得多且精，而活动少，这是妊娠期得糖尿病的重要原因。妊娠可促使隐性糖尿病变为显性，在妊娠期，体内拮抗胰岛素的激素（垂体前叶激素与肾上腺皮质激素）水平增高，内分泌变化都会对糖代谢产生一系列影响，尤其当孕妇胰岛功能储备不足或胰岛素分泌降低时，将会发生妊娠糖尿病。

妊娠糖尿病发病因素有：

妊娠期间饮食不当。妊娠期间饮食过频过量，常吃高热量、高脂肪食品等，而各种运动又相对减少。

糖尿病家族史。妊娠糖尿病的发病也有家族发病的特点，这和人体基因遗传有很大的因素。

肥胖。肥胖人容易产生胰岛素抵抗，故肥胖妇女发生糖代谢异常的概率增高。专家指出，肥胖孕妇要高度警惕妊娠合并糖尿病，避免给母婴造成危险。

其他因素。其他因素包括种族、过去有不明原因的死胎或新生儿死亡、前胎有巨婴症、羊水过多症及孕妇年龄超过30岁等。

除以上四种类型糖尿病，还有其他类型糖尿病：包括因胰腺疾病、损伤、药物或化学物质作用、激素作用、某些遗传疾病以及胰岛素受体病变等导致的糖尿病。

血糖的自我检测

糖尿病是目前全世界患病率最高的疾病之一，根据世界卫生组织的报告指出，糖尿病患病率上升的趋势在今后会越来越明显。世界卫生组织预计至2025年，全球病患人数从现在的1亿多将增至3亿。糖尿病专家呼吁，只有让糖尿病患者真正认识到检测血糖的重要性，学会依照血糖的变化合理饮食、运动、用药才是遏止我国成为糖尿病大国的当务之急。

血糖监测一般主要有1日7次（即三餐前后加睡前），空腹血糖和餐后2小时血糖。糖尿病的自我检测包括尿的自我检测和血糖的自我测定，下面我们就分别介绍：

1 尿的自我检测

试纸法测定尿糖

试纸测定尿糖，快速、方便、价廉、无痛苦，患者自己容易掌握，目前，临床上已被糖尿病患者广泛使用。自我检测，可随时了解病情、指导治疗。

将尿糖试纸浸入尿液中，湿透约1秒钟后取出，1分钟后观察试纸的颜色，并与标准色卡对照，即可得出检查结果。

蓝色（-），尿中无糖。

绿色（+），每100毫升尿中含糖0.3～0.5克。

黄绿色（++），每100毫升尿中含糖0.5～1克。

橘黄色（+++），每100毫升尿中含糖1～2克。

砖红色（++++），每100毫升尿中含糖2克或2克以上。

使用时，一次取出所需要的试纸，盖好瓶盖，存放在阴凉干燥的地方，以防变质。如能买到班氏液，也可自己用还原法检测尿糖，操作方法见临床检测。

酮体试纸检测尿酮

将尿酮体试纸浸入尿液中，约1秒钟后取出，2分钟后观察试纸颜色变化，并与标准色卡对照，即可得出检查结果。

淡黄色（-），尿中无酮体。

深黄色（+），每100毫升尿中含酮体0～15毫克。

淡紫色（++），每100毫升尿中含酮体15～40毫克。

紫色（+++），每100毫升尿中含酮体40~80毫克。

深紫色（++++），每100毫升尿中含酮体80~100毫克。

用完后迅即盖紧瓶盖，保存阴凉干燥处，以防失去活性。如能购得酮体粉，也可自己用酮体粉测定尿酮体。

2 血糖的自我测定

❧ 血糖也可用血糖试纸进行自我检测

在耳垂或手指采血1滴，滴在试纸黄色部分的中央，将试纸平放1分钟，立即用水冲净血液，在自然光或日光灯下与标准色板比较，即可得出结果。

试纸要密闭保存，防潮避光。

❧ 用血糖分析仪自测血糖

糖尿病患者经常要检测血糖，有条件的家庭可自备这种血糖仪，自查血糖，随时监测病情的变化。血糖仪器轻便小巧，携带方便，操作简单，使用干电池供电，不需用交流电源，在1~2分钟内即可获得精确可靠的结果，是一种比较理想的血糖自测仪器。

 糖尿病知识链接

一般空腹全血血糖为3.9~6.1毫摩尔/升（70~110毫克/分升），血浆血糖为3.9~6.9毫摩尔/升（70~125毫克/分升）。饭后1小时，血糖可上升到10毫摩尔/升（180毫克/分升），于餐后2小时恢复至7.8~8.9毫摩尔/升（140~160毫克/分升）。因此人们每天三顿饭后，各有2小时血糖升高（共6小时），其余18小时都在空腹血糖水平。

血糖标准值介绍如下：

A 正常人在餐后2小时的全血血糖不超过5.6毫摩尔/升（100毫克/分升），血浆血糖不超过6.4毫摩尔/升（115毫克/分升）。若餐后2小时的全血血糖≥7.8毫摩尔/升（140毫克/分升），血浆血糖≥8.9毫摩尔/升（160毫克/分升）时，可诊断为糖尿病。

B 空腹全血血糖≥6.7毫摩尔/升（120毫克/分升）、血浆血糖≥7.8毫摩尔/升（140毫克/分升），2次重复测定可诊断为糖尿病。

C 当空腹全血血糖在5.6毫摩尔/升（100毫克/分升）以上，血浆血糖在6.4毫摩尔/升（115毫克/分升）以上，应做糖耐量试验。如果出现明显的糖尿病症状，应先做餐后2小时血糖测定。

D 当空腹全血血糖超过11.1毫摩尔/升（200毫克/分升）时，表示胰岛素分泌极少或缺乏。因此，空腹血糖显著增高时，不必进行其他检查，即可诊断为糖尿病。

糖尿病常见并发症

糖尿病并不可怕，可怕的是它的并发症，常见并发症如肾病、眼病、脑病、心脏病、足病、皮肤病、性病等，这些疾病将是导致糖尿病患者痛苦、死亡的最终原因。糖尿病患者病程达5年以上，往往会出现一些并发症，而且病程越长，出现的并发症也会越多越严重。糖尿病的并发症是由于机体长期处于高血糖状态，引起各种血管通透性增加、渗出，毛细血管及微血管形态发生扭曲、畸形，形成微血管瘤所致。糖尿病并发症很多，一般可分为急性并发症

和慢性并发症。急性并发症主要包括糖尿病酮症酸中毒（多见于1型糖尿病，2型糖尿病在应激情况下也可发生)和糖尿病高渗非酮症昏迷（多见于2型糖尿病）；慢性并发症累积全身各个组织器官，主要包括大血管（如心血管、脑血管、肾血管和四肢大血管）、微血管（如糖尿病肾病和糖尿病视网膜病变）和神经病变（如自主神经和躯体神经）等。

1 糖尿病急性并发症

酮症酸中毒

糖尿病酮症酸中毒是由于体内胰岛素严重不足所致。当患者胰岛素严重缺乏时，糖代谢紊乱急剧加重，这时，机体不能利用葡萄糖，只好动用脂肪供能，而脂肪燃烧不完全，因而出现继发性脂肪代谢严重紊乱：当脂肪分解加速，酮体生成增多，超过了组织所能利用的程度时，酮体在体内积聚使血酮超过2毫克％，即出现酮血症。多余的酮体经尿排出时，尿酮检查阳性，称为酮尿症。糖尿病时发生的酮血症和酮尿症总称为糖尿病酮症。酮体由 β-羟丁酸、乙酰乙酸和丙酮组成，均为酸性物

质，酸性物质在体内堆积超过了机体的代偿能力时，血的酸碱度（pH值）就会下降（<7.35），这时机体会出现代谢性酸中毒，即我们通常所说的糖尿病酮症酸中毒。

患者在发生糖尿病酮症酸中毒昏迷前一般都是有先兆的，突出表现为：疲倦、明显厌食、恶心、呕吐、极度口渴、尿量显著多于平时；还常出现头晕、头痛、表情淡漠、嗜睡、烦躁，呼吸加深加快；有的患者呼出的气体中带有烂苹果味。病情进一步恶化，则尿量减少，皮肤干燥，眼球下陷，脉搏细弱快速而且不规整，血压下降，四肢冰冷。

非酮症高渗性昏迷

糖尿病非酮症高渗性昏迷大多见于60岁以上老年（2型）轻型糖尿病及少数幼年（1型）糖尿病患者。男女发病率相近，发病较轻，不需胰岛素治疗。在感染、应激等诱因存在时易发生高血糖高渗透压血症。

糖尿病非酮症高渗性昏迷的诱发病因有感染、药物（噻嗪类利尿药、糖皮质激素、苯妥因钠、氯丙嗪、甘露醇等）、手术、创伤、烧伤、血液透析和（或）腹膜透析、进食大量糖类或静注葡萄糖史。一般发病缓慢，从数日至数周，有食欲减退、恶心、呕吐、烦渴、多饮、多尿、严重失水、休克。精神症

状较为明显，临床表现有嗜睡、幻觉、意识障碍、昏迷、癫痫、偏瘫、失语、偏盲等。呼吸无特殊，但后期呼吸变浅，可有潮式呼吸。

乳酸性酸中毒

各种原因引起血乳酸水平升高而导致的酸中毒 称为乳酸性酸中毒。糖尿病患者易发生乳酸性酸中毒是因为：糖尿病患者常有丙酮酸氧化障碍及乳酸代谢缺陷，因此平时即存在高乳酸血症。糖尿病急性并发症如感染、酮症酸中毒、糖尿病非酮症高渗综合征时，可造成乳酸堆积。诱发乳酸性酸中毒。乳酸性酸中毒可与酮症酸中毒同时存在。糖尿病患者合并的心、肝、肾脏疾病使组织器官灌注不良，低氧血症；患者糖化血红蛋白水平增高，血红蛋白携氧能力下降，更易造成局部缺氧引起乳酸生成增加；此外，肝肾功能障碍影响乳酸的代谢、转化及排出，进而导致乳酸性酸中毒。

糖尿病乳酸性酸中毒发病急，但症状与体征无特异性。乳酸性酸中毒轻症者可仅有乏力、恶心、食欲降低、头昏、嗜睡、呼吸稍深快。乳酸性酸中毒中度至重度者可有恶心、呕吐、头痛、头昏、全身酸软、口唇发绀、呼吸深大，但无酮味、血压下降、脉弱、心率快，可有脱水表现，意识障碍、四肢反

射减弱、肌张力下降、瞳孔扩大、深度昏迷或出现休克。

❀ 低血糖

低血糖是糖尿病患者进行药物治疗后最常见的并发症，多数是因为患者饮食治疗、运动治疗、药物治疗之间的关系没有协调好，例如运动量过大，消耗血糖过多，或者使用降糖药物或胰岛素的剂量过大等因素，这些都可能造成低血糖。

低血糖发生时，患者往往会出现饥饿难耐、心慌手抖、头昏多汗等；严重时可能出现注意力无法集中、言语混乱、意识混沌，甚至发生昏迷。最简单的急救办法就是补充糖，可以喝葡萄糖水或含块糖。

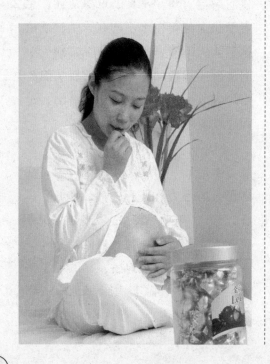

2 糖尿病慢性并发症

❀ 冠心病

糖尿病患者的冠心病发病率是非糖尿病人高4～5倍。糖尿病性心脏病引发的病死率占非糖尿病患者病死率的70%～80%。45岁以下年轻人病死率是非糖尿病患者的10～20倍。

❀ 脑血管病

糖尿病患者急性脑血管病发生率是非糖尿病患者的3倍，多发闭塞性血管病变、脑血栓形成、脑梗死、继发性癫痫、脑软化、脑性痴呆。

❀ 高血压

糖尿病病人高血压的发生率高于非糖尿病患者糖尿病合并高血压发生率30%～50%，肥胖的2型糖尿病患者约有80%合并高血压。高血压加重糖尿病肾脏损害，引发肾性高血压。

❀ 高脂血症

高脂血症可见黄色瘤、肢体麻木或乏力等临床表现，严重时可引发急性胰腺炎、动脉粥样硬化、脂肪肝等。

❀ 糖尿病性视网膜病变

糖尿病性视网膜病变是影响糖尿病患者生活质量最主要的疾病之一。糖尿病患者眼底病变发生率是非糖尿病患者

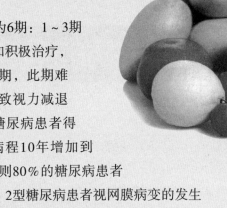

的2～5倍。视网膜病变分为6期：1～3期
为单纯性视网膜病变期，如积极治疗，
可以好转；4～6期为增殖期，此期难
以控制，不可逆转，是导致视力减退
及失明的主要原因。1型糖尿病患者得
病5年，发生率为5%，病程10年增加到
50%～60%，病程15年，则80%的糖尿病患者
有不同程度的视网膜病变。2型糖尿病患者视网膜病变的发生
率大致与1型糖尿病患者相同。

糖尿病肾病

糖尿病肾病是威胁糖尿病病人的严重并发症。糖尿病肾病导致肾衰竭，发生
尿毒症，是糖尿病患者死亡的主要原因。糖尿病肾病分为5期：1～2期：一般化
验检查不出来；3期：又称早期肾病，积极治疗，可以恢复；4期：又称临床肾病
期；5期：又称终末肾病期，此时可发生尿毒症。1型糖尿病病人，病程15年，有
30%～40%的患者并发糖尿病肾病。2型糖尿病患者则合并并发症发病率＞25%。据
调查做肾透析的患者中，糖尿病占60%～80%。

糖尿病性神经病变

糖尿病性神经病变是最常见的并发症，90%以上糖尿病患者合并有糖尿病性神
经病变。主要症状：

感觉障碍： 肢体疼痛、肢体麻木、有蚁走感、灼烧感等。

运动障碍： 肌肉萎缩、腱反射减弱或消失等。

自主神经功能障碍： 皮肤干燥、少汗、指甲或趾甲营养障碍等。

精神障碍： 焦虑、烦躁、情绪易波动、失眠、记忆功能减退等。

脑神经病变： 神经性耳聋、眼球活动障碍等。

自主神经病变： 食欲减退、腹泻或便秘、性功能障碍、尿失禁等。

心血管自主神经症状： 心跳过速、心肌梗死、下肢过冷等。

糖尿病足： 糖尿病足是多种因素引起的严重糖尿病并发症。糖尿病患者足部病变
的发生率是非糖尿病患者的17倍，截肢率是非糖尿病患者的20～40倍。

除此之外，糖尿病的常见并发症，还有皮肤病变、大血管动脉硬化症等。

糖尿病属于慢性终身性疾病，以慢性高血糖为主要特征。一旦得了糖尿病，即为终身性疾病，对患者危害极大，血糖的持续升高、反复波动会造成机体出现多种并发症，甚至导致不可逆的损害。糖尿病发生后，患者不仅需要终身接受治疗，而且极易出现其他急、慢性并发症，生活质量难以保证。

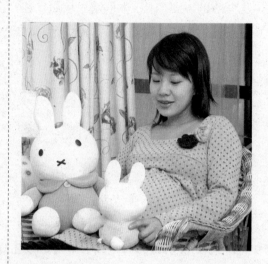

长期的高血糖可能会造成患者的眼、肾、神经、心脏、血管等组织的慢性进行性损伤，引起器官的衰竭，这些都是糖尿病所引起的危害。总结起来，糖尿病的危害主要有以下几点：

1 急性并发症

当糖尿病合并感染、酮症酸中毒、糖尿病高渗综合征、乳酸性酸中毒、糖尿病治疗中的低血糖时，虽然这些糖尿病并发症在及时治疗或抢救都可以治愈，但往往也会很快地危及患者的生命，或导致严重的组织器官损坏。此糖尿病急性并发症的危害不容小视。

2 慢性并发症

糖尿病的慢性并发症危害，如脑血

管疾病、高血压、心血管疾病、糖尿病足、糖尿病视网膜病变、肾病变、神经病变等。这些危害又主要分为两点：小血管管腔闭塞和渗漏；大血管病变。其中，糖尿病足、视网膜病变、肾病变、神经病变属于糖尿病微血管并发症，所致的失明、截肢常常是糖尿病致残的主要原因；而尿毒症则是因糖尿病引起脏器功能衰竭的结果，严重地危害着患者的生命。

3 心理障碍

由于糖尿病是一种终身性疾病，并发症发生率很高，具有致残、致死，给社会、家庭和个人带来沉重的负担。而且患者的饮食要求与其家庭的饮食习惯常常不一致，家人和患者本人精神上承受着巨大的压力，因而常会产生一系列的心理障碍，表现为焦虑症、强迫症、恐惧症及抑郁症等，使患者自信心明显降低。

4 社会与经济负担

根据调查数据显示，糖尿病的治疗费用逐渐增长，这给糖尿病患者及家庭带来巨大的经济负担，同时也给卫生保健系统带来巨大的经济负担。

糖尿病的病变还会导致患者致残，甚至死亡。据统计，糖尿病引起失明者比正常人高10～25倍；糖尿病患者较非糖尿病患者心血管系发病率与病死率高2～3倍；糖尿病性坏疽和截肢者比一般人高20倍；糖尿病导致肾衰竭比肾病高17倍。因此，积极预防糖尿病是保证自我生命安全、生活质量的必要措施。

防治糖尿病的"五驾马车"

糖尿病是一种终身性疾病，不能彻底治愈，但可以有效控制，其关键在于控制并发症。目前公认的糖尿病治疗包括五大部分，俗称"五驾马车"，缺一不可，即饮食疗法、运动疗法、药物疗法、血糖监测及糖尿病健康教育被称为糖尿病治疗的五驾马车。其中直接起治疗作用的是饮食、运动和药物三要素，而血糖监测和教育则是保证这三要素正确发挥作用的重要手段。

1 饮食疗法

饮食疗法是糖尿病治疗的基本措施，无论糖尿病的类型、病情轻重、应用哪一类药物治疗，均应通过饮食治疗减轻胰岛负担，降低过高的血糖以改善症状。糖尿病饮食疗法的原则是合理控制总热量和食物成分比例。

🐦 总热量

合理的总热量是糖尿病饮食控制的首要原则，应根据糖尿病分型、病情、年龄、身高、体重及劳动强度而定，成人理想体重（千克）的粗略计算为：

$$身高（厘米）-105或〔身高（厘米）-100〕\times0.9$$

成人糖尿病的热量需要量表

体型	热量需要量〔千卡／（千克·日）〕			
	卧床休息	轻体力劳动	中体力劳动	重体力劳动
正常（标准体重）	20	30	35	40
低体重及消瘦	20 ~ 25	35	40	45 ~ 50
超重及肥胖	15	20－25	30	35

儿童需要的总热量，1岁为4 184千焦（1 000千卡/日），以后每增加1岁加418千焦（100千卡/日），至青春期按成人需要量计算。

🐦 食物组成

❶ **碳水化合物**：应占总热量55%左右，日进量控制在250克，约折合粮食300克。餐后2小时血糖＞11.1毫摩尔/升及超重、肥胖者，应控制在130 ~ 200克/日，约折合粮食150 ~ 250克。粮食宜选择含植物纤维较多的全麦制品和杂粮，如燕麦片、黑面包、荞麦、玉米、小米等。

❷ **脂肪**：不宜超过总热量的30%，日进量应控制在0.6 ~ 1克/千克，超重及肥胖者＜40克/日。减少饱和脂肪酸的摄入，应少于总热量的10%，适当增加不饱和脂肪酸比例。富含亚油酸的橄榄油、茶籽油、玉米油、葵花子油可防止动脉粥样斑块的形成。鱼油可降低三酰甘油（甘油三酯）、降压、抗凝，有助于抗动脉硬化。

❸ **蛋白质**：应占总热量的20%，成人每天为0.8 ~ 1.2克/千克。儿童、孕妇、乳母、合并消耗性疾病者可增至1.5克/千克。其中动物蛋白应占1/3 ~ 1/2。肥胖者应限制总热量及脂肪以减肥，宜酌量增加蛋白质的比例，可占总热量的25%。牛奶、鸡蛋、鱼类、禽类、牛肉、瘦肉富含动物蛋白。合并糖尿病肾病而有肾功能受损者，应给予优质蛋白质，如牛奶、鸡蛋、鸡、牛肉，日进量不宜超过0.8克/千克。

④ **膳食纤维**：成人应摄入膳食纤维20～35g。富含可溶性膳食纤维的食物有麦、豆类、水果、蔬菜、海带、紫菜，在肠道分别形成豆酸、果酸及藻胶，能延缓碳水化合物的吸收，减轻胰岛负荷，改善糖代谢，并可降低胆固醇和低密度脂蛋白胆固醇。非可溶性纤维存在于粗粮、豆类和谷类种子的外皮及植物的茎叶部富含纤维素、半纤维素及木质素，可增加粪便体积、增加肠蠕动，防治便秘。

此外，还应辅以足够的维生素、无机盐和微量元素等，以及配合合理的餐次分配。其目的是帮助患者恢复和维持正常血糖水平；维持恰当的血脂水平，减少心脑血管疾病的发生；维持正常体重，保证青少年生长发育和孕妇、乳母的营养需求；达到营养平衡，改善机体营养状态，增强机体抵抗力。在选择食物方面，大力宣传中国营养学会推荐的宝塔式概念。总之，饮食治疗需遵循个体化原则，医务人员、营养师、患者及其家属密切配合。

2 运动疗法

规律运动能对糖尿病患者尤其是2型糖尿病病人带来许多有益的影响，运动对于糖尿病的好处，专家总结概括为以下几点：

❶ 可以减少体脂含量，特别是腹部脂肪含量，提高肌肉利用葡萄糖的能力；

❷ 提高胰岛素的敏感性，降低血浆胰岛素水平，改善葡萄糖的代谢；

❸ 在高危人群能延缓2型糖尿病的发病；

❹ 降低机体低密度脂蛋白和三酰甘油浓度，提高高密度脂蛋白浓度，改善纤维蛋白溶解活性，降低血栓形成的机会，从而减少产生心血管疾病的危险性。

但不恰当的运动对病程长特别是老年患者有可能带来一些不良后果，心血管方面可以引起心肌缺血甚至梗死；微血管方面可引起视网膜出血、尿蛋白，代谢方面能引起低血糖、高血糖或酮症等。所以糖尿病患者进行运动前一定要咨询医师的意见。

3 药物疗法

1型糖尿病患者药物治疗主要是应用胰岛素，2型糖尿病的药物治疗包括口服降糖药物和胰岛素治疗。2型糖尿病的药物疗法可根据病情特点急性阶梯方式治疗，即先用饮食治疗和体育锻炼；如患者已认真实行健康的生活方式2～3个月，血糖水平仍未达标，则使用一种口服降糖药，并视病情需要进一步联合口服降血糖药，或

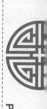

联合口服降血糖药和胰岛素；若胰岛素的需要量每日超过30单位，则增加一种口服药以减轻胰岛素抵抗。近年来，在糖尿病药物治疗观点上的变化主要表现在重视控制餐后高血糖的重要性以及联合应用两种、甚至三种作用机制不同、作用时间不同的药物，以便更好地改善糖代谢紊乱，减轻药物不良反应，延缓并发症的发生。目前临床上治疗2型糖尿病的口服降血糖药物主要有：磺酰脲类、双胍类、α-葡萄糖苷酶抑制剂、噻唑烷二酮类，并陆续开发新的胰岛素促泌剂。

4 自我监测血糖

自我监测血糖（SMBG）是近10年来糖尿病患者管理方法的重要进展之一，也是重要的技术进步。通过小巧、便携、易于校正的血糖测定仪，将一滴血滴在试纸条上，测定仪可快速用数字显示血糖值，为糖尿病患者和保健人员提供动态数据，经常观察和记录血糖水平，大大有利于糖尿病患者的治疗和管理。开始时SMBG主要用于：

❶ 正在进行强化治疗。

❷ 妊娠期糖尿病或糖尿病合并妊娠。

❸ 病情不稳定者，易患酮症酸中毒和低血糖。

❹ 肾糖阈异常者。

此外，应注意血糖自我监测仪的准确性（获得正确数据的能力）和精确性（结果再现的能力）受多种因素的影响，应注意对使用者的培训和质量监控。

5 糖尿病健康教育

糖尿病健康教育的重要性和必要性由糖尿病本身的性质所决定。糖尿病是常见病，是终身性疾病，是全身性疾病，若缺乏患者及家属的密切配合，单靠医师一方面的努力很难取得较好的疗效。为了使糖尿病治疗获得满意的效果，需要对患者及其家属进行糖尿病健康教育。

国家糖尿病联盟（IDF）关于糖尿病教育的宗旨包括：

❶ 所有糖尿病患者均有权利接受糖尿病教育，以便更好地治疗糖尿病和改善健康。

❷ 糖尿病教育工作者的工作在改善糖尿病患者的预后方面非常重要。

❸ 糖尿病教育有助于减少和延缓糖尿病慢性并发症的发生和发展。

❹ 糖尿病健康教育是糖尿病处理措施的重要组成部分，必须纳入国家医疗保健政策。

以上5个方面是糖尿病治疗的基本方法，各方法之间相辅相成，不可偏弃，采取综合措施方可使患者得到最佳治疗。

防控糖尿病要"四早"

糖尿病的发病率在逐年上升，患病年龄层不断年轻化。专家们呼吁，中国人是糖尿病的易感人群，防控糖尿病一定要做到"四早"，让"早诊断、早治疗、早达标、早获益"的防控观念家喻户晓。下面就详细的介绍以下防控糖尿病的"四早"：

1 早诊断

长期以来，人们体检都只做简单的餐前血糖检测，还要查糖化血红蛋白。专家指出，由于单纯的血糖检测存在偶然性因素，无法真实反映患者长期的糖耐受水平，有可能贻误病情。而糖化血红蛋白（HbA$_{1c}$）则可以反映最近3个月的血糖状况，建议糖尿病患者或关注自身糖尿病风险的人群，应定期进行这种检测。一般来说，40岁以后就应开始关注自己的糖尿病风险，定期进行有关方面的检查。尤其是肥胖、有糖尿病家族史和平时"静坐多活动少"的人群，患过妊娠糖尿病或曾生产过巨大儿的妇女，都属糖尿病高危人群，应特别注意，建议每年至少做1次血糖和糖化血红蛋白检测。

2 早治疗

早期胰岛素治疗能保护胰岛细胞。以往治疗2型糖尿病用"阶梯式"治疗，一种药不满意，换一种，结果是患者对血糖的长期控制不满意。最后用胰岛素治疗时，胰岛β细胞功能已严重衰退，会让患者觉得胰岛素也没用。国际糖尿病联盟最近推荐，在口服降糖药不能有效控制血糖的情况下，应尽早启用基础胰岛素治疗。早期开始胰岛素治疗，不仅可以降低高血糖危害，更重要的是可以最大限度地保留更多β细胞功能，延缓2型糖尿病进展。当糖化血红蛋白持续高于7.5%时，应及时开始胰岛素治疗。

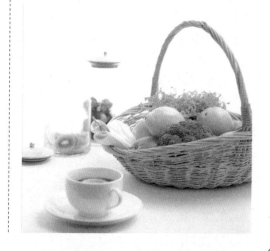

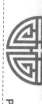

3 早达标

避免糖尿病并发症。专家说，糖尿病并不可怕，可怕的是糖尿病并发症，其并发症包括视网膜病变、肾脏病变、神经病变以及心脑血管病变等，糖尿病的患者死亡主要并发症就是心脑血管病变。专家指出，对于那些需要改变治疗方案、血糖控制状态不稳定者以及正在进行胰岛素治疗者，应每3个月进行1次糖化血红蛋白检测。即使血糖控制已达标，且比较平稳，每年也应至少接受2次糖化血红蛋白检测。

4 早获益

像正常人一样生活。专家介绍，糖尿病是一种终身性疾病。患病人群主要是从20多岁到70多岁的人。基于现在的医疗水平，糖尿病是无法治愈的，但是如果控制得好，在得到较及时的治疗后，糖尿病患者要按时做复查，并且适时地更换有效的药物，糖尿病患者也可以和正常人一样生活。

糖尿病知识链接

糖尿病按其临床表现，隶属于中医学中"消渴"范畴。中医历代医家，在千百年的临床实践中，对消渴病的病因，从宏观上进行深入探讨，形成了较为完整的理论体系，在糖尿病的预防及临床实践上具有指导意义。中医学认为糖尿病的主要病因有以下几方面：

1.禀赋不足，五脏柔弱

❶ 肾精虚亏：由于真阴虚亏，孤阴无依，不能管束，津液直输膀胱而致小便频数而量多，浑浊黏腻如脂膏，尿有甜味。水谷精微不能充养肌肤，形体消瘦虚弱。消渴病其位在肾，其本为阴精亏虚。

❷ 肾气不足：消渴病基于肾阴亏虚，阴病及阳，而致肾气肾阳虚损，预示消渴病的发展加重。

❸ 气血皆虚：由于五脏失于肾精濡养而柔弱，气血皆虚，外因六淫乘虚而入，或饮食不节，或七情淤滞，或房劳失度等均可耗伤正气，病邪入侵，久滞化热，更耗阴伤气，阴愈虚而热愈盛，热愈盛而阴愈伤，导致恶性循环，终成消渴病。

❹ 阴竭阳亢：多因肾阴久亏，阴精耗损，虚火上炎，一发而不可制，火游于肺而上渴，火游于胃而中饥，火烁阴精，阳强无制，阴不内守，而小便浑浊如膏，真阴遂泄，而成下消。

糖尿病饮食调养一本全

中医学十分注重"五脏皆弱者，善病消瘅"的理论，古代医家已认识到消渴病发病内因起主导作用，这与现代医学研究证实糖尿病发病与遗传因素、免疫缺陷、胰岛素缺乏或胰岛素抵抗等内在因素同出一辙。

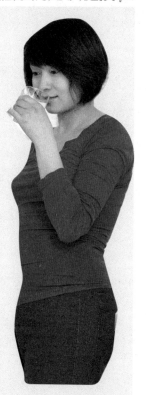

2.饮食不节，蕴热伤津

❶ 脾湿内蕴：饮食不节，损伤脾胃，脾失健运，湿浊内蕴，蕴久化热，胃火炽盛，热灼阴伤，胃阴不足，津不上承于肺，而致肺燥。

❷ 胃燥津伤：多因醇酒厚味不节，蕴热伤胃。水谷精微耗竭，不能充养肌肤，则形体日瘦。

❸ 二阳明燥实：由于饮食不节，而致胃与大肠实热燥结。胃热化燥伤津，而消谷善饥；大肠无津以润，则大肠热结，热结上蒸于胃脘，又加重胃中燥热。最终导致手足阳明，二阳热结，大便秘结不通。

❹ 形体肥胖：因胖人多痰，痰阻化热，也能耗损阴津，阴津不足又能化生燥热，燥热复必伤阴。如此恶性循环而发生消渴病。

可见，饮食不节可引起脾胃功能失常，肠胃燥结，是导致消渴的原因之一。现代医学认为过多摄入碳水化合物、脂肪等饮食，是导致肥胖的主要原因。肥胖者常伴有高胰岛素血症，出现胰岛素抵抗，可诱发2型糖尿病。现代医学的观点与中医学的认识不谋而合，控制饮食成为防治糖尿病发生和发展的基本方法。

3.情志不调，郁久化火

❶ 上灼肺阴：肺为娇脏，五脏之华盖，其生理功能为敷布津液，通调水道。当燥热伤肺则出现一系列病理变化。

❷ 中伤胃阴：郁怒伤肝，肝火亢盛，胃火偏亢。脾本为胃行其津液，复因忧思伤脾，脾失健运，不能敷布津液，胃失濡养，燥热愈炽。

❸ 下耗肾水：肝肾同源，肝火亢盛，暗耗肾水。肾水被耗，化源不足，水不能上承于肺，亦不能充养于胃，而致肺燥，胃热更甚。则出现口渴引饮无度，消谷易饥，小便浑如脂膏。

PART 1 认识糖尿病

历代医家对消渴的发病，十分注重精神因素。认为七情所伤，肝气郁结，久郁化火伤阴，上耗肺津，中伤胃液，下损肾水为消渴的主要病因和发病机制之一，这与现代医学有关心理应激状态下，可诱发糖尿病的观点颇有相似。

4.外感六淫，化热伤阴

❶ 燥火伤肺：上焦心肺功能脆弱，外邪袭肺，肺气不宣，蕴而化热，热耗肺阴，或外感燥火，灼伤肺津，肺失治节，不能输布水谷精微于周身，直趋膀胱，出现口渴多饮，尿多而甜，导致消渴病。

❷ 肺胃燥热：外感六淫之邪，化燥伤阴，热势弥漫，渴欲饮水而不能自禁，以渴饮为主，热邪仍在上焦。进一步发展，病邪由表入里，由卫分进入气分，出现口干舌燥，气短汗出，神疲乏力等肺胃热盛，耗伤气阴的症候。相当于糖尿病初期外感引发，病情加重。

现代医学对糖尿病病因的研究证实，部分患者病毒感染后，由于自身免疫反应，胰岛炎性病变，破坏胰岛细胞而发生1型糖尿病。2型糖尿病患者，临床上常见感冒可使血糖升高，病情加重。这与中医学中六淫致病的理论对糖尿病病因认识是相同的。

5.劳逸失度，房劳伤肾

❶ 过劳伤神：过度劳累，以妄为常，则易耗脾气，健运失司，水谷精微无以濡养脏腑，生化无源，气血虚亏。津血同源，血虚津亏，五脏阴液不足，脾不为胃行其津液。胃津虚乏，则胃火亢盛，火灼津伤，而出现胃热、肺燥、消渴之症。思虑过度，劳伤心脾，阴血暗耗，心神失养致消渴。

❷ 过逸伤气：贪图安逸，久卧少动，则脾气受伤，不能输布水谷精微，津液运行阻滞，气血瘀滞，久郁化火，出现消渴。

❸ 房劳伤肾：房室无度，损伤肾元，尤其先天不足者，肾精耗竭，燥热内生。肾主一身之阴，肾阴亏虚，则心肝肺脾胃等脏腑阴液俱虚，阴虚燥热而消渴诸症丛生。

总之，消渴病之所以发生，不外乎先天不足，饮食不节，劳逸失度，外感六淫，内伤七情等因素，耗伤肺胃肾之阴，导致阴虚燥热而发为消渴病。

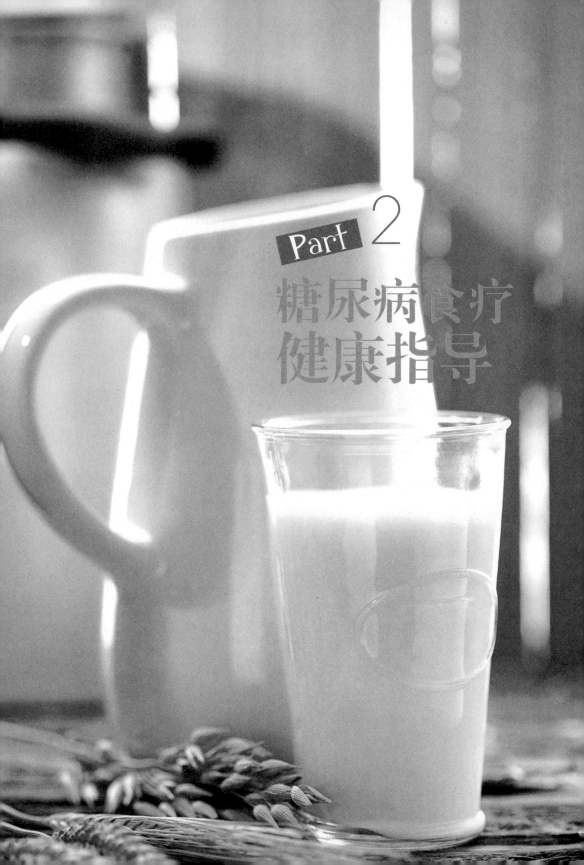

Part 2

糖尿病食疗
健康指导

防治糖尿病营养攻略

镁

镁是细胞代谢中不可或缺的元素。在糖的代谢过程中，镁促进胰岛分泌使葡萄糖进入细胞中。如果体内缺乏镁，会降低胰岛素刺激葡萄糖吸收的效果，胰岛素阻抗的状况一旦发生，血糖的控制就会变得比较困难。

糖
尿
病
饮
食
调
养
一
本
全

功能作用

❶ 多种酶的激活剂，参与多种酶促反应中，镁起着决定性的作用。

❷ 骨骼和牙齿的重要组成部分。

❸ 帮助血液循环及舒缓神经，维持正常的肌肉（包括心肌）及神经活动。

❹ 维持骨骼生长和神经肌肉的兴奋性。

❺ 维持人体酸碱平衡。

❻ 参与蛋白质合成。

❼ 镁可有效保护心脏、保护心脑血管、调节血糖。

❽ 降低胆固醇。

每日建议摄取量

成年男性350毫克。

成年女性300毫克。

补镁的食物来源

糙米、燕麦、杏仁、葵花籽、莲子、花生、桂圆、核桃、荞麦、海带、海参、紫菜、墨鱼、鲑鱼、鳕鱼、芝麻酱、虾皮、黑豆、黄豆、蚕豆、豌豆、芝麻、无花果、柠檬、香蕉、苹果、柚子。

补充须知

食物中动物性脂肪含量过高时，人体对镁的吸收会受到一定影响，故要尽量少吃高脂肪的食品。另外，应注意少吃含镁甚低的精制白米、白面及白糖等。

补镁可以促进钙的吸收，但当钙摄取量过多时，就会影响镁的吸收。

硒

硒被称为"生命的奇效元素"、"生命第五要素"，具有超强的抗癌功效，还是心脏的守护神。另外，硒是构成谷胱甘肽过氧化物酶的活性成分，它能防止胰岛 β 细胞氧化破坏，使其功能正常，促进糖分代谢、降低血糖和尿糖。研究表明，糖尿病患者定量服硒，可以起到保护和恢复胰岛功能的作用，有利于改善糖尿病的症状，降低尿中的葡萄糖和血红蛋白水平。因此，有人称硒是微量元素中的"胰岛素"。

功能作用

① 能清除自由基、抗氧化、强力抑制过氧化脂质的产生，抗衰老。

② 防止血凝块、清除胆固醇。

③ 维持细胞正常功能，保护心血管、维护心肌的健康。

④ 防癌抗癌作用。

⑤ 促进生长、保护视觉器官。

⑥ 对甲状腺激素的调节作用。

⑦ 提高免疫功能。

⑧ 扩张血管、降低血压，促进葡萄糖运转、降低血糖。

⑨ 促进生长、维持正常生育功能等作用。

每日建议摄取量

成年男性：70毫克。

成年女性：50毫克。

补硒的食物来源

蘑菇、鸡蛋、鸭蛋、鹅蛋、河蟹、虾米、大虾、小黄花鱼、牡蛎、鲍鱼、海参、金枪鱼、花生、芝麻、猪肉、大蒜等。

补充须知

硒分为无机硒和有机硒，无机硒有较大的毒性，且不易被吸收，不适合人使用；有机硒是人允许使用的硒源，千万不可过量摄取，过量会对人体产生危害，尤其是孕妇及哺乳期女性。

由于食物加工或土壤使用过度等因素，使食物中的硒含量减少，所以应多摄取富含硒且未经过度加工烹调的天然食物，如洋葱、大蒜或海鲜等，其中更以海产类为最佳选择。

钙

钙对所有生物都是必需的，体内99%的钙的作用是用来构成骨骼和牙齿以及维持它们正常的生理功能，其余1%则对体内一系列的生理、生化反应起到重要的作用。对于人体来说，钙的任务是负责传达"分泌胰岛素"的讯息。医学研究发现，糖尿病患者服用品质好、高吸收率的钙有助于改善胰岛素分泌。

功能作用

❶ 维持细胞的生存和功能。

❷ 强化骨骼和牙齿。

❸ 是许多酶的激活剂，如脂肪酶、淀粉酶等。

❹ 可作为血浆凝血因子参与凝血过程。

❺ 可降低毛细血管和细胞膜的通透性，降低神经、肌肉的兴奋性。

❻ 协助体内铁代谢，协助维生素B_1的吸收。

❼ 有助于睡眠。

❽ 引起肌肉收缩。

每日建议摄取量

成人：每天800毫克。

补钙的食物来源

海带、紫菜、芹菜、胡萝卜、雪里蕻、萝卜缨、香菜、芝麻、黑木耳、蘑菇、柠檬、枇杷、苹果、黑枣、虾、葡萄干、胡桃、杏仁、大豆、豆腐、腐竹、鱼肉、牛肉、牛奶等。

补充须知

钙质不能缺但也不宜过多，补钙的同时还要注意维生素D，因为维生素D有助于肠道钙的吸收，还能促进钙离子在骨骼中的沉积及减少肾脏钙离子的排出。还可以多晒太阳，这样也可以促进钙的吸收。

晚睡前喝一杯牛奶或吃两片钙片，能有效地维持血钙的浓度和自稳性，防止和减缓"异常钙化"，有益于健康长寿，这对于有无高血压病的中老年人来说，都是十分重要的。

锌

锌属于人体必需的微量元素，胰岛素含锌量很高，它能延长胰岛素降低血糖作用。另外，胰岛素的分子结构中有4个锌原子，能直接影响胰岛素的合成、储存、分泌和结构的完整性及胰岛素本身的活性；锌还能调节胰岛素和受体的水平，在维持受体磷酸化和去磷酸化水平及胰岛素传导过程发挥重要作用。锌不但可以维持胰岛素的活性，而其本身又具有胰岛素样作用。

功能作用

❶ 促进人体的生长发育。

❷ 维持人体正常食欲。

❸ 缺锌会导致味觉下降，出现厌食、偏食甚至异食。

❹ 参与免疫功能，增强人体自身的免疫力。

❺ 促进伤口和创伤的愈合。

❻ 影响维生素A的代谢以及正常视觉。

❼ 维持男性正常的生精功能。

每日建议摄取量

成年男性：15毫克。

成年女性：12毫克。

补锌的食物来源

海带、紫菜、虾、螃蟹、牛肉、猪肝、鸡蛋、马铃薯、胡萝卜、紫皮萝卜、白菜、豆类、南瓜、花生、芝麻、蘑菇等。

补充须知

补充钙锌这两种微量元素的顺序最好是"先锌后钙"，如白天多食用瘦肉、牡蛎等食物补锌，晚上多吃豆制品、喝牛奶补钙，会更利于钙的吸收和利用。

服用锌制剂时，应当与其他元素制剂分开服用，以免相互竞争转运蛋白，抑制吸收。

铬

铬能活化人体内的胰岛素，参与糖的代谢作用。铬还可作用于葡萄糖代谢中的磷酸变位酶；如果人体内缺铬，其体内这种酶的活性就会下降，长此以往，必然会影响人的糖耐量，不利于对糖尿病的控制。

功能作用

❶ 调节体内糖代谢、维持体内正常的葡萄糖耐量。

❷ 影响机体的脂质代谢，降低血中胆固醇和三酰甘油的含量。

❸ 脱氧核糖核酸（DNA）和核糖核酸（RNA）的稳定剂，预防癌症。

❹ 协助输送蛋白质到所需的地方。

每日建议摄取量

成年人：200～400微克。

补铬的食物来源

动物的肝脏、鸡肉、牛肉、牡蛎、蛋黄、香蕉、苹果、马铃薯、小麦、荞麦、酵母。

补充须知

人体缺铬时易患或已患糖尿病、高脂血症、动脉粥样硬化症。此外，缺铬易患白内障。近视的发生也与缺铬有关。

锰

锰元素通过影响的代谢而影响糖代谢，直接影响葡萄糖的生成，锰对合成量的影响可能是通过胰岛 β 细胞进行的，导致自由基受到损伤。

功能作用

① 影响胰岛素合成和分泌，调节糖代谢。

② 影响造血功能。

③ 影响骨代谢。

④ 影响生殖能力和性功能。

⑤ 影响脑功能。

每日建议摄取量

成年人：2.5毫克。

补锰的食物来源

红茶、河蚌、榛子、全谷类、豆类、绿叶蔬菜、梨、酵母等。

补充须知

缺锰易患呼吸道感染、炎症性肠病、糖尿病。但长期接触锰或者补锰过多可造成慢性锰中毒。

维生素A

维生素A有抗癌的作用，同时可以提高身体免疫力，而且对于视力的保护大有益处，另外，维生素A缺乏可能导致1型糖尿病的发生和胰岛细胞凋亡。因此适量的补充维生素A对于糖尿病眼病的恢复来说可以起到一定的辅助作用。

✿ 功能作用

❶ 调节表皮及角质层新陈代谢的功效。

❷ 减少皮脂溢出而使皮肤有弹性，同时淡化斑点，柔润肌肤。

❸ 有助于免疫系统功能正常。

❹ 有助于保护表皮，黏膜不受细菌侵害，健康皮肤，预防皮肤癌。

❺ 预防夜盲症、视力衰退，治疗各种眼疾。

❻ 促进发育，强壮骨骼，维护牙齿、牙床的健康。

❼ 可有效预防肥胖，帮助保持良好身材。

✿ 每日建议摄取量

成年男性：600微克。

成年女性：500微克。

✿ 维生素A的食物来源

鸡蛋、动物肝、乳酪、牛奶、香蕉、油桃、橙子、橘子、菠菜、红萝卜、番茄、玉米、花生、豆类等。

补充须知

糖尿病患者可以适当补充维生素A，特别是患有干眼症、营养不良、经常出现呼吸道感染的患者，但不宜长期服用，可以吃两周停两周。因为维生素A代谢时间比较长，即便身体缺乏维生素A，也要在用药一段时间后留够充足时间让它慢慢排出体外，避免在体内造成堆积引起中毒。

维生素 B₁

糖尿病患者经常处于高血糖状态，糖代谢过程要消耗维生素B₁，因此维生素B₁容易出现不足。维生素B₁缺乏会引起糖代谢旺盛，器官和组织的功能紊乱。因此糖尿病患者要注意补充维生素B₁，另外，维生素B₁对痛性神经病变也有一定疗效。

功能作用

① 重要的辅酶，参与糖类及脂肪代谢。

② 帮助消化，特别是碳水化合物的消化。

③ 改善精神状况。

④ 维持神经组织、肌肉、心脏活动的正常。

⑤ 减轻晕机、晕船。

每日建议摄取量

成人：1.3毫克。

维生素B₁的食物来源

猪肉、鸡肉、酵母、米糠、全麦、燕麦、花生、海苔、麦麸、芝麻、牛奶等。

补充须知

不要只吃精米、白面，注意饮食粗细搭配，多吃各种豆类等杂粮，如小米、绿豆等食物中，都含有丰富的维生素B₁，还应适当增加膳食中肉类的比例。

面粉中的维生素B₁在酸性环境中较稳定、而在碱性环境中容易被破坏，因此发面不宜加碱，应提倡使用鲜酵母发面。煮面条时，大部分维生素B₁会流失到面汤中，吃面条，要喝些面汤。

维生素 B₆

维生素B₆是人体脂肪和糖代谢的必需物质，缺乏常伴有糖耐量下降，使胰岛素和胰高血糖素分泌受损，补充维生素B₆有利于降低糖尿病并发血管疾病的发病率。

糖尿病饮食调养一本全

✿ 功能作用

1 参与神经递质、糖原、血红蛋白、类固醇、核酸以及所有氨基酸代谢。

2 有利于淋巴细胞的增殖，可以提高免疫力。

3 维持神经系统功能。

4 降低同型半胱氨酸的作用。

✿ 每日建议摄取量

成年男性：2毫克。

成年女性：1.6毫克。

✿ 维生素B₆的食物来源

香蕉、菠菜、猪肉、鸡肉、鱼肉、糙米、面粉、蛋、白菜、干酵母、马铃薯、甜薯、花生、豆类、蘑菇等。

补充须知

维生素B₆在动植物性食物中分布相当广泛，原发性缺乏并不常见。只要不偏食，一般不会缺乏。

维生素B₁₂

维生素B₁₂又叫钴胺素，自然界中的维生素B₁₂都是微生物合成的，是需要一种肠道分泌物（内源因子）帮助才能被吸收的唯一的一种维生素。缺乏可导致神经细胞功能障碍及多种腺体自身免疫性疾病。已广泛用于糖尿病神经病变的治疗。

功能作用

① 促进红细胞的发育和成熟，预防恶性贫血。

② 维护神经系统健康。

③ 以辅酶的形式存在，可以增加叶酸的利用率，促进代谢。

④ 消除烦躁不安，增强记忆及平衡感。

⑤ 参与神经组织中一种脂蛋白的形成。

每日建议摄取量

成人：3～4微克。

维生素B₁₂的食物来源

动物肝脏、肾脏、蛤类、鱼类、蛋、牛奶、乳酪、乳制品、腐乳等。

补充须知

出现食欲不振、消化不良、舌头发炎、失去味觉等症状，便是缺乏维生素B₁₂的警讯。素食且不吃蛋和奶制品的人必须补充维生素B₁₂。

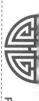

维生素C

维生素C能降低糖尿病患者肾和神经细胞的山梨醇含量；清除自由基，防止毛细血管基底膜脂质过氧化；降低糖尿病患者的脂质过氧化物丙二醛水平，并保护内皮，防止动脉粥样硬化形成。另外，维生素C还能改善糖尿病患者颈动脉内皮功能，减少高糖诱发的细胞凋亡。

功能作用

❶ 抗氧化、提高免疫力。

❷ 预防坏血病，促进伤口愈合。

❸ 改善铁、钙和叶酸的利用。

❹ 促进牙齿和骨骼的生长。

❺ 坚固结缔组织。

❻ 促进胶原蛋白的合成，防止牙龈出血。

❼ 促进氨基酸中酪氨酸和色氨酸的代谢，延长机体寿命。

❽ 改善脂肪和类脂特别是胆固醇的代谢，预防心血管病。

❾ 保护维生素A、维生素E，降低胆固醇。

每日建议摄取量

成人：60～80毫克。

维生素C的食物来源

橘子、樱桃、猕猴桃、草莓、橙子、葡萄柚、葡萄、西瓜、花椰菜、菠菜、芥蓝、番茄、青椒、胡萝卜、卷心菜、马铃薯、荷兰豆、苦瓜等。

补充须知

在清洗蔬菜时，最好是先洗后切，这样可以减少维生素C的流失。另外，在制作食物时，切不可烧、煮时间过长，以免维生素C大量流失。

番茄、青椒、菜花、芥蓝、苦瓜等蔬菜也含有较多的维生素C，但不要和黄瓜一起食用。如果和黄瓜一起食用，这些食物中的维生素C会被黄瓜中的分解酶破坏，根本达不到补充营养的效果。

维生素E

维生素E也叫生育酚，可清除自由基、增强谷胱甘肽过氧化物酶等抗氧化酶类活性的作用，改善机体对胰岛素的敏感性。还可以通过促使前列腺素合成、抑制血栓素生成等，改善机体血液的高凝状态，有利于控制糖尿病，减轻动脉硬化及微血管病变。血浆维生素E水平降低时，加重糖代谢紊乱，促使或加重糖尿病血管并发症的发生。

功能作用

① 抑制脂质过氧化及形成自由基。

② 延缓老化，保持青春的容姿。

③ 改善血液循环、保护组织、降低胆固醇、预防高血压。

④ 抗氧化保护机体细胞免受自由基的毒害。

⑤ 改善脂质代谢，预防动脉粥样硬化。

⑥ 减少细胞耗氧量，使人更有耐久力。

⑦ 调整激素、活化脑下垂体。

每日建议摄取量

成人：10～13毫克。

维生素E的食物来源

肉类、蛋黄、麦芽、大豆、植物油、坚果类、甘蓝、绿叶蔬菜等。

补充须知

一般饮食中所含维生素E，完全可以满足人体的需要。维生素E常用口服量应为每次10～100毫克，每日1～3次。

膳食纤维

膳食纤维可以延缓食物消化的时间，降低了肠内葡萄糖的浓度，减少了小肠对糖类的吸收，从而防止餐后血糖的急剧上升；可溶性膳食纤维进入胃肠后吸水膨胀，呈胶质状，从而阻碍了肠道对葡萄糖的吸收，使没被吸收的葡萄糖随大便排出体外。另外，膳食纤维使体内脂肪消耗增多，还可以减轻体重。

🌀 功能作用

❶ 促进肠道蠕动，预防便秘，减少胃肠道疾病。

❷ 降低胆固醇吸收。

❸ 能够延缓和减少重金属等有害物质的吸收。

❹ 改善肠道菌群，维持体内的微生态平衡。

❺ 增加饱腹感，减少食物中脂肪的吸收，具有减肥的作用。

❻ 延缓细胞老化。

❼ 具有抗癌作用。

🌀 每日建议摄取量

成人：30～40克。

🌀 膳食纤维的食物来源

芹菜、韭菜、洋葱、大白菜、莴笋、芦笋、竹笋、香蕉、苹果、菠萝、杏子、裙带菜、海带、木耳、紫菜、大豆、绿豆、红豆、荞麦、糙米、小米、玉米、高粱米、燕麦等。

补充须知

日常生活中，最好用全麦制品代替精米精面制品，如多选择全麦面包、全麦馒头、全麦面条等，还可以用糙米、小米、玉米、高粱、燕麦等煮粥，代替白米粥。这样都可以增加食物中的膳食纤维。

膳食纤维分为可溶性和不可溶性两类。口感粗的食物主要含有不溶性的膳食纤维，而大麦、豆类、胡萝卜、柑橘、燕麦等都含有丰富的可溶性纤维，能够减缓食物的消化速度，使餐后血糖平稳，还可以降低血脂胆固醇水平，这些食物的口感较为细腻，也有丰富的膳食纤维。

α–亚麻油酸

α–亚麻油酸是源于天然植物的多不饱和脂肪酸，它能阻止饱和脂肪酸对胰岛素的抢占作用，还给葡萄糖对胰岛素的利用权，防止其在血液中积累令血糖过高；保护机体器官免受富含动物脂肪饮食的损害，启动体内细胞，增强胰腺细胞分裂，促进胰岛素分泌；控制蛋白质合成转化，避免过量令肾脏受损，从而有效防治糖尿病及其并发症。

功能作用

① 预防心肌梗死和脑梗死。

② 可有效降低血黏度、增加血液携氧量。

③ 稳定血糖。

④ 降血压。

⑤ 调节血脂作用。

⑥ 强化脑细胞、神经细胞，增强智力。

⑦ 抑制变态（过敏）反应。

⑧ 抗炎作用。

每日建议摄取量

成人：800～1 000毫克。

α–亚麻油酸的食物来源

核桃、亚麻籽、开心果、榛子、蚕蛹、深海鱼、大豆、燕麦、葵花籽油、橄榄油、豆油等。

补充须知

核桃、开心果、榛子等坚果中α–亚麻油酸的含量较多，同时这些食物中还富含饱和脂肪酸，如果食用过多的坚果，将导致脂肪摄取过多，心血管等疾病发作。建议高血压患者少量食补坚果，多采用剂量补充。

糖尿病患者饮食须知

根据体型计算总热量

计算每天所需总热量要根据每位患者的体重、体型、职业、年龄、性别等具体情况而定。

应知条件： 年龄、性别、体重、身高、职业、血糖水平。

每一身高都有一个标准的体重标准，超出这个标准，属于超重或者肥胖；低于这个标准，就属于消瘦，会导致机体营养不足。

标准体重： 计算公式为　标准体重（千克）＝身高（厘米）－105

体型判断： 用［（实测体重－标准体重）／标准体重］×100%

A 在±10%之间者为正常体型。

B 超过10%以上者为超重，若超过20%以上者为肥胖。

C 低于20%者为消瘦。

体力劳动强度判断

轻体力劳动： 坐着工作，不需要特别紧张肌肉活动者（如阅读、电脑工作、办公室工作，组装和修收音机、钟表），教员讲课、一般实验室操作，打字员打字，店员售货，家务劳动。

中等体力劳动： 肌肉活动较多或较为紧张者（如学生的日常活动、机动车的驾驶员、电工安装、金属切削、木工操作）。

重体力劳动： 非机械化的农业劳动，炼钢、车床操作、舞蹈、体育活动（游泳、爬山、足球等），非机械化作业的装卸、垦荒、采矿、砸石、铸造等。

根据体型和劳动强度确定每日总热量。

糖尿病患者每日热能供给量（千卡／千克标准体重）				
体型	卧床	轻体力	中体力	重体力
肥胖	15	20～25	30	35
正常	15～20	30	35	40
消瘦	20～25	35	40	45～50

注：1千卡=4.184千焦

 ## 粗细搭配，荤素均衡

糖尿病患者比正常人更需要全面且均衡的营养。因此，要做到：主食粗细搭配；副食荤素搭配；不偏食，不挑食；顿顿如此，天天如此。少量多餐，定时、定量、定餐糖尿病患者在确定了每天需摄入的总量后，应尽量少食多餐（每天5~6次），对稳定血糖大有益处。糖尿病患者可将每餐的食物分成三份，主餐时先吃其中的两份，留出一份放到加餐中食用。

平衡膳食糖尿病患者的饮食要多样化，营养合理，力求做到平衡膳食，这就需要做到每天保证吃以下四大类食物：

❶ **蔬类与水果类**：主要提供维生素、矿物质以及膳食纤维。

❷ **谷类与薯类**：主要提供热能和膳食纤维，维持人体体温和生理活动的需要。

❸ **肉、禽、鱼、蛋、豆、乳类**：主要提供优质蛋白质、维生素及矿物质。

❹ **油脂类**：主要提供热能。以上四种食物每天都应保证摄入，不宜偏食哪一种，因为搭配合理就是膳食平衡。

比如，早餐：燕麦片50克，豆浆250毫升，煮鸡蛋1个，可先吃豆浆煮燕麦片，加餐时再把煮鸡蛋吃了。

午餐，米饭、蔬菜、肉或鱼等，主餐时可少吃25克米饭（留出一个水果的量），午睡后可吃50克左右的水果（如香蕉、梨等）。

限制脂肪的摄入量过量摄入脂肪会降低身体内胰岛素的活性，使血糖升高，所以糖尿病患者应限制脂肪的摄入量。当然也无需完全戒除脂肪，而应适量摄入。

三餐进食量各有标准

糖尿病患者每餐的能量摄入也是有严格要求的，一日至少三餐，可以到六餐，做到少食多餐，坚持定时、定量。三餐食物量可按早、午、晚餐各占全日1/3，或早餐占1/5，午、晚餐各占2/5。注射胰岛素或口服降糖药物易出现低血糖者，要在正餐之间有2~3次加餐，加餐是从正餐中均省出半两主食，但全日总量不能变。睡前加餐除主食外，最好还应有点蛋白质的食物。因为蛋白质食物可通过糖原异生作用，防止晚上低血糖。但合并有糖尿病胃轻瘫者不宜睡前加蛋白质食物。

一般糖尿病患者每日饮食中三大营养素所含全日总热量的比例为蛋白质15%左右；脂肪20%~25%，碳水化合物60%~70%。对蛋白质还要根据肾功能情况选择不同类别的蛋白质。肾正常者以谷、豆类蛋白质为好，既有利于营养需要，又可防止血脂升高。肾功能衰竭者选乳、蛋类蛋白为好，因其生理价高，少产生肌酐、尿素氮和尿酸等物质，有利于保护肾功能。对于脂肪的供给，要防止血脂升高，应以植物油为主，保证必需脂肪酸需要量。碳水化合物的摄入量也应足量，食量不足，既不利于保护肾功能，久则影响细胞功能和胰岛素受体的敏感度。

饮食宜缓、宜暖

饮食宜缓就是饮食时不要暴饮暴食、粗嚼急咽。食物的消化，咀嚼是第一道工序，只有第一道工序加工得好，食物到了胃肠才能更好地被消化吸收。粗嚼急咽式的摄食有两大不利之处。其一：糖尿病患者摄入的食物常常是经估算而来，其有效成分应该被充分吸收利用，但咀嚼程度的不同，可以影

响吸收。有实验证明，粗嚼者比细嚼者要少吸收蛋白质13%、脂肪12%、纤维素43%。可见细嚼慢咽作用之重要。其二：粗嚼急咽会加重胃和胰腺等脏器的负担，时间一长，容易导致一些疾病的发生。

饮食宜暖糖尿病患者的饮食温度要适中，过烫或过寒的饮食都将引起不良

反应。按照中医学理论，人的脾胃特点之一是喜暖而怕寒，因此生冷的食物不宜多吃。饮食宜暖这一科学的摄食法则在我国医学名著《黄帝内经》中早有发现："饮食者，热无灼灼，寒无沧沧，寒温中适，故气将持，乃不致邪僻也。"其意思是说：凡饮食，热的食物切不可温度太高，寒的饮食也不能温度太低，若我们吃的能温度适中，那么，人体的正气将不会受到损伤，病邪也就不会乘虚而侵犯机体。

科学饮水

　　糖尿病患者要跟正常人一样饮水。糖尿病患者的血糖浓度增高，超过了肾糖阈值，肾小管对水的回吸收减少，导致多尿，进而需要源源不断的水来补充。糖尿病患者多饮水，实际是对体内失水的补充，而且还有改善血运、促进循环、增加代谢及消除酮体等作用，是对人体失水的一种保护性反应，糖尿病患者不但不能限制饮水，还应适当多饮水。因为糖尿病患者胰岛素绝对或相对不足，处于高血糖状态，会刺激下丘脑的渴感中枢而致口渴，饮水后可使血浆渗透压下降或恢复正常，起到降血糖的作用，使患者不再口渴。如果限制饮水，就会加重高渗状态，对病情非常不利。控制多尿，要从控制高血糖入手，而不能控制饮水。

　　因此无论是白天还是夜间，糖尿病患者都需要补充水分。在白天，尤其是夏天，汗和小便不断排出体外，通过饮水得以补充；夜间，人体活动较少，水分运输到腹中，使夜间上厕所2～3次。外出行走锻炼时，糖尿病患者也一定要带足水。另外，还要提醒糖尿病患者，在吃饭前要先喝汤，这对其健康也很有好处。因为进餐时喝一定数量的汤水，有助于溶解食物，以便胃蠕动时，将食物和胃液搅拌，进行初步的消化，并提供更多的水分，以有利于食物在小肠中的消化和吸收作用。因此糖尿病患者和正常人一样要重视科学饮水，来达到身体健康。

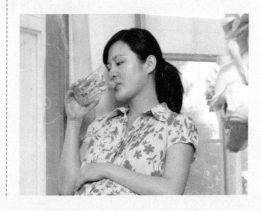

低盐饮食

食盐是日常生活中不可缺少的调味品，也是人体钠和氯离子的主要来源，对维持人体生命活动有着重要的作用。现代医学研究表明，如果摄入过多的盐，可增强淀粉酶活性，从而促进淀粉消化和小肠吸收游离葡萄糖，可引起血糖浓度增高，导致病情加重。

因此，在糖尿病饮食中，低盐饮食是一个基本原则。对糖尿病患者来说，每天的食盐量最好不要超过5克，而一些比较严重的糖尿病患者则不应超过3克甚至1克。低盐饮食要贯穿糖尿病患者饮食的始终。糖尿病非高血压患者每日摄入盐量应在5克以下，糖尿病肾病患者不超过3克，如病情加重则限制更严，每日进盐量不应超过

1克。低盐饮食除限制食盐的摄入外，还应减少含盐的食品的摄入，如黄酱、甜面酱、酱油、咸菜、咸鱼、咸肉、腌雪里蕻、咸泡菜等。糖尿病患者要提倡"食不达咸"，如果感觉咸了，一般食盐就超量了。

如果肾衰竭，则要低钠膳食，即每日钠的摄入量不超过500毫克，除烹调时不加食盐和酱油以外，凡含钠高的食品及蔬菜也应限制，如用发酵粉或碱制作的馒头、糕点、饼干、挂面、味精等，蔬菜中含钠多的蔬菜有芹菜、茴香等。另外，可以尽量利用蔬菜的本身味道。蔬菜本身的清香味能够刺激味蕾，增进食欲，如番茄炒鸡蛋、番茄菜花、肉丝炒柿椒、清蒸茄子。

补充优质蛋白质

现在尚无任何根除糖尿病的办法，患者必须严格坚持饮食治疗，平衡营养，才能有效地控制血糖。糖尿病患者病情控制不好时，体内蛋白质的糖原异生作用旺盛，呈负氮平衡，需补充适量的优质蛋白质，增强抗病能力，防止威

胁生命的并发症发生。植物蛋白质粉中丰富的亮氨酸能刺激胰岛素分泌功能，使人体有效地利用自身胰岛素，控制血糖，从而控制病情，延缓和防止并发症的发生和发展。

糖尿病患者在选择蛋白质时应以优质的动物蛋白为主，以牛初乳为主的优质蛋白要比普通的植物蛋白有利于糖尿病患者吸收，而且糖尿病患者摄取蛋白质要适量，过多摄入蛋白质会增加身体负担。一般糖尿病患者每日每千克体重应摄入蛋白质1克，病情控制不好或消瘦者，可增至1.2克～1.5克，按60千克体重为例，则每日需60～90克蛋白质，其中1/3最好来自优质蛋白质，如乳、蛋、瘦肉、大豆等。蛋白质提供的热量应占总热量的12%～20%，如患者每日需83 684千焦（2 000千卡）热量，其中1 004～1 674千焦（240～400千卡）由蛋白质提供，则需蛋白质60～100克。儿童糖尿病患者蛋白质的需要量每千克体重为2～3克，妊娠4个月后的糖尿病孕妇，每日应比成人增加15～25克蛋白质。

当糖尿病合并肾病、肾功能尚未衰竭时，可以多进蛋白质，每日量为80～100克，最好食用动物蛋白。如果肾功能极差，每日摄入蛋白质不能超过21克，此时应全部选用优质蛋白质，如牛奶、鸡蛋等动物蛋白。

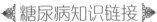

糖尿病知识链接

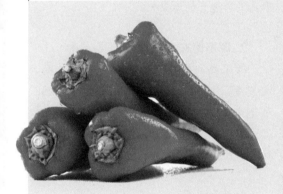

1. 饮食控制最重要

中医学认为糖尿病的发生和饮食有关，饮食控制得好坏直接影响着治疗的效果。唐代孙思邈是世界上最早提出饮食治疗的先驱，他曾提出糖尿病患者"慎者有三，一饮酒、二房室、三咸食及面。"唐代王焘还提出了限制米食、肉食及水果等。他们均强调，不节饮食"纵有金丹亦不可救!"可以采取一些药膳验方。

2. 适当运动

《诸病源候论》提出，消渴患者应"先行一百二十步，多者千步，然后食。"《外台秘要》亦强调："食毕即行走，稍畅而坐"，主张每餐食

糖尿病是一种常见的、多发的、伴随终身的，但可以控制的疾病。中医学治疗糖尿病主要采用的是控制饮食、调摄情志、适当运动、药物调理等综合治疗方法。下面将中医学治疗糖尿病的一些常识介绍给大家：

毕，出庭散步。说明适当运动是防治糖尿病的有效措施之一，这一点和现代医学的认识是完全一致的。

对于糖尿病患者的运动方式和运动强度的选择要适当。应在医师指导下循序渐进。"以不疲劳为度"，"不能强所不能"。运动的方式多种多样：如散步、快步行走、健身操、打太极拳、滑冰、游泳等。运动强度过大或活动时间太长引起劳累，会使病情加重。尤其是严重缺乏胰岛素的患者及合并冠心病、肾病者，应该限制活动量。但运动强度太小又起不到治疗作用，特别值得推荐打太极拳，它具有轻松、自然、舒展和柔和的特点，是糖尿病患者最为适宜的运动形式。

3. 调摄情志

糖尿病的发生和发展都和情绪有一定关系。因此要教育糖尿病患者正确对待生活和疾病，"节喜怒"、"减思虑"。保持情志调畅，气血流通，以利病情的控制和康复。

4. 中药治疗

传统的中医治疗糖尿病是根据临床症状进行三消论治。随着现代医学诊断技术的发展，不能仅停留在分析三消水平上，应该纳入包括现代医学检查项目在内的，所有能反映病情多方位的指标，用中医的辨证和西医的辨病相结合。

糖尿病饮食调养一本全

若血糖、尿糖下降明显即可维持下去，如控制不满意则给予中药治疗。一般分为阴虚型、气阴两虚型和阴阳两虚型。

a、阴虚燥热（见于糖尿病的早期）

表现为烦渴多饮，随饮随渴，咽干舌燥，多食善饥，溲赤便秘，舌红少津苔黄，脉滑数或弦数。采用养阴清热治疗。选用一贯煎加味（生地30克、沙参10克、枸杞子10克、麦冬10克、当归10克、川楝子10克、黄连10克、丹参30克、葛根30克）。

b、气阴两虚（见于糖尿病的中期）

表现为乏力、气短、自汗，动则加重，口干舌燥，多饮多尿，五心烦热，大便秘结，腰膝酸软，舌淡或舌红暗。舌边有齿痕，苔薄白少津，或少苔，脉细弱。采用益气养阴治疗。选用生脉散加味（太子参30克、麦冬15克、五味子10克、生地30克、生黄芪30克、苍术10克、玄参15克、丹参30克、葛根30克）。

c、阴阳两虚（见于糖尿病病程较长者）

表现为乏力自汗，形寒肢冷，腰膝酸软，耳轮焦干，多饮多尿，混浊如膏，或水肿少尿，或五更泻，阳痿早泄，舌淡苔白，脉沉细无力。采用温阳育阴治疗。选用金匮肾气丸（肉桂10克、附子10克、生地10克、茯苓15克、山萸肉10克、山药10克、丹皮10克、泽泄10克、丹参30克、葛根30克）。

治疗2~3个月以后，血糖控制满意者则继续用中药，不满意者就根据患者不同情况选用口服降糖药。是否所有的糖尿病都适合中医治疗呢？应扬长避短选择好适应证。就降糖作用而言，中药绝对没有西药快，但它注重整体调控，在改善症状等方面明显优于西医。适合于非胰岛素依赖型糖尿病，以及伴有慢性血管神经并发症者。但对胰岛素依赖型患者中药就不适合，因为胰岛素依赖型患者自身没有或仅有极少量的胰岛素产生，完全依赖外源的胰岛素来维持正常的生理需要，一旦中止胰岛素治疗则会出现酮症酸中毒而威胁生命。目前为止还没有发现任何一种中药能代替胰岛素。

治疗糖尿病最佳途径还是中西医结合治疗，当病情控制不好时可以考虑合用，但应间隔半小时左右为宜。

糖尿病患者的饮食黑名单

糖尿病患者在饮食方面需多加注意，有些食物应列入"黑名单"，在日常生活中要尽量避免：

1 糖

凡食用糖，包括白糖、红糖、冰糖，以及各种糖的制品，如软糖、奶糖、酥糖、巧克力等，患有糖尿病者，皆禁忌食用。因为吃糖可比其他食物更迅速地被吸收而升高血糖，从而导致病情加重。

2 蜂蜜

蜂蜜性平，味甘。蜂蜜中含有35%葡萄糖和4%果糖，这两种糖都可以不经过消化作用而直接被人体吸收利用。因此，血糖偏高者不宜多吃。

3 米饭

糖尿病患者不宜多食，因为糖尿病患者是对糖的代谢不正常，忌食多糖食物，而米饭在体内即水解成葡萄糖，尤其是糯米食品，含糖量更高，应当忌食。

4 爆米花

由于爆米花燥热伤阴，对阴虚火旺之体的糖尿病患者，切忌服食；另外爆米花属淀粉类食物，而淀粉食物是糖尿病患者需谨慎进食之食物。

5 桃子

桃子性温热。《别录》中即有"多食令人有热"的记载。另外，桃子中含大量的糖分，包括葡萄糖、果糖、蔗糖及木糖等，其碳水化合物的含量高达7%。因此，糖尿病患者切记忌食。

6 橘子

橘子性凉，味甘酸。中医学虽然认为它能生津、润肺、止渴、润燥，《日华子本草》还说它"止消渴"，但这种"止消渴"只是指热病口渴，炎热干渴，或酒后烦渴而言，不能适用于糖尿病消渴症。因为橘子中也含丰富的糖分，包括葡萄糖、果糖及蔗糖，多食更易导致血糖升高，加重糖尿病症情，切忌食之。

糖尿病饮食调养一本全

48

7 柿子

柿子性寒，味甘涩，含糖量较高。据分析，每100克熟柿中含糖可达5~20克，包括葡萄糖、蔗糖、果糖等。所以，糖尿病者忌食之。柿饼中的含糖量也很高，同样不适宜糖尿病之人食用。

8 大枣

大枣又称红枣，性温，味甘，虽有益气补血作用，但它又含有丰富的糖分。据分析，鲜枣中的含糖量可达26%~36%，而干枣中的含糖量能高达60%以上。因此，糖尿病者切勿多食。

9 荔枝

荔枝性温，味酸甜，性温热，极易助热上火，加重糖尿病患者内热病情，另外，荔枝中含多量的葡萄糖、果糖、蔗糖，葡萄糖含量高达66%，因此，糖尿病者当忌食。

10 香蕉

香蕉性寒，味甘，其果肉中含糖量为11%。因此，糖尿病患者切忌服食。不过有人发现，糖尿病患者吃了香蕉，可以使尿糖相对降低，并有利于水盐代谢的恢复，认为这可能与香蕉中高钾低钠有关。无论如何香蕉含糖量较高，糖尿病患者还是忌吃为妥。

11 椰子

椰子性凉，味甘，有清热、解暑、生津、止渴的作用，对暑热烦渴或发热口渴之人适宜。但对糖尿病患者当忌之。因为椰子汁中含有葡萄糖、果糖及蔗糖，糖尿病患者食用会加重病情，增高血糖。

12 桂圆

桂圆性温热，易助热上火，加重糖尿病患者的阴虚火旺病情，另外桂圆含丰富的糖，尤其是葡萄糖含量高达25%，同时又含0.2%的蔗糖。所以，糖尿病患者切勿多食。

13 葡萄

葡萄性平，味酸甜。中医学认为，多吃葡萄易生内热，有消渴症状者当忌食。由于葡萄中含有很高的糖分，而且主要是葡萄糖，易为人体直接吸收。尤其是葡萄干，仅含17%的水分，其含糖量相对更高，糖尿病者更应忌食。

14 甘蔗

甘蔗性寒，它同时又含有大量的糖分，主要是由蔗糖、葡萄糖和果糖三种成分构成，这对血糖高的糖尿病患者的病情是极为不利的，理当禁食之。

15 无花果

无花果性平，味甘，又有开胃、助消化、增加食欲的作用。无花果含糖量很丰富，据分析，无花果鲜果中的含糖量可达20%～28%，干果中则更高，约为60%～70%的含糖量，而且多为葡萄糖和果糖，易为人体吸收利用。因此，患有糖尿病的人，切忌食之。

16 芒果

芒果素有"热带果王"之称，其性凉，味甘酸，含糖量较丰富。每100克新鲜芒果中，可含11.4～12.4克的糖分。其果汁中主要含蔗糖、葡萄糖及果糖等。因此，糖尿病患者忌食。

17 荸荠

由于荸荠中含多量的糖和淀粉，其中淀粉含量占18.75%，淀粉在体内又会转化为葡萄糖。因此，糖尿病患者不宜多吃荸荠。

18 辣椒

辣椒性大热，辛辣味很强，是大辛大热的刺激性食物。它虽含糖量不高，但多吃久吃，极易伤阴助火。糖尿病患者多表现为中医学所谓的"阴虚内热"体质，因此也不宜多吃常吃辣椒。

19 芋头

芋头中含淀粉量特别丰富，每100克芋头中可含有69.6克的淀粉。淀粉在体内易转化为葡萄糖，糖尿病患者应忌食之。

20 花椒

花椒性温热，味辛辣，中医学认为"有小毒"，是最为常用的芳香调味品。但易助热上火，耗气伤阴，所以，古代医家均认为阴虚火旺之人忌食之。正如《本草经疏》中所言："一切阴虚阳盛，……消渴等证，法所咸忌。"因此，对阴虚内热的糖尿病患者，切勿多食花椒。

21 甘薯

甘薯又名红薯，含有大量的碳水化合物，故糖尿病患者当忌食。

22 白酒

白酒俗称烧酒。《本草纲目》指出："烧酒，纯阳毒物，与火同性。"糖尿病者多为"阴虚火体"，应当禁忌。

此外，糖尿病患者还要少吃杏子、枇杷、金橘、石榴、桑葚、栗子、沙枣、马铃薯、胡椒、菱角、芡实、西瓜、肉桂、丁香、茴香、甜菜等。

糖尿病常见并发症的食疗调养

 糖尿病并发高脂血症的食疗调养

高脂血症是人体脂质代谢失常，血浆内脂质浓度超过正常范围的病症，主要是血液中的三酰甘油、胆固醇升高。糖尿病合并高血脂除了注意降低血糖外，还要控制三酰甘油、胆固醇和低密度脂蛋白水平的升高，高密度脂蛋白水平逐渐升高，会导致更多的血管并发症的发生和发展。

饮食要清淡低盐，应当限制动物脂肪摄入量，适当增加植物油摄入量，每天摄取盐不超过5克。一般要使每天食物中脂肪提供的热量保持在总热量的1/3左右。

一般每天摄入油脂总量不宜超过75克，其中植物油不超过50克，动物油不超过25克。忌吃油炸食品，少吃煎、炒食品，烹调方式最好以煮、蒸、炖、涮和凉拌为主，以减少每天脂肪的摄入量。

膳食中蛋白质应占1/4，充足的优质蛋白质供给可避免身体虚弱，并且有利于血脂改善，可以适当多吃鱼肉、虾、豆制品等。同时要选择低糖类膳食，每日供给量以100～200克为宜，但不能低于50克，否则易出现酮症酸中毒。多吃一些富含纤维素的膳食，如全麦食品、糙米、荞麦、蔬菜等，以有利于降低血脂和增加饱腹感。

早餐：燕麦粥50克，牛奶200毫升，凉拌苦菊150克。

午餐：芹菜水饺150克，牛肉炒洋葱100克，虾米菠菜汤100克，熘豆腐100克。

晚餐：小米莲子粥100克，炒茼蒿100克，什锦小菜80克。

夜宵：梨1个。

全日烹调用油20毫升。 全日总热量约6 736千焦。

糖尿病患者长期出现高血糖及代谢紊乱，容易导致白细胞吞噬功能、趋化作用及杀菌能力降低，从而使患者容易发生尿路感染。另外，由于糖尿病患者自主神经病变导致膀胱和输尿管的运动能力降低、排尿异常、尿潴留等也容易产生尿路感染。严重尿路感染者应予静脉给药、联合用药。怀疑有尿路复杂因素者，应仔细检查，以找出可能存在的梗阻因素，并予以纠正。

糖尿病并发尿路感染者要多吃清热解毒、排尿利湿的食物，如红豆、绿豆、冬瓜、马蓝、马齿苋、苦瓜、白茅根、菊花等。另外，还要注意多饮水，大量饮水后排尿有利于减少细菌在尿路停留繁殖的机会。

尿液中的糖分利于细菌的生存，可适量饮用米醋或矿泉水，以调整尿液的酸碱度，达到抑制细菌繁殖的目的。

禁止食用生热助火生痰、对尿路有刺激作用的食物，如胡椒、狗肉、羊肉及油腻食物，以免加重炎症反应。

下面我们给出一份糖尿病并发尿路感染患者的食谱，可供参考。

> **早餐：** 粳米绿豆粥100克，豆浆200毫升，番茄炖豆腐150克。
>
> **加餐：** 香瓜1小个。
>
> **午餐：** 番茄米线100克，素炒绿豆芽100克，马铃薯烧牛肉150克，海带排骨汤100毫升。
>
> **加餐：** 无糖牛奶200毫升。
>
> **晚餐：** 荞麦蒸饺125克，拌苦瓜丝（苦瓜100克），芥菜豆腐汤150克。
>
> 全日烹调用油20克。全日总热量约6 965千焦（1 665千卡）。

糖尿病患者由于血糖过高，很容易再并发骨质疏松症，一旦并发就会出现腰背、髋部疼痛或持续性肌肉钝痛，严重者在稍遇外力时极易发生骨折，骨折后可能带来一系列并发症，给患者日常生活带来极大的不便，严重时会危及生命。因此，及早防治骨质疏松症非常重要。

糖
尿
病
饮
食
调
养
一
本
全

研究发现，糖尿病常规饮食食谱中的钙、镁、锌含量明显不足。因此，对于糖尿病患者来说，除很好地控制糖尿病外，尤其是增加摄入含钙丰富的食物，将是预防、延缓和治疗骨质疏松症的关键。

药用钙片的含钙量及服后肠吸收率均低，如按照成年人每日需要1 000毫克钙计算，任何患者都无法经口摄入如此大剂量的钙制剂。因此食疗补钙显得尤为重要，通过补充富含钙的食物或钙剂以达到这一摄取量，牛奶和其他奶制品，富含钙质的鱼肉、蔬菜、豆类等宜经常食用。不过，像菠菜、茴香等蔬菜虽富含钙，但也含有草酸，会在一定程度上阻止钙的吸收。

下面我们给出一份糖尿病并发骨质疏松症患者的食谱，可供参考。

早餐：玉米面粥100克，鲜牛奶200毫升，荷包蛋1个，拌黄瓜丝120克。

午餐：炒河粉150克，炒黑白菜100克，牛肉炒洋葱100克，菠菜汤50毫升。

晚餐：绿豆饭75克，排骨汤100毫升，香干丝炒娃娃菜150克。

加餐：雪梨1个。

全日烹调用油20毫升。

全日总热量约7 780.5千焦。

糖尿病并发脂肪肝的食疗调养

成年人患糖尿病性脂肪肝与肥胖有关，有一半左右的糖尿病患者并发脂肪肝。通过限制脂肪和糖类的摄入及补充适当的优质蛋白质，可以使脂肪肝细胞内的脂肪消耗，起到保护肝细胞、促进肝细胞的修复和再生作用。

饮食治疗是糖尿病性脂肪肝患者最基本的治疗方法，其饮食治疗的原则为：①严格戒酒；②高蛋白、低糖类、低脂肪的饮食；③富含维生素、矿物质及膳食纤维的饮食。但要获得饮食疗法的最佳效果，还需与药物疗法、运动疗法和改变不良生活方式等相结合。

糖尿病性脂肪肝患者的饮食治疗较为复杂，除了掌握一般的治疗原则之外，在日常饮食中，还需要了解饮食的"宜、忌"，即哪些食物宜吃，哪些食物忌吃。这样才可以控制病情，防止糖尿病并发症的发生、发展，促进脂肪肝的康复均十分有益。

（宜）养成有规律的饮食习惯，做到定时、定量、细嚼慢咽，做到粗细粮搭配。忌过量摄食、暴饮暴食、随意摄取零食以及过分追求高营养和调味浓的食物，晚饭应少吃，临睡前切忌加餐，以免导致体内脂肪过度蓄积，加重肝脏的负担。

（宜）饮食清淡，并适当增加膳食纤维的摄入量，以每天食用新鲜绿色蔬菜500克左右为宜。膳食纤维可促进肠道蠕动，有利于排便，它与胆汁酸结合，可增加粪便中胆盐的排出，有降低血脂和胆固醇的作用；它可降低糖尿病患者空腹血糖水平；还可增加饱腹感，防止能量超标，有利于患者接受饮食管理。忌长期摄入过量高膳食纤维饮食，以免导致维生素和矿物质的缺乏。忌过咸，以免水钠潴留，体重增加，一般每天食盐摄入量以4～6克为宜。

（宜）食富含必需氨基酸的动物蛋白，如鱼类、瘦肉、牛奶和鸡蛋清等。

（宜）适量摄入植物油类，植物油的总量不超过20克。因植物油富含不饱和脂肪酸及必需氨基酸，以多摄取单不饱和脂肪酸食物，如橄榄油、玉米胚芽油、茶油等。值得注意的是，脂肪是人体健康所必需的，脂肪肝患者饮食中仍要含适量的脂肪。

（忌）高动物脂肪、高胆固醇饮食。因为它可加重脂肪肝的病情，并促使脂肪肝向肝硬化发展，故必须控制其摄入量，但也不是越低越好，也不可过低。另外还应忌吃动物内脏，如猪肝、猪大肠、鸡皮、肥肉及鱼子、蟹黄等。

（宜）吃富含维生素E及微量元素硒的食物。维生素E与微量元素硒联用，有调节血脂代谢，阻止脂肪肝形成及提高机体氧化能力的作用，对血脂紊乱也有一定的防治作用。含硒和维生素E的含量较高食物有瘦肉、蛋类及海产品等，吃这些食物可获得硒、维生素E联用的效应。

（忌）油炸煎烤食物，尤其是一些脂肪类食物。如猪肉、牛排、羊肉串、炸花生等，经炸烤、油煎后，会产生丙烯醛，经血液循环至肝脏后，会损害肝细胞。

（宜）充分合理饮水。平均每3小时应摄入300~500毫升。不要一次饮水过多，以免给心脏、消化道和肾脏带来负担。睡觉前、夜间及晨起后饮水，则可降低血液黏稠度，减少心脑血管疾病的发生。饮用水的最佳选择是白开水、矿泉水、净化水及清淡的绿茶、菊花茶等。也可以每天用山楂30克、草决明15克，加开水冲泡代茶饮。

（忌）用各种饮料代替饮水。忌吸烟，因为香烟中的尼古丁等有害物质不

糖尿病饮食调养一本全

但会损害肝脏，还会对微循环、呼吸系统等有害，不利于脂肪肝患者的康复。

下面我们给出一份糖尿病合并脂肪肝患者的食谱，可供参考。

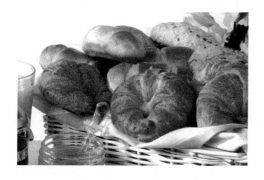

早餐： 荞麦面100克，豆浆200毫升，萝卜条咸菜10克。

午餐： 米饭100克，韭菜炒鸡蛋150克，蚝油煎肥牛金针菇卷100克，番茄鸡蛋汤80克。

晚餐： 莜麦面饼50克，薏苡仁粥50克，海带结炖肉100克，腐竹炒芹菜100克。

全日烹调用油14毫升。

全日总热量约6 872千焦。

糖尿病并发高血压的食疗调养

糖尿病患者同时患有并发性高血压，会给患者的心血管带来更多的麻烦。在这种情况下，并发高血压的糖尿病患者极易发生诸如冠心病、脑血管意外、心脏病、糖尿病性肾脏病、动脉粥样硬化及坏疽等并发疾病。

糖尿病性高血压患者，尤其是肥胖型的，必须控制一天的主食量，将每天进食的食物总量严格控制在总热能的摄入标准之内，减轻体重。

糖尿病性高血压患者的饮食主要以清淡为主多吃些降压作用的食物，如芹菜、洋葱、胡萝卜、茼蒿、菠菜、茭白、绿豆、海带、芥菜、马兰、海蜇、海参、菊花等，还要补充高钙的食物，如鱼肉、虾、各种豆类、豆制品、核桃、花生、牛奶等。专家建议很多真菌类食品对糖尿病性高血压患者也有很好的帮助，常见的有香菇、平菇、蘑菇、草菇、黑木耳、银耳等。

低盐低脂饮食，对糖尿病性高血压患者也是非常必要的，因此要控制一天的食盐总摄入量，每日最多不能超过4克。另外还要控制食用动物性油脂及胆固醇含量很高的食物，如猪肥肉、猪腰子、猪肝、蛋黄、鱼丸、螃蟹等。

下面我们给出一份糖尿病性高血压患者的食谱，可供参考。

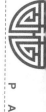

PART 2 糖尿病食疗健康指导

早餐：玉米混合面馒头50克，豆浆200毫升，煮鸡蛋1个，老醋菠菜10克。

加餐：雪梨1个。

午餐：米饭100克，肉片炒木耳150克，番茄豆腐汤200克。

加餐：黄瓜1根。

晚餐：小米粥100克，爆炒鳝鱼100克，炒娃娃菜200克。

糖尿病性肾病的食疗调养

糖尿病性肾病是糖尿病患者发展到晚期最易出现的严重并发症。一般将由糖尿病并发的肾小动脉硬化、肾小球硬化及肾盂肾炎，统称为糖尿病肾脏病变（DN）。根据临床统计，年龄在20～40岁者，糖尿病病史在10年以内的为3%，10～20年为50%，20年以上的，几乎100%并发肾脏微血管病变；1型糖尿病患者，约半数以上死于肾功能不全，2型糖尿病患者亦有部分死于此疾。

对糖尿病性肾病的治疗，除了必要的药物治疗之外，饮食方面的调理同样显得极其重要。合理而有效的饮食疗法既有助于减轻肾脏的负担，又有益于糖尿病的控制，还能减少药物用量。

患者可以食用具有降压作用、降血脂作用的蔬菜，如芹菜、洋葱等。限制食用对肾脏有刺激作用的食物如辣椒、芥末，还要限制膳食中饱和脂肪酸的含量，伴有贫血时，可补充富含铁、

维生素B_{12}、叶酸等食物，如菠菜、木耳等。

主食每日进食250～350克，蔬菜可以多吃。对于有蛋白尿，但肾功能正常者，每日蛋白质的摄入量以80～100克为宜，而且以优质动物蛋白为主。

提倡低盐饮食。不要盲目限制饮水，要根据水肿、血压等变化情况，再确定水的摄入量。

下面我们给出一份糖尿病性肾病患者的食谱，可供参考。

早餐：杂粮煎饼50克，杏仁麦片粥80克，生拌生菜100克。

加餐：香蕉1根。

午餐：小米粥100克，韭菜炒鸡蛋150克，清炒丝瓜100克。

加餐：柚子100克。

晚餐：玉米发糕100克，百合炒虾仁100克，蒜味苦瓜80克。

糖尿病患者不同能量的全天带量食谱

5 858~6 276千焦(1 400~1 500千卡)糖尿病一周食谱

星期一

早餐： 面包100克，牛奶200毫升，鲜蘑菇拌油菜（鲜蘑菇100克、油菜100克、香油2毫升）。

加餐： 小蛋糕40克，草莓90克。

午餐： 美味拌面（面条100克、嫩黄瓜50克、绿豆芽100克、葱10克、香油2克），盐水豆腐干50克，叉烧肉50克，番茄皮蛋汤（番茄100克、皮蛋半个、香油2毫升）。

晚餐： 小窝头（玉米面100克、黄豆面25克），素炒冬笋丝（冬笋150克、植物油5毫升），海鱼冬瓜汤（小海鱼50克、冬瓜100克、植物油4毫升）。

星期二

早餐： 豆腐脑200克，麻酱咸花卷75克（熟重），五香茶鸡蛋（带壳约60克）。

午餐： 炒米饭（米饭120克、香肠丁20克、青椒丁40克、胡萝卜丁20克、植物油5毫升），素汤（番茄50克、黄瓜50克），拌海带丝（水发海带丝100克）。

加餐： 梨150克。

晚餐： 玉米面窝头55克（熟重），肉馄饨（面粉50克、瘦猪肉25克），炒生菜（生菜200克、植物油5毫升），素炒丁（冬瓜100克、马铃薯100克、胡萝卜20克、植物油5毫升）。

注：1千卡=4.184千焦。

星期三

早餐：年糕50克，小花卷150克，煮鸡蛋1个，小米面粥（小米面20克），素炒三丝（圆白菜200克、水发木耳10克、姜10克、香油2毫升）。

加餐：杏100克（带皮）。

午餐：拌饭（粳米100克、芹菜150克、植物油2克），枸杞子羊肉（枸杞子10克、羊肉100克），姜汁菠菜（鲜姜25克、菠菜150克、香油2毫升），虾仁萝卜丝汤（虾仁10克、白萝卜100克）。

晚餐：苦荞鸡丝面（苦荞面100克、鸡肉50克、茴香100克、干虾仁5克、香油2克），凉拌蘑菇（蘑菇250克、香油2毫升）。

星期四

早餐：豆浆200毫升，全麦面包50克，鸡蛋1个（60克），炝空心菜（空心菜100克、植物油10毫升）。

加餐：香蕉1根。

午餐：米饭75克，肉末苦瓜条（瘦猪肉10克、苦瓜100克、植物油3毫升），清炖腔骨（猪腔骨100克、植物油2毫升），腐竹炒木耳（腐竹50克、木耳50克、植物油4克）。

晚餐：花卷50克（熟重），甜椒炒丝瓜（甜椒50克、丝瓜100克、植物油1毫升），冬瓜茶树菇（冬瓜50克、茶树菇50克、植物油3毫升），山楂糕拌白菜（白菜100克、山楂糕条少许）。

星期五

早餐：牛奶150克、小包子（面粉50克、牛肉30克、胡萝卜100克、植物油3毫升），凉拌茄子（茄子100克、香油2毫升）。

午餐：红豆饭（粳米80克、红小豆20克），焖平鱼（平鱼100克、植物油2毫升），茄汁菜花（番茄50克、菜花200克、植物油3毫升）。

加餐：李子100克（带皮）。

晚餐：馒头（面粉75克），肉末雪菜炖豆腐（瘦肉25克、雪里蕻50克、豆腐100克、植物油1毫升），炒西葫芦片（西葫芦200克、植物油2毫升）。

星期六

早餐：混汤面条（手擀面100克、瘦肉50克、菠菜100克、紫菜3克、香油2毫升），馒头（面粉50克）。

加餐：桃200克（带皮）。

午餐：馒头（面粉100克），红烧马铃薯鸡块（马铃薯100克、鸡块100克、植物油2克），豆芽炒韭菜（绿豆芽150克、韭菜50克、植物油2毫升）。

晚餐：芸豆饭（芸豆25克、粳米50克）、蒜薹炒肉（蒜薹100克、瘦猪肉25克、植物油2毫升），豆腐丝炒洋葱（豆腐丝50克、洋葱150克、植物油2毫升）。

星期天

早餐：豆腐脑200克，烤饼（面粉50克），番茄150克。

加餐：猕猴桃200克（带皮）。

午餐：二米饭（粳米80克、黑米20克），芹菜炒肉（瘦肉530克、芹菜150克、植物油3毫升），大白菜烧虾仁（大白菜100克、鲜虾仁50克、植物油3毫升）。

晚餐：发糕（面粉50克、玉米面25克），豆腐油菜丸子汤（豆腐100克、油菜50克、瘦肉25克、植物油3毫升），茄汁西兰花（番茄50克、西兰花100克、植物油3毫升）。

 6 694~7 112千焦（1 600~1 700千卡）糖尿病一周食谱

星期一

早餐：牛奶200毫升，苏打饼干50克。

午餐：猪肉馄饨（猪肉20克、馄饨皮100克、植物油6毫升），豆腐干拌胡萝卜（豆腐干50克、胡萝卜200克、香油5毫升）。

加餐：梨200克（带皮）。

晚餐：米饭50克（熟重），海虾炒蒜苗（海虾100克、蒜苗150克、植物油5毫升）。

星期二

早餐：鸡丝面（面条75克、鸡肉50克、菠菜80克，香油3毫升）。

午餐：米饭100克（熟重），炒莴笋丝（莴笋200克、植物油4毫升），清蒸鱼块（鲤鱼块150克、植物油3毫升）。

晚餐：米饭100克（熟重），蒜蓉苋菜（苋菜200克、植物油4毫升），青椒炒肉（青椒100克、瘦肉75克、植物油4毫升）。

星期三

早餐：无糖面包100克（熟重），无糖酸奶150毫升，煮鸡蛋1个，番茄150克。

加餐：李子（带皮）150克。

午餐：米饭（粳米100克），木耳炒白菜（木耳10克、白菜150克、瘦肉25克、植物油4毫升），肉末豇豆（瘦肉末50克、豇豆150克、植物油4毫升）。

晚餐：玉米面发糕（玉米面25克、面粉50克），香菇油菜（鲜香菇50克、油菜100克、瘦肉25克、植物油4毫升），肉末豇豆（瘦肉末50克、豇豆150克、植物油4毫升）。

星期四

早餐：烙饼100克（熟重），豆腐脑200克，熟地瓜100克。

午餐：米饭75克，肉末苦瓜条（瘦猪肉10克、苦瓜100克、植物油3毫升），清炖腔骨（猪腔骨100克、植物油2毫升），腐竹炒木耳（腐竹50克、木耳50克、植物油4毫升）。

晚餐：红豆粽子2个（糯米200克、红小豆50克），蒜蓉茄子（茄子200克、香油5毫升），菠菜虾仁粥（菠菜100克、虾仁25克、粳米45克、绿豆芽20克、植物油3毫升）。

糖
尿
病
饮
食
调
养
一
本
全

星期五

早餐： 牛奶250克、无糖面包100克（熟重），香肠拌菜（香肠25克、生菜50克、黄瓜50克、番茄50克、香油3毫升）。

加餐： 橙子1个约200克。

午餐： 米饭（粳米100克），麻酱拌西芹（芝麻酱3克、西芹150克、腐乳汁10克、香油3毫升），小白菜排骨汤（小白菜150克、排骨100克、植物油5毫升）。

晚餐： 馒头（面粉50克），煮鲜玉米（带棒玉米200克），炝绿豆芽（绿豆芽200克、香油3毫升），苦瓜炒鸡蛋（苦瓜50克、鸡蛋1个、植物油4毫升）。

星期六

早餐： 花卷（面粉50克），牛奶250毫升，鹌鹑蛋3个，茄汁西葫芦（番茄50克、西葫芦150克、虾皮3克、植物油4毫升）。

加餐： 柿子150克（带皮）。

午餐： 绿豆米饭（绿豆25克、粳米75克），炝菜花（菜花200克、植物油4毫升），红烧鸡块（鸡腿块100克、胡萝卜50克、植物油4毫升）。

晚餐： 馒头（面粉75克）、腐竹拌黄瓜（腐竹80克、黄瓜100克、香油3毫升），洋葱炒木耳（干木耳20克、洋葱100克、瘦肉50克、植物油3毫升）。

星期天

早餐： 馒头（面粉40克）、馄饨（面粉50克、鸡蛋1个、瘦肉25克、紫菜3克、香油2毫升），海带丝拌马铃薯丝（水发海带100克、马铃薯100克、香油1毫升）。

午餐： 莲子饭（粳米75克、干莲子25克），清炒茴香（茴香250克、植物油3毫升），酱鸭肉（鸭肉75克、植物油2毫升）。

加餐： 葡萄200克（带皮）。

晚餐： 鱼肉水饺（面粉100克、鱼肉50克、韭菜50克、植物油2毫升），胡萝卜丝炝拌大白菜丝（胡萝卜100克、大白菜150克、香油2毫升）。

星期一

早餐： 牛奶煮燕麦片（牛奶200毫升、燕麦片50克），无糖面包70克（熟重），鹌鹑蛋3个，芥末莴笋片（莴笋200克、香油4毫升）。

加餐： 李子200克（带皮）。

午餐： 高粱米饭（高粱米50克、粳米50克），虾仁冬瓜（鲜虾仁50克、冬瓜100克、植物油4毫升）、青椒炒火腿（青椒150克、火腿10克、植物油4毫升）。

晚餐： 馒头（面粉100克），马铃薯炖茄子（马铃薯、茄子各100克、植物油4毫升），炝腐竹圆白菜（腐竹20克、圆白菜150克、胡萝卜25克、植物油4毫升）。

星期二

早餐： 豆浆200毫升，素菜包（面粉75克、鸡蛋1个、茴香100克、植物油3毫升），拌杂菜（干黑木耳5克、干银耳5克、生菜50克、番茄50克、香油3毫升）。

加餐： 草莓200克。

午餐： 红豆米饭（红豆25克、粳米75克），海带炖丝瓜（水发海带100克、丝瓜100克、植物油3克），肉末拌茼蒿（瘦肉75克、茼蒿100克、香油3毫升）。

晚餐： 馒头（面粉100克），蚝油生菜（生菜200克、植物油3毫升），红烧虾（竹节虾150克、植物油4毫升）。

星期三

早餐： 麻酱卷（麻酱5克、面粉75克），豆浆200毫升，蒸蛋羹（鸡蛋1个、香油3毫升），黄瓜150克。

加餐： 脱脂牛奶（脱脂奶粉25克）。

午餐： 米饭（粳米100克），蒜香空心菜（空心菜200克、香油4毫升），葱油大黄鱼（大黄鱼中段100克、植物油4毫升）。

晚餐： 玉米面发糕（玉米面30克、面粉70克），鸡肉炒韭菜（鸡脯肉80克、韭菜50克、植物油4毫升），椒油豇豆（豇豆150克、植物油4毫升），拌海蜇（黄瓜150克、海蜇皮100克、香油4毫升）。

糖尿病饮食调养一本全

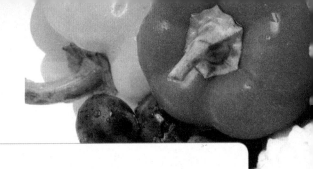

星期四

早餐： 花卷（面粉70克），豆腐脑200克，茶鸡蛋1个，洋葱拌胡萝卜（洋葱50克、胡萝卜60克、香油4毫升）。

加餐： 橙子200克（带皮）。

午餐： 豌豆饭（干豌豆30克、粳米70克），清炒油麦菜（油麦菜200克、植物油4毫升），浇汁平鱼（平鱼100克、植物油4毫升）。

晚餐： 杂粮粥（粳米50克、黑米25克、燕麦片25克），咸鸭蛋1个（约60克），肉丝拌青椒（瘦肉50克、青椒200克、香油5毫升）。

星期五

早餐： 豆沙饼（红豆沙15克、面粉60克），牛奶（奶粉20克），茶鸡蛋1个，拌什锦菜（芹菜50克、洋葱50克、紫甘蓝30克、香油4毫升）。

加餐： 香瓜200克（带皮）。

午餐： 米饭（粳米100克），蒜茄子（茄子200克、香油5毫升），番茄牛肉（番茄100克、牛肉75克、植物油5毫升）。

晚餐： 馒头（面粉100克），鱼香茄子（茄子150克、植物油4毫升），鸡丝拌菜花（鸡脯肉80克、菜花150克、香油4毫升）。

星期六

早餐： 烧饼（面粉75克），牛奶250毫升，卤豆腐干50克，绿豆芽拌海带丝（绿豆芽150克、水发海带100克、香油5毫升）。

加餐： 柿子150克（带皮）。

午餐： 米饭（粳米100克），韭菜炒虾皮（韭菜150克、虾皮25克、植物油4毫升），酱排骨（猪排骨150克、植物油4毫升）。

晚餐： 大馅蒸饺（面粉100克、瘦肉50克、虾仁30克、茴香50克、植物油4毫升），腐竹拌生菜（腐竹50克、生菜100克、香油4毫升）。

　　早餐：牛奶250毫升，小包子（面粉75克、羊肉50克、白萝卜100克、植物油3毫升），腐乳瓜丁（黄瓜100克、香油2毫升）。

　　加餐：草莓200克。

　　午餐：莲子饭（粳米100克、干莲子25克），茄汁西蓝花（番茄50克、西蓝花150克、植物油3毫升），糖醋平鱼（平鱼100克、植物油3毫升）。

　　晚餐：紫米馒头（紫米面粉100克），炝白菜丝（大白菜150克、香油3毫升），蒜苗炒火腿（蒜苗100克、火腿30克、植物油3毫升）。

 ## 8 368～8 786千焦（2 000～2 100千卡）糖尿病一周食谱

星期一

　　早餐：烙韭菜盒（面粉100克、鸡蛋1个、韭菜150克、植物油4毫升），豆浆300毫升。

　　加餐：猕猴桃200克（带皮）。

　　午餐：米饭（粳米120克），虾仁苦瓜（鲜虾仁50克、苦瓜200克、植物油3毫升），香菇肉丝（鲜香菇100克、瘦肉80克、植物油4毫升）。

　　晚餐：花卷（面粉100克），浇油扁豆丝（扁豆150克、香油3毫升），牛肉时蔬汤（牛肉80克、马铃薯100克、洋葱50克、番茄50克、植物油4毫升）。

星期二

　　早餐：无糖面包140克（熟重），牛奶250毫升，熟火腿50克，黄瓜100克。

　　加餐：鲜荔枝150克（带皮）。

　　午餐：绿豆饭（绿豆30克、粳米100克），蒜蓉茼蒿（茼蒿200克、植物油4毫升），浇汁比目鱼（比目鱼150克、植物油4毫升）。

　　晚餐：黑米面馒头（黑米面25克、面粉100克），洋葱拌腐竹（洋葱150克、腐竹50克、香油3毫升），青椒肉丸（青椒150克、瘦牛肉50克、植物油4毫升）。

星期三

早餐： 茴香肉包（面粉100克、茴香150克、瘦肉50克、植物油4毫升），豆浆300毫升。

加餐： 香蕉（带皮）150克。

午餐： 二米饭（小米40克、粳米80克），黄瓜拌金针菇（黄瓜150克、金针菇50克、香油3毫升）圆白菜排骨汤（圆白菜150克、排骨100克、植物油4毫升）。

晚餐： 馒头（面粉120克），蒜薹炒肉（蒜薹150克、瘦肉50克、植物油4毫升），番茄鸡蛋汤（番茄150克、鸡蛋2个、香油4毫升）。

星期四

早餐： 馒头（面粉50克），疙瘩汤（面粉50克、瘦肉30克、鸡蛋1个、紫菜5克、香油2毫升），拌空心菜（空心菜150克、香油2毫升）。

加餐： 桃200克（带皮）。

午餐： 葱花饼（面粉100克），韭菜炒豆腐丝（韭菜100克、豆腐皮50克、植物油3克），卤鸭肉（鸭肉100克、植物油3毫升），炝双丝（马铃薯100克、胡萝卜80克、香油2毫升）。

晚餐： 花卷（面粉120克），肉丝蒜苗（瘦肉50克、蒜苗150克、植物油3毫升），萝卜海带汤（胡萝卜100克、水发海带丝50克、干粉条50克、植物油2毫升）。

星期五

早餐： 无糖面包140克（熟重），牛奶250毫升，茶鸡蛋1个，黄瓜150克。

加餐： 带皮葡萄200克。

午餐： 二米饭（小米30克、粳米90克），肉末豇豆（瘦肉50克、豇豆150克、植物油3毫升），肉烧木耳胡萝卜（瘦肉50克、干木耳20克、胡萝卜150克、植物油3毫升）。

晚餐： 春饼（面粉120克），鲜蘑瓜片（鲜蘑100克、苦瓜150克、瘦肉50克、植物油3毫升），虾仁炒豆苗（鲜虾仁80克、豌豆苗150克、植物油3毫升）。

星期六

早餐： 烧饼（面粉100克），豆浆350毫升，芹菜拌花生米（芹菜100克、花生米50克、香油3毫升）。

加餐： 草莓200克。

午餐： 米饭（粳米100克），南瓜烧虾皮（南瓜150克、虾皮30克、植物油4毫升），豆豉鲮鱼（豆豉5克、鲮鱼150克、植物油4毫升）。

晚餐： 馒头（面粉120克），小白菜豆腐汤（小白菜150克、豆腐80克、瘦肉50克、植物油3毫升），蒜薹炒香肠（蒜薹150克、香肠60克、植物油3毫升）。

星期天

早餐： 花卷（面粉70克）、牛奶煮燕麦片（牛奶200毫升、无糖燕麦片50克），茶鸡蛋1个，海带丝拌豆芽（水发海带150克、绿豆芽50克、香油3毫升）。

加餐： 柿子150克（带皮）。

午餐： 红豆粥（红小豆30克、粳米80克），醋熘白菜（白菜200克、植物油3毫升），鸡片炒韭菜（鸡脯肉100克、韭菜100克、植物油3毫升）。

晚餐： 米饭200克（熟重），蚝油生菜（生菜200克、植物油5毫升），瓜片肉丁（黄瓜100克、瘦猪肉80克、植物油3毫升），肉丝萝卜汤（瘦肉50克、白萝卜100克、植物油3毫升）。

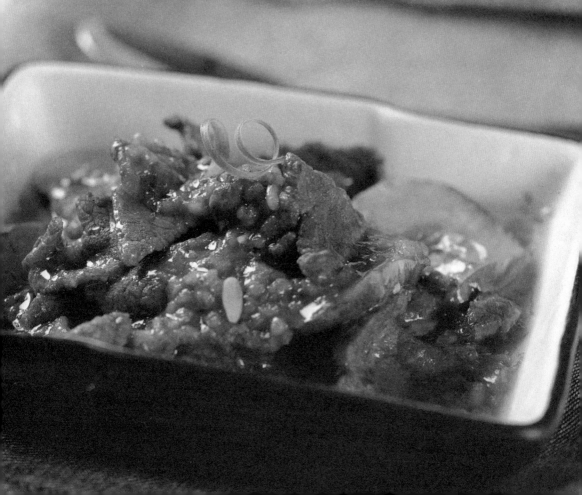

Part 3

有效降糖
食物

降糖蔬菜类

菠菜

菠菜原产于波斯，唐朝时传入我国，故有波斯草之名。菠菜营养丰富，茎叶柔软滑嫩、味美色鲜，素有"蔬菜之王"之称，很多人都爱吃菠菜。

营养解读

菠菜含有丰富维生素 C、胡萝卜素、蛋白质，以及铁、钙、磷等矿物质，还含有大量的β胡萝卜素和铁，是维生素B_6、叶酸和钾的极佳来源。

降糖功效

菠菜富含膳食纤维，不但能清除胃肠内的有害毒素，还可促进胰腺分泌和肠道蠕动，帮助消化，对糖尿病患者有益。菠菜中还含有一种类似胰岛素的物质，作用与胰岛素接近，能使血糖保持稳定。

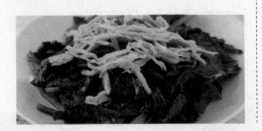

○温馨提示○

菠菜含有草酸，圆叶菠菜的草酸含量较多，食后会影响人体对钙质的吸收，因此食用菠菜前宜焯水，以减少草酸的含量。同时应尽可能地多吃一些碱性食品，如海带、蔬菜、水果等，以促使草酸钙溶解排出，预防结石。

芹菜

芹菜栽培历史悠久，早在《诗经》中已有记载，自古以来就是人们餐桌的一种佳蔬，一年四季可供食用。芹菜现在普遍受到人们的喜爱，芹菜的食疗价值也越来越多受到人们的注视。相传唐代著名宰相魏征就嗜芹菜如命，几乎每天用餐都要有糖醋拌芹菜这道菜。老年人吃芹菜可以降压降脂。

营养解读

芹菜含有蛋白质、脂肪、碳水化合物、纤维素、维生素、矿物质等营养成分，其中，B族维生素、维生素P的含量较多。

降糖功效

芹菜中含有丰富的膳食纤维，能够使糖分的吸收转慢，防止餐后血糖值迅速上升。芹菜还含有甘露醇等活性成分，经常食用可降低血糖。

○温馨提示○

很多人吃芹菜时只吃茎而扔掉叶子，其实，从营养学上来说，芹菜叶比茎的营养要高出很多倍。其中，芹菜叶中胡萝卜素含量是茎的88倍、维生素C含量是茎的13倍、维生素B_1含量是茎的17倍、钙的含量则超过茎2倍。可以用芹菜叶包饺子。也可叶子在沸水中烫透凉拌。

芥菜

芥菜是中国著名的特产蔬菜，欧美各国极少栽培。芥菜分为叶用芥菜、茎用芥菜、薹用芥菜、根用芥菜等，叶用芥菜如雪里蕻，根用芥菜有榨菜。芥菜入口脆嫩味美，生津开胃，酱香浓郁，并具有下气消食、利尿除湿、解毒消肿之功效。

营养解读

芥菜含有氨基酸、膳食纤维、铁、锌、钙、磷等多种人体所需的微量元素。另外，维生素A、B族维生素、维生素C和维生素D也很丰富。芥菜含有大量的抗坏血酸，是活性很强的还原物质，参与机体重要的氧化还原过程，能增加大脑中氧含量，激发大脑对氧的利用，有提神醒脑，解除疲劳的作用。

降糖功效

芥菜含有大量的膳食纤维，被人体摄入后，可以延缓食物中葡萄糖的吸收，降低人体对胰岛素的需求量，从而减轻胰岛细胞的负担，起到降糖的作用。

○温馨提示○

芥菜类蔬菜常被制成腌制品食用，因腌制后含有大量的盐分，因此高血压、血管硬化的患者应注意少食以限制盐的摄入。另外内热偏盛及内患有热性咳嗽患者、疮疡、痔疮、便血及眼疾的人不宜食雪里蕻。

韭菜

韭菜以其丰富的营养、特殊的辛香、鲜美的风味备受青睐。春季气温多变，病菌较多，具有调味、杀菌的功效的韭菜在春天食用，也可预防病菌入侵，正可谓"春寒还料峭，春韭入菜来"。韭菜有补肾补阳的作用，现代人称之为"蔬菜中的伟哥"。

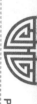

营养解读

韭菜含有蛋白质、脂肪、碳水化合物，尤其维生素C、维生素B₁、维生素B₂、烟酸、胡萝卜素、含量丰富且全面，钙、磷、铁等矿物质亦很丰富。韭菜含的粗纤维可促进肠蠕动，帮助人体消化，预防习惯性便秘和肠癌。

降糖功效

韭菜含有较多的膳食纤维，能够改善糖尿病症状。韭菜含有的挥发性精油及含硫化合物，具有降低血糖的功效，对糖尿病及其合并冠心病、高脂血症等病症均有较好的防治作用。韭菜适合各型糖尿病患者食用，因为其含糖量很低，食用后不会引起血糖的剧烈波动。

○温馨提示○

由于韭菜切开遇空气后，辛辣味会加重，烹调前再切较好。炒熟的韭菜忌过夜食用，因为韭菜含有大量的硝酸盐，炒熟后存放时间过久，硝酸盐会转化成亚硝酸盐，人吃了以后会中毒。另外，生韭菜存放的时间也不宜过长。

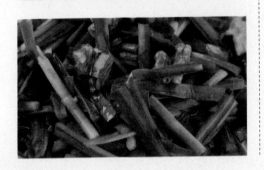

白菜

百菜不如白菜，白菜深为广大群众所喜爱，尤其是北方人，在冬季白菜更是餐桌上不可缺少的蔬菜，其味道清淡鲜美，营养丰富，所以白菜素有"菜中之王"的美称。无论过去贫苦年代还是现在富裕的生活，大白菜从没有被人遗忘，冬日白菜美如笋，白菜特有的清淡。

营养解读

大白菜除了含有维生素C、维生素E、胡萝卜素、钙、磷、铁，此外，还含有一定量的蛋白质、脂肪、糖、胡萝卜素、维生素B₁、维生素B₂、粗纤维等。

降糖功效

白菜膳食纤维的含量相当丰富，不仅能够促进胃肠蠕动，还具有降血糖的功效。白菜属于低糖蔬菜，很适合糖尿病患者食用，因它不会引起血糖的剧烈变化。

○温馨提示○

白菜在保存的过程中，由于温度过高或其他原因，会造成白菜腐烂，这样的白菜即使没有完全变坏也不宜食用，因为白菜在腐烂的过程中会产生亚硝酸盐，食用后与血液中的血红蛋白结合，会使血红蛋白失去携氧能力，造成人体缺氧。

花椰菜

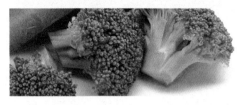

19世纪花椰菜从地中海传入中国，迄今不过百余年历史。花椰菜不仅是营养丰富的蔬菜，更是一种保健蔬菜。古代西方人还将花椰菜推崇为"天赐的良药"和"穷人的医生"。现在在纽约《时代》杂志推荐的十大健康食品中名列第四，美国公众利益科学中心把花椰菜列为十种超优食物之一。

营养解读

花椰菜含有蛋白质、铁、磷、胡萝卜素、维生素B_2、维生素C等，尤以维生素C丰富，在蔬菜中仅次于辣椒。花椰菜还含有不少叶酸，能防止贫血之功用，还可维持身体的新陈代谢，对减肥也确有帮助。

降糖功效

花椰菜含有丰富的铬，铬能帮助糖尿病患者提高胰岛素的敏感性。也就是说，在控制糖尿病的过程中，摄入一定量的铬后，只需要较少的胰岛素，就能起到控制病情的作用。增加饮食中铬的摄入量，可以起到预防和抑制Ⅱ型糖尿病的作用。

○温馨提示○

花椰菜质地细嫩，味甘鲜美，食后极易消化吸收，深受儿童老人的喜欢。但是，花椰菜含丰富的嘌呤物质，痛风患者或尿酸过高的人不适宜大量进食。若进食过多花椰菜的话，身体便会产生过量尿酸，结成晶体，沉积在关节内，引起关节剧痛及畸形僵硬等问题。

空心菜

空心菜又名蕹菜、竹叶菜、通菜。多以嫩茎、叶炒食或做汤，营养非常丰富。农历四月，是吃空心菜最好的季节。这个时候的空心菜，不但脆嫩多汁、味道鲜美，更是解毒的最好蔬菜。

营养解读

空心菜含有多种营养成分，蛋白质含量比同等重量的番茄高4倍，钙含量比番茄高12倍多，并含有较多的胡萝卜素。空心菜还含有丰富的粗纤维素。

降糖功效

现代药理学研究发现，紫色空心菜中含有胰岛素样物质，用于糖尿病患者具有抑制血糖升高的作用。

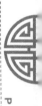

○温馨提示○

空心菜买回后，很容易因为失水而发软、枯萎，烹调前宜将其在清水中浸泡约半小时，即可恢复鲜嫩、翠绿的质感。空心菜性寒滑利，故体质虚弱脾胃虚寒、大便溏泄者不宜多食；体质虚寒的人不宜过量食用，易引起小腿抽筋。

圆白菜

圆白菜起源于地中海沿岸，16世纪开始传入中国。德国人认为，圆白菜才是菜中之王，它能治百病，西方人用圆白菜治病的"偏方"，就像我国用萝卜治病一样常见。据《本草纲目》中记载，圆白菜，煮食甘美，其根经冬不死，春亦有英，生命力旺盛，故也被誉为"不死菜"。

营养解读

圆白菜含有多种人体必需的氨基酸，还含有蛋白质、维生素C、维生素B_1、维生素B_2、维生素E、维生素U、β-胡萝卜素、烟酸及钾、钙等矿物质。

降糖功效

圆白菜富含维生素E，维生素E可促进人体内胰岛素的形成和分泌，调节

糖代谢。此外，圆白菜还富含B族维生素、维生素C和钾，常吃能有效预防由糖尿病引起的心脏病等并发症。圆白菜的含糖量少，热量值低，堪称糖尿病患者的理想食物。

○温馨提示○

在购买的时候要注意。选购时候，以切口无黑、结球坚实、包裹紧密、质地脆嫩、色泽黄白、青白者为佳。现在市场上还有一种紫色的圆白菜叫紫甘蓝，营养功效基本上和圆白菜相同。

莴苣

莴苣口感鲜嫩，色泽淡绿，如同碧玉一般，制作菜肴可荤可素，可凉可热，口感爽脆。它还具有独特的营养价值。莴苣原产地中海沿岸，约在5世纪传入我国，现在已经是大江南北普遍食用的蔬菜，而在古代还被冠以"千金菜"的高贵之名。

营养解读

莴苣含有丰富的蛋白质、糖类、维生素A、B族维生素、维生素C，微量元素钙、磷、铁、钾、镁、硅等。

降糖功效

莴苣中碳水化合物的含量较低，而无机盐、维生素则含量较丰富，尤其是含有较多的烟酸。烟酸是胰岛素的激活剂，糖尿病患者经常吃些莴苣，可改善糖的代谢功能。莴苣中还含有一定量的微量元素锌、铁，特别是莴苣中的铁元素很容易被人体吸收，经常食用新鲜莴苣，可以防治缺铁性贫血。

◦ 温馨提示 ◦

莴苣是一种美味可口的蔬菜，其茎鲜香脆嫩，可生食、熟食、凉拌，也可加工腌制酱菜、泡菜等。但莴苣中的某种物质对视神经有刺激作用，古书记载莴苣多食使人目糊，停食数天，则能自行恢复，故视力弱者不宜多食，有眼疾特别是夜盲症的人也应少食。另外，脾胃虚寒者不宜多食。

茄子

茄子起源于东南亚热带地区，古印度为其最早的驯化地，西汉时开始传入我国。相传隋朝的隋炀帝非常爱吃茄子，见茄子色彩奇异，认为是仙品，故赐名"昆仑紫瓜"。茄子还是为数不多的紫色蔬菜之一，也是餐桌上十分常见的家常蔬菜。

营养解读

茄子含有碳水化合物、脂肪、蛋白质、维生素以及钙、磷、铁以及龙葵碱、葫芦巴碱、水苏碱等多种营养成分。在紫茄子含有较丰富的维生素P。

降压功效

茄子中含有丰富的维生素P，尤其是紫茄子的皮中维生素P的含量更高。维生素P能增强毛细血管的弹性，防止微血管破裂出血，常吃茄子，可预防糖尿病引起的视网膜出血。

◦ 温馨提示 ◦

经常吃茄子能提高抵抗力、防止毛细血管出血，茄子纤维中所含的皂苷，还有降低血液中胆固醇含量的功能。尤其是中老年人常吃茄子，对身体大有裨益。然而建议不要浪费茄子皮，很多营养都在茄子皮里，而且过油的茄子要少吃，过油后茄子营养会损失，经常吃过油茄子会身体发胖。

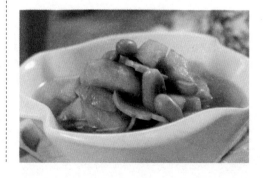

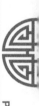

番茄

番茄色泽鲜红，口感酸甜，它既含有丰富多样的营养，又有着美观迷人的外形。在炎热的夏天，人们食欲减退，可以吃些糖拌番茄、番茄汤，便可解暑热，增进食欲，帮助消化。番茄既是菜中佳味，又是果中美品，有多种功用，被誉为"水果型的蔬菜"。

营养解读

番茄含有丰富的维生素、碳水化合物、有机酸、钙、磷、钾、镁、铁、锌、铜和碘等多种元素，还含有蛋白质、糖类、纤维素。

降糖功效

番茄红素卓越的修复功能可激活、修复受损衰老的胰岛细胞，促使胰岛素正常分泌；快速分解超出生理标准的血糖成分，促进高浓度血糖生物氧化，形成水和二氧化碳，排出体外；消除"三多一少"症，安全降糖。

。温馨提示。

吃番茄有四不宜：

1.不宜空腹吃，空腹时胃酸分泌量增多，因番茄所含的某种化学物质与胃酸结合易形成不溶于水的块状物，食之往往引起腹痛，造成胃不适、胃胀痛。

2.不宜吃未成熟的青色番茄，因含有毒的龙葵碱。食用未成熟的青色番茄，会感到苦涩，多吃了，严重的可导致中毒，出现头晕、恶心、周身不适、呕吐及全身疲乏等症状。

3.不宜生吃，尤其是脾胃虚寒的男性。另外，番茄忌与虾蟹类同食，番茄富含维生素C，与大虾通吃，会生成砒霜，有剧毒。

4.不宜长时高温加热，因番茄红素遇光、热和氧气容易分解，失去保健作用。因此，烹调时应避免长时间高温加热。

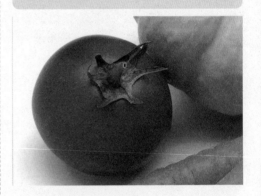

冬瓜

冬瓜产于夏季，因为熟时，表面有一层类似白霜的粉末，故名冬瓜，正是炎炎夏季解暑消渴的好选择。俗话说"夏天呷冬瓜，冬天呷菜头"，在高温炎热的夏季，喝冬瓜汤不仅可以祛暑除烦，还可以美白皮肤。

糖尿病饮食调养一本全

74

营养解读

冬瓜含有较多的蛋白质、糖以及少量的钙、磷、铁等矿物质和维生素B_1，维生素B_2、维生素C及烟酸，其中维生素B_1可促使体内的淀粉、糖转化为热能，而不变成脂肪，所以冬瓜有助减肥。冬瓜与其他瓜菜不同的是它不含脂肪，含钠量、热量都很低。

降糖功效

冬瓜含有多种维生素，能够促使体内淀粉等糖类转化为热能，而不变成脂肪积聚在体内；而且冬瓜又是低热量、低脂肪、含糖量极低的食物，因此是糖尿病患者的理想蔬菜。

○温馨提示○

储存好的冬瓜，可以放4～5个月不坏，为了冬季能吃到鲜冬瓜，应该注意储存。可选拔一些不腐烂，没有受过剧烈震动，带有一层完整白霜的冬瓜，放在没有阳光的干燥地方，瓜下放草垫或木板。

苦瓜

苦瓜因其味苦而得名，是药食兼备的上佳蔬菜，素有"药物蔬菜"之美称。苦瓜原产于印度尼西亚，大约宋元时期传入我国。如果用苦瓜烧鱼焖肉，苦瓜不会把苦味传给鱼肉，所以苦瓜还有"君子菜"的美名。

营养解读

苦瓜含有蛋白质、脂肪、碳水化合物、钾、钠、磷、胡萝卜素、烟酸、维生素B_1等，还含有粗纤维、苦瓜素、苦瓜苷等物质。苦瓜是高钾食物，每100克苦瓜中含钾量高达256毫克，而含钠量则相对较低，仅为2.5毫克。

降糖功效

苦瓜富含维生素A、维生素B_6和胡萝卜素等多种营养成分，能够补充糖尿病患者所需的多种营养物质。苦瓜中的苦瓜皂苷被称为"植物胰岛素"，有明显的降血糖作用，不仅可以减轻人体胰岛的负担，有利于胰腺细胞功能的恢复，还可延缓糖尿病继发白内障的出现。

○温馨提示○

很多人因为不习惯苦瓜的苦味，在吃之前经常用沸水焯一遍，或者加多佐料爆炒。但同时其中的一部分营养素即会流失，清热解毒的作用也相应减少。味道越苦，清热功效越明显。但若实在不适应苦味，可以搭配辣椒炒食或者焯后凉拌，最大限度地减少营养流失。

南瓜

秋天到，南瓜俏，经过一个夏天的日照和生长，秋天的南瓜积累了丰富的营养。清代名医陈修园说："南瓜为补血之妙品"。常吃南瓜，可使大便通畅，肌肤丰美，而对女性朋友来说，南瓜还有很好的美容作用。

❀ 营养解读

南瓜含有精氨酸、瓜氨酸、麦门冬素及维生素A、B族维生素、维生素C、果胶、纤维素等。南瓜含有丰富维生素A、维生素E的食品，可增强机体免疫力，对改善秋燥症状大有裨益。

❀ 降糖功效

南瓜中的南瓜多糖，具有降糖的作用，南瓜含有多种膳食纤维，适合糖尿病患者食用。但南瓜所含糖分也多，吃南瓜太多了，也不利降糖，因此要适当少吃。

○温馨提示○

在烹制南瓜的时候，南瓜心含有相当于果肉5倍的胡萝卜素，所以不要随便丢弃。南瓜的皮含有丰富的胡萝卜素和维生素，因此烹制南瓜时最好连皮一起食用，如果皮较硬，就用刀将硬的部分削去再食用。

丝瓜

丝瓜色泽青绿，瓜肉清嫩，味道清香，营养十分丰富。它原产于南洋，明朝时引进入我国，现在成为人们常吃的蔬菜。丝瓜不仅可以食用，而且其药用价值最高，全身都可入药。

❀ 营养解读

丝瓜含有蛋白质、脂肪、碳水化合物、钙、磷、铁及维生素B_1、维生素C，还有皂苷、植物黏液、木糖胶、丝瓜苦味质、瓜氨酸等。还含有人参中所含的成分——皂苷，不仅是席上的佳蔬，还是一剂治病的良药。

❀ 降糖功效

丝瓜含有丰富的膳食纤维、丝瓜苦味质、皂苷、瓜氨酸等有效成分，可治疗燥热伤肺、胃燥伤津型的糖尿病。而且丝瓜属于低热量、低脂肪、含糖量低的食物，非常适合糖尿病患者食用。

○温馨提示○

盛夏季节丝瓜大量上市，常见的有线丝瓜和胖丝瓜两种。线丝瓜细而长，购买时应注意瓜型要挺直、表面无皱、水嫩饱满、皮色翠绿且表面没有硬伤。胖丝瓜相对较短，两端粗细基本相同，最好要挑选色泽新鲜、大小适中、表面有细皱并附有一层白色绒毛的瓜。

黄瓜

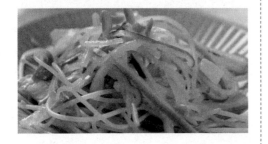

黄瓜原产于印度，张骞出使西域时带回来的，当时叫胡瓜。东晋时，揭族人石勒做了后赵王，将其改名为"黄瓜"。黄瓜清脆爽口、清香多汁、营养价廉，是家庭餐桌上的"平民蔬菜"，受世界各地人们的喜爱。

营养解读

黄瓜富含水分、蛋白质、糖类、维生素B_2、维生素C、维生素E、胡萝卜素、烟酸（尼克酸）、钙、磷、铁等营养成分。黄瓜中含有胶质、果酸和生物活性酶，可促进机体代谢，能治疗晒伤、雀斑和皮肤过敏。

降糖功效

黄瓜是一种低脂、低糖、低热量的食物，其中的丙醇二酸能有效抑制糖类物质在体内转变成脂肪，这对防治糖尿病具有重要意义。中老年糖尿病患者尤其是2型糖尿病患者，经常食用黄瓜，不仅可以改善临床症状，还有助于防治糖尿病合并高脂血症。

芦笋

早在中国2 000千年前《神农本草经》上已将芦笋列为"上品之上"，称久服轻身益气延年。近几年来，国内外均报道芦笋对各种癌症细胞有抑制作用，被誉为抗癌之星，对降低血脂、降低血压、防治心血管病也有显著效果，是一种高档绿色食品，是中、老年人的健康食物。如今芦笋已经被国际公认为十大名菜之首，并冠之为"蔬菜之王"，成为了一种高档而名贵的蔬菜。

营养解读

芦笋富含蛋白质、维生素、纤维素、脂肪等，无机盐元素中有较多的硒、钼、镁、锰等微量元素，还含有大量以天冬酰胺为主体的非蛋白质含氮物质和天冬氨酸。

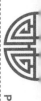

降糖功效

芦笋所含香豆素等成分有降低血糖的作用，中老年2型糖尿病患者若经常服食芦笋制品，不仅可以改善糖尿病症状，而且对糖尿病并发高血压病、视网膜损害以及肥胖病等症状多有较好的防治作用。

◦ 温馨提示 ◦

芦笋含有丰富的叶酸，但它含的叶酸很容易被破坏，所以若用来补充叶酸，烹制时应避免高温烹煮，最佳的食用方法是用微波炉小功率热熟。另外，痛风和糖尿病患者不宜多食。

竹 笋

早在3 000多年前的商周时，竹笋就已经是人们餐桌上的美味佳肴了。古人视竹笋为"素菜第一品"，宋代大文豪苏东坡十分喜欢食笋，称竹笋为"玉板和尚"，赞美烧笋是"禅悦味"，将竹笋奉为"素中仙"，还曾提笔写下诗句："无竹令人肥，无肉令人瘦。不肥又不瘦，竹笋加猪肉。"养生学家认为，竹林丛生之地的人们多长寿，且极少患高血压，这与经常吃竹笋有一定关系。

营养解读

竹笋的营养成分主要包括蛋白质、氨基酸、脂肪、糖类、无机盐等，尤其是人体必需的8种氨基酸一应俱全。人体必须不断从食物中吸取蛋白质，方可维持健康，竹笋中蛋白质较丰富，每100克鲜笋中含1.49～4.04克，平均约2.05克，是蛋白质含量最高的蔬菜之一。

降糖功效

竹笋纤维素含量高，可延缓肠道中食物的消化以及葡萄糖的吸收，有助于控制餐后血糖。

◦ 温馨提示 ◦

竹笋不仅是佳蔬还是良药，竹笋具有吸附脂肪、促进食物发酵、有助消化和排泄作用，所以常食竹笋对肥胖者大有益处。但是竹笋含有难溶性草酸钙和较粗的纤维素，尿道、肾、胆结石患者不宜多食，对于胃肠疾病患者及肝硬化等患者可能是致病因素，容易造成胃出血、肝病加重等。

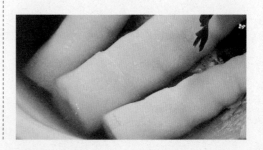

萝卜

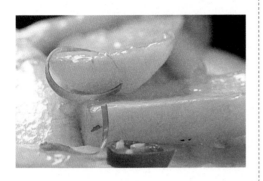

。温馨提示。

　　萝卜从中段到尾段，有较多的淀粉酶和芥子油一类的物质，有些辛辣味，削皮生吃，是糖尿病患者用来代替水果的上选。服用人参、西洋参、地黄和首乌时不要同时吃萝卜。但在服用人参、西洋参后出现腹胀时，则可以吃萝卜以消除腹胀。

　　在民间，关于萝卜有很多俗语，如"萝卜上市、医生没事"，"萝卜进城，医生关门"，"冬吃萝卜夏吃姜，一年四季保安康"等，多吃点爽脆可口、鲜嫩的萝卜，不仅开胃、助消化，还能滋养咽喉，化痰顺气，有效预防感冒。近来有研究表明，萝卜所含的纤维木质素有较强的抗癌作用，生吃效果更好。

营养解读

　　白萝卜含有大量的葡萄糖、果糖、蔗糖、多种维生素和矿物质，其中维生素C的含量比梨和苹果高出8~10倍；而它的叶子则含有丰富的矿物质，尤其是钙质。

降糖功效

　　白萝卜中富含香豆酸等活性成分，具有降低血糖的功效。白萝卜中有促进脂肪代谢的物质，能降低血胆固醇，防治冠心病。

黄豆芽

　　芽菜越来越流行，黄豆芽是芽菜中的佼佼者，是中国走在世界前列的食品加工科技成就之一。战国时期就有豆芽，称为"黄卷"，传说当时主要作为药用。黄豆芽虽小得很不起眼，可它却能雅俗共赏。黄豆芽的吃法很多，如干煸黄豆芽、黄豆芽炖排骨汤等，黄豆芽炖排骨不只豆芽、排骨十分可口，汤也特别浓。

营养解读

　　黄豆芽含有丰富的蛋白质、脂肪、粗纤维、磷、钙、铁、维生素C、维生素B$_1$、维生素B$_2$、烟酸、胡萝卜素等。

降糖功效

　　黄豆芽所含有的B族维生素和烟酸有调节胰岛素分泌及降低血糖的功效；

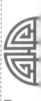

黄豆芽中大量的膳食纤维可减少消化系统对糖分的吸收。另外，黄豆芽中维生素C的含量丰富，不但能降低血糖，还能降低胆固醇，常吃可防治由糖尿病引起的心血管并发症。

○温馨提示○

黄豆芽性寒，慢性腹泻及脾胃虚寒者忌食。炒黄豆芽时，可在锅中先放少量黄酒，然后再放盐就可以巧妙除去黄豆芽的豆腥味了。用武火快速烹炒，更容易保持黄豆芽的营养。另外在烹调时，适当加些醋，能防止营养成分流失。

豌豆苗

豌豆苗也叫安豆苗，为豆科植物豌豆的嫩苗。豌豆苗的供食部位是嫩梢和嫩叶，营养丰富，含有多种人体必需的氨基酸。营养价值高和绿色无公害，而且吃起来清香滑嫩，味道鲜美独特。用来热炒、做汤、涮锅都不失为餐桌上的上乘蔬菜，备受广大百姓的青睐。

营养解读

豌豆苗富含蛋白质、膳食纤维、维生素B_1、维生素B_2、维生素C、胡萝卜素、烟酸等多种营养素，还含有钙、磷、铁、硒等微量元素。能抗菌消炎、清肠利便、增强免疫力。

降糖功效

豌豆苗含有大量的膳食纤维，经常食用可促进胃肠道蠕动，减少消化系统对糖分的吸收，是糖尿病患者的理想食品。另外，豌豆苗中所含有的丰富蛋白质能补充糖尿病患者因代谢紊乱而失去的蛋白质，因此可以经常食用。

○温馨提示○

豆苗和猪肉同食，对预防糖尿病有较好的作用。在选购豌豆苗时应选颜色嫩绿、茎叶大而脆嫩者。烹炒用来炒、下汤或作为涮火锅的配菜都行。

魔 芋

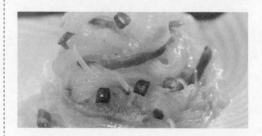

魔芋是一种多年生草本植物，地下块茎为扁球形，个大，圆柱形，有暗紫色斑。魔芋属于碱性食物，对于经常吃肉类酸性食物的人来说，搭配吃魔芋，

可以达到食品酸、碱平衡，对人体健康有利。魔芋具有散毒、养颜、通脉、降压、减肥、开胃等多种功能，被世界卫生组织确定为十大保健食品之一。

☺ 营养解读

魔芋是一种低热能、低蛋白质、低维生素、高膳食纤维的食品，它富含多种氨基酸、粗蛋白，具有化痰散积、行瘀消肿、健胃利尿，护发养皮等多种功效。它还可以降低血压和胆固醇，是抑制人体肥胖的理想食物。

☺ 降糖功效

魔芋含有大量的膳食纤维，其有效成分葡甘露聚糖，能延缓人体对葡萄糖的吸收，能有效地降低餐后血糖，从而减轻胰腺的负担，使糖尿病患者的糖代谢处于良性循环的状态。另外，进食魔芋还能够增加饱腹感，既能减轻糖尿病患者的痛苦，又能控制糖尿病患者的热量摄入。

◦温馨提示◦

生魔芋有毒，必须煮3小时以上才可食用。烹制魔芋时，宜先用手或勺子将其捣碎，这样做魔芋既容易熟，又容易入味。魔芋一次不宜吃得过多，否则会引起腹胀等不适的感觉。

洋葱

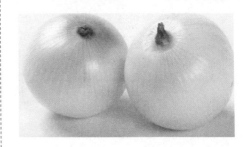

食用洋葱已有5 000多年的历史，但直到20世纪初才传入我国。现在洋葱可以说是一种无国界的美食，从亚洲到欧洲和美洲大陆，几乎每个国家的餐桌上都有洋葱的身影，在外国洋葱还有"蔬菜皇后"的美称。

☺ 营养解读

洋葱除不含脂肪外，含蛋白质、糖、粗纤维及钙、磷、铁、硒、胡萝卜素、维生素B_1、维生素B_2、烟酸、维生素C等多种营养成分。而且洋葱几乎不含脂肪，而在其精油中含有可以降低胆固醇的含硫化物的混合物。

☺ 降糖功效

洋葱中含有S–甲基半胱氨酸亚砜，它可以降血糖、降血脂。洋葱中还含有磺脲丁酸，它可以通过促进细胞对糖的利用而起到降糖作用。此外，洋葱还具有降低血脂、降低血液黏稠度、改善动脉粥样硬化的作用，经常食用可预防糖尿病的心脑血管并发症。

∘温馨提示∘

切洋葱时特别容易刺激眼睛，但只要在切之前把洋葱放在冷水里浸一会儿，把刀也浸湿，再切就不会流眼泪了。把洋葱先放在冰箱里冷冻一会，然后再拿出来切，也会获得较好的效果。

扁豆

扁豆为豆科、扁豆属的一个栽培种，多年生或一年生缠绕藤本植物，食用嫩荚或成熟豆粒。其中，白扁豆有一定的抗癌、健脾、益气、化湿、消暑的功效，可以入药。

营养解读

扁豆的营养成分相当丰富，包括蛋白质、脂肪、糖类、钙、磷、铁及食物纤维、维生素A原、维生素B_1、维生素B_2、维生素C和氰苷、酪氨酸酶等，扁豆衣的B族维生素含量特别丰富。此外，还有磷脂、蔗糖、葡萄糖。

降糖功效

扁豆含有丰富的钙、磷、镁等元素，经常食用有利于胰岛素的正常分泌。另外，扁豆还含有很高的钾元素，其钾含量在食物中名列前茅，是上好的高钾食品，对糖尿病尤其是中老年合并高血压的患者有明显的治疗效果。

∘温馨提示∘

扁豆含有蛋白质、碳水化合物，还含有毒蛋白、凝集素以及能引发溶血症的皂素。因此加热时一定要注意，扁豆一定要煮熟以后才能食用，否则可能会出现食物中毒现象。

金针菇

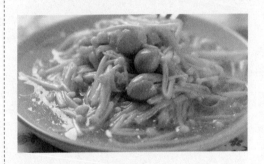

金针菇为真菌植物门真菌冬菇的子实体，营养丰富，清香扑鼻。其菌盖小巧细腻，黄褐色或淡黄色，干部形似金针菜，故名金针菇。

营养解读

金针菇含有蛋白质、脂肪、胡萝卜素、维生素A、B族维生素、多种氨基酸、核酸、8种人体必需氨基酸，其中精氨酸和赖氨酸特别丰富。

降糖功效

金针菇含有丰富的锌元素，锌可增加糖尿病患者对胰岛素的敏感性，降低糖尿病并发症的发病率。

○温馨提示○

鲜金针菜含秋水仙碱，进入人体后被氧化为二秋水仙碱而有剧毒，可造成胃肠道中毒症状，如咽干、胃烧灼感、恶心呕吐、头晕、腹痛腹泻、严重血便、血尿后尿闭，甚至休克。而秋水仙碱高温下也难以彻底解除，须经加工干制后方可食。

香菇

蘑菇被誉为"抗癌食品"，而香菇是蘑菇中的上等佳品，被称为"蘑菇皇后"，历来被视为延年益寿的优良补品，越来越受到人们的青睐。相传庆元有一姑娘，因不堪地主迫害，一人逃到深山，整日以香菇充饥，最后活到一百多岁，故香菇还被称为"长寿菜"。

营养解读

香菇具有高蛋白、低脂肪、多糖、多种氨基酸和多种维生素的营养特点。其含有丰富的蛋白质、矿物质、维生素A、维生素D、组氨酸、丙氨酸、苯丙

氨酸、亮氨酸等以及天冬素、乙酰胺、胆碱、腺嘌呤等成分。由于香菇中含有一般食品中罕见的伞菌氨酸、口蘑酸等，故味道特别鲜美。

降糖功效

香菇含有香菇多糖，实验研究表明香菇多糖有显著的降血糖、改善糖耐量、增加体内肝糖原的作用，其作用是通过调节糖代谢、促进肝糖原合成、减少肝糖原分解引起的而非通过胰岛素的作用。

○温馨提示○

发好的香菇要放在冰箱里冷藏才不会损失营养；泡发香菇的水不要丢弃，很多营养物质都溶在水中。把香菇泡在水里，用筷子轻轻敲打，泥沙就会掉入水中；如果香菇比较干净，则只要用水冲净即可，这样可以保存香菇的鲜味。

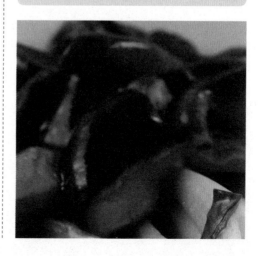

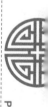

草菇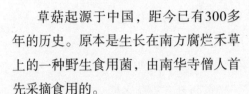

草菇起源于中国，距今已有300多年的历史。原本是生长在南方腐烂禾草上的一种野生食用菌，由南华寺僧人首先采摘食用的。

营养解读

草菇营养丰富，味道鲜美。草菇蛋白质含18种氨基酸，其中必需氨基酸占40.47%～44.47%。此外，还含有维生素C、脂肪、灰分、磷、钾、钙等多种营养元素。

降糖功效

草菇能够减慢人体对碳水化合物的吸收，是糖尿病患者的理想食品。草菇富含微量元素硒，常吃可防治动脉血管粥样硬化、降低由糖尿病引起的心血管并发症的发病率。

○温馨提示○

草菇适于做汤或炒素，无论鲜品还是干品都不宜浸泡时间过长，不然营养素会损失。另外，草菇性寒，畏寒肢冷、脾胃虚寒及大便溏稀者应少吃草菇。

黑木耳

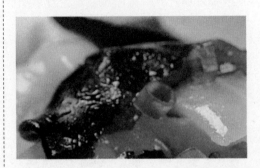

黑木耳有"素中之荤"的美誉，营养极为丰富，可食用，可药用，还可当做补品，古代为帝王独享之佳品，是山珍中的常见名品。过去木耳比较珍贵，但由于人工繁殖技术的改进，木耳已经不再稀少，木耳有其独特的味道和食疗保健功效，因此还被外国人称为"中餐中的黑色瑰宝"。

营养解读

黑木耳中有蛋白质、脂肪、糖、灰分。灰分中包括磷、铁、钙、胡萝卜素、维生素B_1、维生素B_2、烟酸、磷脂、植物固醇等。糖中包括甘露聚糖、甘露糖、葡萄糖、木糖、葡萄糖醛酸、戊糖和甲基戊糖。铁的含量比肉类高10倍，钙是肉类的20倍，维生素B2是蔬菜的10倍以上。

降糖功效

黑木耳中所含有的多糖成分具有显著的降低血糖、调节血糖的功效。令人

糖
尿
病
饮
食
调
养
一
本
全

关注的是，黑木耳的含钾量非常高，是优质的高钾食物，对糖尿病合并高血压的患者有较好的辅助治疗作用。

○温馨提示○

黑木耳并非越黑越好，在选购的时候可通过辨别颜色来区别真假。真正的黑木耳正面是黑褐色，背面是灰白色的，地耳的背面则是黄褐色的，用硫酸镁浸泡过的木耳则两面都呈黑褐色。同时，黑木耳味道很自然，有股清香味，而掺假的木耳有墨汁的臭味。此外，真木耳嚼起来清香可口，而经过硫酸镁浸泡过的木耳又苦又涩，难以下咽。

山药

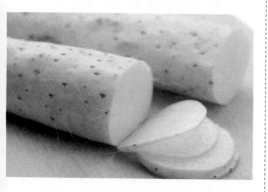

一年四季都可食用山药，春吃山药健脾，夏吃山药化积，秋吃山药补肺，冬吃山药则益气，所以山药素有"神仙之食"的美誉。山药不可貌相，土褐色的外皮，外形呈较细的圆柱状，模样不惊人，咀嚼时肉白而坚，口感微酸发黏，但其功效非凡，许多古典医籍都对山药作了很高的评价，在民间，山药更是人所共知的滋补佳品。

营养解读

山药含有蛋白质、糖类、维生素、脂肪、胆碱、淀粉酶等成分，还含有碘、钙、铁、磷等人体不可缺少的无机盐和微量元素。还含有多种纤维素、胆碱、皂苷、黏液蛋白等。

降糖功效

山药含有黏液蛋白，有降低血糖的功效，可用于治疗糖尿病，是糖尿病患者的食疗佳品。山药还含有可溶性膳食纤维，能推迟胃内食物的排空时间，控制饭后血糖升高的速度。

○温馨提示○

山药切片后需立即浸泡在盐水中，以防止氧化发黑。新鲜山药切开时会有黏液，极易滑刀伤手，先用水加少许醋洗便可减少黏液。山药质地细腻，味道香甜，但山药皮容易导致皮肤过敏，所以最好用削皮的方式，并且削完山药要立即反复洗手，否则碰到皮肤会感觉瘙痒。

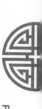

降糖水果类

猕猴桃

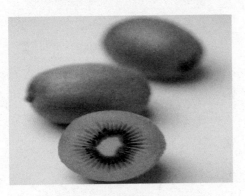

猕猴桃原产于我国，因为猕猴喜欢吃，是猕猴的"仙果"美食，所以被称为"猕猴桃"。猕猴桃果肉绿似翡翠，清香诱人，吃起来酸中泛甜，清香宜人，吃过后回味绵长，特别爽口。猕猴桃具有独特的风味和营养价值，现已成为世界上的热门水果，还被誉为"维生素C之王"。

营养解读

猕猴桃果实含有糖类，蛋白质中氨基酸丰富，蛋白酶12种，维生素B$_1$、维生素C、胡萝卜素以及钙、磷、铁、钾、镁等多种成分。每100克果肉含钙27毫克，磷26毫克，铁1.2毫克，还含有胡萝卜素和多种维生素。

降糖功效

猕猴桃富含维生素C，维生素C能预防糖尿病性血管病变，还能预防糖尿病患者发生感染性疾病；猕猴桃中的肌醇是天然糖醇类物质，对调节糖代谢很有好处。

温馨提示

猕猴桃的鲜果偏硬，味道略酸，只要和香蕉一起放在密封的塑料袋里几天，就会全熟变软。由于猕猴桃性寒，故脾胃虚寒者应慎食，经常性腹泻和尿频者不宜食用。每日吃一两个既能满足人体需要，其营养成分又能被人体充分吸收；食用时间以饭前饭后两个小时较为合适，不宜空腹吃。

西瓜

常言道："热天半块瓜，药剂不用抓。"在炎热的夏天，吃一块西瓜就会顿觉清爽无比，暑气渴意即刻消退。西瓜瓤红、汁多、味甜，被誉为"瓜果之王"，是夏季消暑解渴的佳品。西瓜从埃及经过丝绸之路传入我

糖尿病饮食调养一本全

86

国西部，故名西瓜，又因其性寒，又有"寒瓜"之称。

营养解读

西瓜的含水量一般在95%以上，其余为蛋白质、碳水化合物、粗纤维、维生素B_1、维生素B_2、维生素C及各种碱等。西瓜所含的糖和盐能利尿并消除肾脏炎症，蛋白酶能把不溶性蛋白质转化为可溶的蛋白质，增加肾炎患者的营养。

降糖功效

西瓜不含脂肪和胆固醇，人体所需的营养成分几乎都含有。西瓜皮白色的部分具有利尿的作用，是治疗糖尿病的佳品。

○ 温馨提示 ○

西瓜在被采摘后依然可以产生营养成分，但急剧冷却将会延缓营养产生的进程，进而降低营养成分。通常情况下，西瓜保存期在13℃下可存放14～21天；但在冰镇情况如只有5℃的话，西瓜1周后就会开始腐烂。

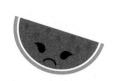

苹果

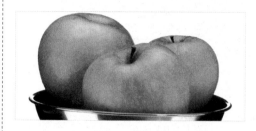

苹果酸甜可口，是老幼皆宜并且喜欢的水果之一。欧美人常说："一天吃一个苹果，医生远离你"。此话并非夸张，加拿大人研究表明，苹果汁具有强大的杀灭传染性病毒的作用，吃较多苹果的人远比不吃或少吃的人得感冒的机会要低。所以，有的科学家和医师把苹果称为"全方位的健康水果"。

营养解读

苹果富含糖类、蛋白质、粗纤维、钾、钙、磷、铁、胡萝卜素、B族维生素、烟酸，还含有锌及山梨醇、香橙素、维生素C等营养物质。苹果中所含的多糖、钾离子、果胶、酒石酸等，可以中和酸性体液中的酸根，降低体液中的酸性，从而缓解疲劳。

降糖功效

苹果中所含的果胶能防止胆固醇增高，减少血糖的含量。此外，苹果中的可溶性纤维能调节机体血糖水平，预防血糖骤升骤降，可以适当控制血糖。

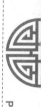

胡萝卜素、黄酮物质，胆碱、乙酰胆碱及有机酸等，可降血脂，防治糖尿病性脑血管并发症。

山楂

山楂酸中带甜，色泽鲜红，古往今来，备受医家青睐。李时珍在《本草纲目》中说："凡脾弱食物不克化，胸腹酸刺胀闷者，于每食后嚼二三枚，绝佳。"因而老年人常吃山楂制品能增强食欲，改善睡眠，保持骨和血中钙的恒定，预防动脉粥样硬化，使人延年益寿，故山楂被人们视为"长寿食品"。

营养解读

山楂含有多种维生素、酒石酸、柠檬酸、山楂酸、苹果酸等，还含有黄铜类、内酯、糖类、蛋白质、脂肪和钙、磷、铁等矿物质。此外，山楂中还含有多种生物活性物质，如三萜类和黄酮类物质。

降糖功效

山楂中含有丰富的钙、维生素C、

柚子

柚子清香、酸甜、凉润，营养还十分丰富，在众多的秋令水果中，柚子不仅个头大，其药用价值也很高。"树树笼烟疑带水，山山照日似悬金"，柚子收获的季节也是一片美丽的风景。

营养解读

柚子含有丰富的维生素C及大量其他营养素。柚子的肉与皮，均富含枳实、新橙皮和胡萝卜素、B族维生素、维生素C，矿物质、糖类及挥发油等。柚皮与其他黄酮类相似，有抗炎作用，柚皮复合物较纯品抗炎作用更强。柚肉中含有非常丰富的维生素C以及类胰岛素等成分。

降糖功效

柚子的果肉中含有胰岛素样成分，有降血糖的功效。另外，柚子还含有丰富的钙，柚子中的钙对防治糖尿病非常有好处，实验研究证实，柚子中的钙不但能改善糖尿病患者的骨质疏松症，还能对抗糖尿病肾病的发展。

。温馨提示。

吃柚子一定要注意以下几点：柚子有滑肠的功效，所以，腹部寒冷、常患腹泻的宝宝最好少吃；服降血脂药的不要吃柚子，药物与柚子会产生相互作用；服药期间不宜吃柚子，如硝苯地平、维拉帕米、地尔硫䓬等钙拮抗剂，西沙必利等胃肠药以及咖啡因等中枢兴奋剂等。

石榴

秋季是石榴成熟的时候，果实种子色彩缤纷，红如玛瑙，白若水晶。石榴入口多汁，酸甜爽口，有"御饥疗渴，解酲止醉"之功。所以古人对石榴情有独钟，韩愈曾写下"五月榴花照眼明，枝间时见子初成"，王安石也写下"浓绿万枝红一点，动人春色不须多"。

营养解读

石榴的营养非常丰富，含有维生素

C及B族维生素，有机酸、糖类、蛋白质、脂肪，以及钙、磷、钾等矿物质。

降糖功效

石榴含有一种叫铬的元素，而大多数糖尿病患者体内缺少这种元素。铬在糖的代谢中起着重要作用，铬能提升糖尿病患者体内的葡萄糖容量，为糖尿病患者增加胰岛素，从而稳定血糖。

。温馨提示。

石榴一次不宜食用过多，会损伤牙齿，还可引起生痰、上火等症。另外，石榴不宜与海鲜搭配烹调，食用后易引起消化不良。石榴不宜与胡萝卜搭配烹调，因为胡萝卜中所含的某些生物活性物质会破坏石榴中的维生素C，降低石榴的营养价值。

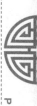

草莓

春季万物复苏，不仅有百花争芳的美景，还有鲜红欲滴的草莓，草莓那种水晶般的质感，酸酸甜甜的味道，沁人心脾的清香。草莓含有很高的营养价值，吃草莓可以改善失眠、忧郁、容易打瞌睡等症状的功能，帮人振奋精神、驱赶疲劳，春天养生宜食用草莓，因此营养学家还称草莓为"春天第一果"。

营养解读

草莓果肉中含有大量的糖类、蛋白质、有机酸、果胶等营养物质。此外，草莓还含有丰富的维生素B_1、维生素B_2、维生素C、烟酸（维生素PP）以及钙、磷、铁、钾、锌、铬等人体必需的矿物质和部分微量元素。草莓是人体必需的纤维素、铁、钾、维生素C和黄酮类等成分的重要来源。

降糖功效

草莓的热量较低，可防止餐后血糖值迅速上升，不会增加胰腺的负担。此外，草莓富含维生素和矿物质，具有辅助降血糖的功效。

○温馨提示○

草莓表面粗糙，不易洗净，宜用淡盐水浸泡10多分钟，既较易清洗又能杀菌。痰湿内盛、肠滑便泻者及尿路结石患者不宜多食。

樱桃

樱桃成熟期早，有早春第一果的美誉，号称"百果第一枝"。樱桃色泽红艳光洁，玲珑如玛瑙宝石一样，味道甘甜而微酸，既可鲜食，又可腌制或作为其他菜肴食品的点缀，备受青睐。除此之外，樱桃营养丰富，医疗保健价值颇高，

营养解读

樱桃富含蛋白质、碳水化合物、钙、磷、铁、维生素A、B族维生素、维生素C等营养成分。

降糖功效

樱桃富含花青素，花青素能够促进胰岛素的生成，增加人体内部胰岛素的含量，从而有效地降低血糖。

○温馨提示○

樱桃食用前宜用淡盐水浸泡10分钟，这样可以帮助清除果皮表面残留的农药。樱桃性温热，热性病及虚热咳嗽者忌食。

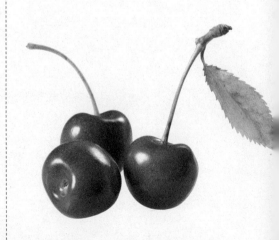

降糖五谷类

玉米

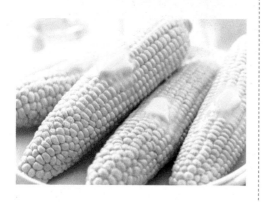

玉米原产于南美洲，16世纪中期传入中国。现在无论是贵为高官权贵，还是平民百姓，喜欢吃些玉米类食品的大有人在。据媒体报道，白宫营养师给美国总统奥巴马每周的食谱中都要安排两顿玉米粥。

营养解读

玉米富含碳水化合物、蛋白质、脂肪、胡萝卜素、维生素B$_2$、烟酸、维生素E，还含钙、铁、锌、镁、硒、磷等营养物质。玉米中的维生素含量非常高，为稻米、小麦的5~10倍。

降糖功效

玉米富含膳食纤维，食用后可延缓消化速度，减少食物的摄取量。玉米中所含有的镁、谷胱甘肽等，具有调节胰岛素分泌的功效。此外，玉米须能够降低血糖。

。温馨提示。

玉米蛋白质中缺乏色氨酸，单一食用玉米易发生癞皮病，因此以玉米为主食的人还应多吃豆类食品。玉米须具有降血压、降糖降脂等多种作用，可以用玉米须煮水喝。

燕麦

燕麦又名莜麦、野麦、玉麦等，是我国古老农作物之一。在美国《时代》杂志评出的十大健康食品中，燕麦名列第五。燕麦的医疗价值和保健作用，已被古今中外医学界所公认。

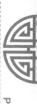

P A R T 3 有效降糖食物

91

营养解读

燕麦含有淀粉、蛋白质、脂肪、氨基酸、脂肪酸，还有维生素B$_1$、维生素B$_2$和维生素E、钙、磷、铁、核黄素等，具有低糖、高热、高营养的品质。燕麦中丰富的维生素E可扩张末梢血管，并改善血液循环，调整身体状况，所以能减轻使更年期障碍症状。

降糖功效

由于燕麦中含有大量的水溶性纤维素，水溶性膳食纤维具有平缓饭后血糖上升的效果，有助于糖尿病患者控制血糖。

○ 温馨提示 ○

燕麦营养丰富但不容易消化，因此食用燕麦食品要掌握"少吃常吃"的原则，每天食用量以40克为宜，小孩或者老人还应减少，否则有可能造成胃痉挛或者腹部胀气。老人、小孩最好选择燕麦粥。用燕麦粉与马铃薯粉做成马铃薯燕麦饼，然后油炸、焙烤或煮食都是不错的选择，风味和口感都很好。

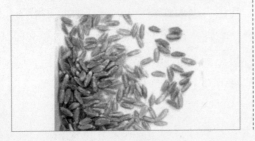

黑米

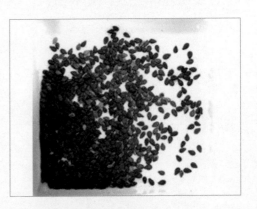

黑米为米中珍品，相传是西汉张骞发现这种奇米，张骞进入西汉宫廷后，曾以黑米向汉武帝进贡。武帝虽有吃不尽的山珍海味，但对黑米却是爱如奇宝，每天早晚必食，并赐予宠臣享用，被誉为珍贵的"黑珍珠"，最后武帝在朝臣的建议下将黑米列为贡米。黑米具有特殊的营养价值，还被誉为"世界米中之王"。

营养解读

黑米含有丰富的蛋白质、碳水化合物、脂肪、B族维生素、钙、磷、铁、锌等物质，而且营养价值远高于普通稻米。与精白米相比，黑米中的B族维生素含量是精白米4倍左右；钾、镁、铁、锌、锰等微量元素含量都比精白米要高，加上黑米是粗粮，所含热量要比白米饭低许多。

⚛ 降糖功效

黑米富含膳食纤维，可降低葡萄糖的吸收速度，防止餐后血糖急剧上升，维持血糖平衡，有利于糖尿病患者血糖的改善。

○ 温馨提示 ○

黑米所含营养成分多聚集在黑色皮层，故不宜精加工，以食用糙米或标准三等米为宜。煮粥时，夏季将黑米用水浸泡一昼夜，冬季浸泡两昼夜，淘洗次数要少，泡米的水要与米同煮，以保存营养成分。

目前，市场上常见的黑米掺假有两种情况，一种是存放时间较长的次质或劣质黑米，经染色后以次充好出售；另一种是采用普通大米经染色后充黑米出售。天然黑米经水洗后也会掉色，但程度远不及染色大米，在购买的时候要注意。

⬡ 荞麦

荞麦起源于我国，早在公元前5世纪的《神龙书》中就有记载。唐朝时，荞麦经朝鲜传入日本，因为荞麦有较高的营养价值，尤其是对高血压、冠心病、糖尿病、癌症等有特殊的保健作用，现在荞麦在日本备受青睐，被视为理想的保健食品。

⚛ 营养解读

荞麦含有蛋白质、纤维素、维生素、镁、钾、钙、铁、锌、铜、硒等。荞麦中的某些黄酮成分还具有抗菌、消炎、止咳、平喘、祛痰的作用，另外，维生素P、叶绿素是其他谷类作物所不含有的。荞麦可以说是粗粮作物中的"全能冠军"，是食疗保健品中的极品。

⚛ 降糖功效

荞麦含有的黄酮以及镁、铬等元素，能降低血糖。荞麦富含膳食纤维，可改善葡萄糖耐量，延缓餐后血糖上升的幅度，对糖尿病患者十分有利。

○ 温馨提示 ○

荞麦粉煮沸的时间宜短，要做得松软易食用。汤汁里因为溶有芦丁和蛋白质，所以汤水也宜食用。荞麦一次不可食用太多，否则易造成消化不良。脾胃虚寒、消化功能不佳及经常腹泻的人不宜食用荞麦。

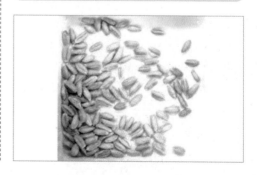

小米

小米是五谷之一，俗话说"五谷杂粮，谷子为首"，小米在古代中国民生饮食中占有重要的地位。小米在中国已有7千多年的种植历史了，品种繁多，有白、红、黄、黑、橙、紫各种颜色的小米，也有黏性小米。

营养解读

小米富含蛋白质、脂肪、糖类、维生素B₂、烟酸和钙、磷、铁等营养成分。每100克小米含蛋白质9.7克，比大米高。脂肪1.7克，碳水化合物76.1克，小米中维生素B₁的含量位居所有粮食之首。

降糖功效

小米含有丰富的铁、钙、锌、硒、磷、镁等元素，可调节血糖水平。中医学认为，小米粥有清热解渴、健胃除湿的功效，适合糖尿病患者经常食用。

◦温馨提示◦

小米宜与大豆或肉类食物混合食用，这是由于小米的氨基酸中缺乏赖氨酸，而大豆的氨基酸中富含赖氨酸，能补充小米的不足。以小米煮粥不宜太稀薄。淘米时不要用手搓，忌长时间浸泡或用热水淘米。

薏苡仁

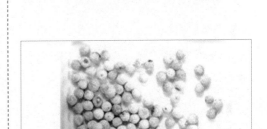

薏苡仁又称薏米、薏仁米、草珠子，薏苡仁的营养价值很高，在禾本科植物中独占鳌头，在国内薏苡仁有"天下第一米"的美誉，在国外则享有"生命健康之禾"的美称。桂林地区还有这样的歌谣"薏米胜过灵芝草，药用营养价值高，常吃可以延年寿，返老还童立功劳"，因此人常吃薏苡仁，能使身体轻捷、延年益寿。

营养解读

薏苡仁所含蛋白质远比米、面高。人体必需的8种氨基酸齐全，且比例接近人体需要。脂肪中含有丰富的亚油酸；所含B族维生素和钙、磷、铁、锌等无机盐也十分可观。而且它还具有容易被消化吸收的特点，对减轻胃肠负担，增强体质有益。此外，薏苡仁还含有药用价值很高的薏醇，β–谷甾醇和γ–谷甾醇。

降糖功效

薏苡仁水提取物能显著降低高血糖，有增强免疫、降糖、抗菌等药理作用，可用于糖尿病胃肠功能紊乱，糖尿病肺部感染、皮肤感染、代谢综合征等。

。温馨提示。

> 薏苡仁煮粥不好煮，煮薏苡仁粥时，应该把薏米多泡几个小时，最好是泡隔夜。煮粥时，先用武火烧沸在用文火慢熬，这样熬出的粥又香又糯，特别好喝。须要提醒的是，薏苡仁寒凉，月经期，怀孕，感冒初也不宜食用。

黑豆

黑豆，又名料豆、零乌豆，民间多称黑小豆，素来有豆中之王的美称。黑豆防老抗衰，药食俱佳。黑豆就是一种有效的补肾品。根据中医学理论，豆乃肾之谷，黑色属水，水走肾，所以肾虚的人食用黑豆是有益处的。

营养解读

黑豆中含有丰富的蛋白质、膳食纤维、碳水化合物等，还含有18种氨基酸，特别是人体必需的8种氨基酸；黑豆还含有19种油酸，其不饱和脂肪酸含量达80%，吸收率高达95%以上，除能

满足人体对脂肪的需要外，还有降低血中胆固醇的作用。另外，黑豆中微量元素如锌、铜、镁、钼、硒、氟等的含量都很高。

降糖功效

黑豆含有丰富的铬，铬能帮助糖尿病患者提高对胰岛素的敏感性，有助于糖尿病的治疗。

。温馨提示。

> 黑豆一定要熟吃，因为在生黑豆中有一种叫抗胰蛋白酶的成分，可影响蛋白质的消化吸收，引起腹泻。在煮、炒、蒸熟后，抗胰蛋白酶被破坏，消除了黑豆的不良反应。

绿豆

绿豆因其颜色青绿而得名，在我国已有2 000千余年的栽培史。由于它营养丰富，用途较多，素有"食中佳品，济世长谷"之称。绿豆汤更是夏季饮品中的上品，盛夏酷暑，人们喝些绿豆汤，甘凉可口，防暑消热。

营养解读

绿豆含有碳水化合物、球蛋白、糖类、粗纤维、钙、磷、铁、胡萝卜素、

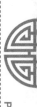

维生素B$_1$、维生素B$_2$、香豆素、烟酸、生物碱、皂苷等。绿豆虽然不如传闻中那么神奇，但对疾病康复、清热解暑、止渴利尿还是很有疗效的。

🌀 降糖功效

绿豆富含维生素和矿物质，其中B族维生素及钾、镁、铁等的含量要远远高于其他谷类，有止渴降糖、消水肿、利小便的作用，糖尿病合并肾病的患者可食用绿豆。

○ 温馨提示 ○

> 绿豆不宜煮的过烂，否则会破坏其中的有机酸和维生素，使清热解毒的功效降低。但未煮烂的绿豆有腥味，容易让人产生呕吐、恶心，因此，在烹调时，应注意火候。

红豆

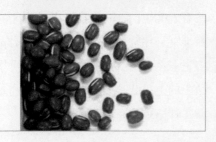

李时珍还称红豆为"心之谷"，红豆又叫红小豆、赤小豆，是人们饮食生活中不可缺少的杂粮。古往今来，红豆与其他谷类混合，制成豆饭、豆粥、豆沙包等主食，已成为经久不变的饮食习惯。

🌀 营养解读

红豆含有蛋白质、碳水化合物、脂肪、粗纤维、钙、磷、镁、铁、维生素B$_1$、维生素B$_2$、烟酸、叶酸、皂苷等。

🌀 降糖功效

红豆含膳食纤维高，含热能偏低，且富含维生素E以及钾、镁、锌、硒等活性成分，具有降血糖、降血脂的功效，是糖尿病患者理想的降血糖和降血脂的食物。经常适量食用红豆及其制品，不仅能降低血糖，还兼有对糖尿病合并肥胖症、高脂血症的防治作用。

○ 温馨提示 ○

> 红豆与冬瓜同煮后的汤汁是全身水肿的食疗佳品；红豆和鲤鱼煮汤对水肿、脚气、小便困难等起食疗作用，还能治疗肝硬化、肝腹腔积液、补体虚；红豆与扁豆、薏苡仁同煮，可治疗腹泻。另外，红豆还可与中药同用，如红豆配以蒲公英、甘草煎汤，可治疗肠痛；红豆配连翘和当归煎汤，可治疗肝脓肿。

降糖水产类

鲫鱼

鲫鱼，又称鲋鱼、鲫瓜子，历来被认为是美味佳肴，《吕氏春秋》中说"鱼之美者，有洞庭之鲋"。鲫鱼是鱼类中的小不点，但生命力强，在中国的江、河、湖中广泛分布。鲫鱼不仅肉质细嫩，味道鲜美，易消化，不滋腻，而且有抗癌作用。常吃鲫鱼不仅能健身、减肥，还有助于降血压、降血脂，使人延年益寿。

营养解读

鲫鱼是全价高蛋白低脂肪动物性食品。此外，鲫鱼中的钙、铁等矿物质，维生素A、烟酸等维生素的含量也非常丰富。

降糖功效

鲫鱼所含的蛋白质质优齐全，且容易消化吸收，是糖尿病患者良好的蛋白质来源。此外，鲫鱼有健脾利湿、和中开胃、活血通络、温中下气的功效，对糖尿病有很好的滋补食疗作用。

○温馨提示○

鲫鱼肉味鲜美，做法多种多样，既可清蒸、炖煮，也可红烧、煎炸、煮汤。但鲫鱼清蒸或煮汤营养效果最佳；若经煎炸则食疗功效会打些折扣。鲫鱼子中胆固醇含量较高，故中老年人和高血脂、高胆固醇者应尽量少食。

鲢鱼

鲢鱼又称白鲢、跳鲢、鲢子，是我国四大淡水家鱼之一。鲢鱼虽然普通廉价，但因其美味却常常是大雅之堂上的头牌菜，郑板桥曾经品尝鲢鱼后写下"夜半酣酒江月下，美人纤手炙鱼头"的诗句。

营养解读

鲢鱼含有丰富的蛋白质、碳水化合物、维生素以及钙、磷、铁、锌、镁、铜、硒等矿物质和微量元素。鲢鱼能提供丰富的胶质蛋白，不仅能健身美容，还对皮肤粗糙、脱屑、头发干脆易脱落等症均有疗效，是女性滋养肌肤、护发养颜不容忽视的理想食品。

降糖功效

常食鲢鱼可促进胰岛素的形成和分泌，维持血糖平衡。

◦ 温馨提示 ◦

俗话说"宁可丢了老黄牛，切莫丢了鲢鱼头"，我国饮食文化，对于鲢鱼头颇有讲究，鲢鱼也是经常出现在高档宴会餐桌上的名菜。在民间鲢鱼作为药膳，多用于老年体弱、脾胃虚寒以及催乳。实际上，正常体质人常吃也是很有益处的。用鲢鱼头炖豆腐，色泽素雅，汤纯味厚，鱼头肥嫩鲜美，清香四溢，非常适合老年人、儿童及身体虚弱者。

青鱼

青鱼又称黑鲩、青鲲，其肉细嫩鲜美，蛋白质含量超过一般肉类，是淡水鱼中的上品。相传普鲁士王国的"铁血宰相"俾斯麦，曾经因为用脑过度而致使身体衰退，臃肿疲惫。在医师的建议下他多吃青鱼，令人吃惊的是，没过多久，俾斯麦恢复了健康，皮肤也变得红润有光泽。

营养解读

青鱼含有蛋白质、脂肪、碳水化合物、维生素，还含有钙、磷、镁、锌、铁、硒、碘以及维生素B_2、烟酸等营养成分，是一种营养丰富而又容易消化吸收的高蛋白食物。

降糖功效

青鱼富含磷脂和$\omega 3-$脂肪酸，这两种特殊的脂肪酸可以减少三酰甘油的产生，能有效预防糖尿病性高脂血症。青鱼含有丰富的钾、硒等微量元素，这些元素可促进胰岛素分泌，调节血糖水平。

◦ 温馨提示 ◦

烹调青鱼之前一定要将鱼腹中的黑膜清除干净，因为这层黑膜是青鱼腹中各种有害物质的汇集处，吃青鱼时如果不去除其腹内壁上的黑膜，很容易引发反胃、恶心、呕吐、腹泻等症状。

三文鱼

三文鱼也叫大马哈鱼，学名鲑鱼，是世界名贵鱼类之一。鳞小刺少，肉色橙红，肉质细嫩鲜美，口感爽滑，既可直接生食，又能烹制菜肴，是深受人们喜爱的鱼类。同时由它制成的鱼肝油更是营养佳品。

营养解读

三文鱼含有蛋白质、脂肪、维生素A、维生素E、胆固醇、胡萝卜素、维生素B$_1$、维生素B$_2$、烟酸、钙、镁、铁、锰、锌、铜、钾、硒等。

降糖功效

三文鱼能有效防止糖尿病的发展，能有效降低血糖、血脂和胆固醇，对糖尿病并发的心血管疾病有很好的食疗功效。

○温馨提示○

三文鱼适宜烧、炖、蒸、酱、熏或腌，烹调时不宜烧得肉质过烂，八成熟即可，这样既可保持鱼肉的鲜嫩，还可祛除鱼腥味。选购三文鱼要注意，鳞要完好无损，透亮有光泽；鱼皮黑白分明，无淤伤；鱼头短小，颜色乌黑而有光泽；鱼眼清澈，瞳孔晶莹透亮；鱼鳃色泽鲜红，鳃部有红色黏液；鱼腹内光滑，无内脏、血渍和发黑部位；用手压鱼肉时，肉质结实而富有弹性，鱼肉呈鲜艳的红色。

带鱼

带鱼因其身体侧扁，呈带状，尾细长如带子而得名。带鱼肉肥刺少，味道鲜美，营养丰富。带鱼不仅是我们熟悉喜欢的动物食物，还有一定的药用价值，我国古今医学书籍记载，带鱼有养肝、祛风、止血等功效，对治疗出血、疮、痈肿等疾有良效，带鱼鳞还是制造解热息痛片和抗肿瘤药物的原料。

营养解读

带鱼含有蛋白质、脂肪、碳水化合物、维生素A、维生素B$_1$、维生素B$_2$、维生素E、烟酸以及钙、铁、磷、镁、锌、铜、硒等。带鱼含有多种不饱和脂肪酸，具有降低胆固醇的作用。

降糖功效

带鱼含有丰富的镁元素，不但利于降糖，而且对心血管系统有很好的保护作用，糖尿病患者食用带鱼可有效预防糖尿病性脑血管疾病、高脂血症、心血管疾病的发生。

○温馨提示○

带鱼腥味较重，最适合红烧。选购时以体宽厚，眼亮，体洁白有亮点呈银粉色薄膜为优;如果体颜色发黄，无光泽，有黏液，或肉色发红，鳃黑，破肚者为劣质带鱼，不宜食用。去带鱼鳞时可以先用热水浸泡一下，然后放入冷水中，用搓澡巾一抹就干净了。

鳝鱼

黄鳝肉质细嫩，味道鲜美，入馔历史悠久，是餐桌上良美佳肴，为人们所钟爱。黄鳝经过春季的觅食摄生，到了夏季圆肥丰满，柔嫩鲜美，营养丰富，不仅食之味好，而且对各种身体状况的人来说都具有滋补功能。因此，民间向来就有"夏令黄鳝赛人参"之说。

营养解读

黄鳝含有蛋白质、脂肪、碳水化合物、维生素A、维生素B_1、维生素B_2、维生素C、维生素P及钙、磷、铁、锌、镁、硒等微量元素。

降糖功效

鳝鱼含有一种其特有的物质"鳝鱼素"，能降低血糖和调节血糖，对糖尿病有较好的治疗作用，加之所含脂肪极少，因而是糖尿病患者的理想食品。

◦温馨提示◦

黄鳝具有较高的营养价值，高蛋白、低脂肪、含较多的矿物质，可以补血、补脑，且鱼刺较少，用来煮粥给孩子食用最好不过了。黄鳝可以补气血，对身体很有好处的，只是别吃得太多，免得上火，肠胃欠佳的人更应慎食。另外，由于鳝鱼死后会产生毒素，因此，死鳝鱼切不可食用。

鳕鱼

鳕鱼原产于从北欧到加拿大及美国东部的北大西洋寒冷水域，是一种名贵的食用鱼。鳕鱼刺少肉嫩味美，高蛋白低胆固醇，营养价值较高，适合孩子和中老年人食用。

营养解读

鳕鱼为高营养、低胆固醇的食物，易吸收。鳕鱼含丰富蛋白质、维生素A、维生素D、钙、镁、硒等微量元素，营养丰富、肉味甘美。鱼肉中含有丰富的镁元素，对心血管系统有很好的保护作用，有利于预防高血压、心肌梗死等心血管疾病。

降糖功效

鳕鱼富含的二十碳五烯酸（EPA）和二十二碳六烯酸（DHA），能够降低糖尿病患者血液中总胆固醇、三酰甘油和低密度脂蛋白的含量，从而大大降低糖尿病性脑血管疾病的发病率。

◦温馨提示◦

选购鳕鱼时，要选色泽鲜亮洁白、无黏液、无异味、肉质有弹性的。另外，超市里的"鳕鱼"都很"价廉物美"，才十几块钱，有的甚至几块钱一斤，这些不是鳕鱼，而是油鱼，蛋白质含量高，但油脂含量也高，吃这种鱼不利于人体健康。

牡蛎

牡蛎又称生蚝、牡蛤、蚝壳、海蛎子，肥美爽滑，味道鲜美，营养丰富，其壳丑陋，却有"败絮其外，金玉其中"之说。牡蛎是名贵海珍，它不仅味道鲜美，滋补保健作用也为古今中外所称道。西方人称之"海底牛奶"，日本人则称其为"根之源"，中国更有"天上地下牡蛎独尊"的赞美诗句。男人吃了牡蛎，补肾壮阳，强身健体；女人吃了牡蛎，润肤养血，滋阴养颜。

营养解读

牡蛎含有蛋白质、脂肪、糖苷、维生素A、维生素B_1、维生素B_2、维生素D、维生素E及钙、硒、磷、铁、锌等营养成分。牡蛎含有的复合磷脂、磷酸肌醇、牛磺酸、二十碳五烯酸等能有效降低胆固醇、防止动脉硬化、抗血栓、心脑血管疾病以及抗衰老作用。

降糖功效

牡蛎含有丰富的矿物质，如锌、铬、镁、铁、钾等，是糖尿病患者补充矿物质的理想食物。同时，牡蛎中所含有的这些矿物质还能促进胰岛素分泌，调节血糖水平。

◦温馨提示◦

牡蛎肉中的泥沙较多，烹调前宜逐个放在水龙头下直接冲洗。制作料理的时候，煮牡蛎的水不要倒掉，可撇去沉淀的泥沙，做汤或炒菜时加入，可使菜肴味道鲜美。牡蛎以体大而肥满、颜色淡黄、光泽新鲜、大小均匀者为上品。这种上品是有季节性的，即冬、春两季。从冬至到次年清明是牡蛎肉最为肥美、最好吃的时候。

扇贝

扇贝有两个壳，大小几乎相等，贝壳很像扇面，所以就很自然地获得了扇贝这个名称。扇贝肉质鲜美，营养丰富，它的闭壳肌干制后即是"干贝"，被列入八珍之一。

营养解读

扇贝的营养价值在贝类中是较突出的，含有丰富的蛋白质及少量的脂肪和糖类；鲜扇贝富含锌、铁、钙、维生素B_{12}、维生素E，干贝则富含钠、钾、硒、磷等矿物质。

降糖功效

扇贝硒的含量相当丰富，硒能明

显促进人体细胞对糖的摄取，具有与胰岛素相类似的调节糖代谢的功能。扇贝富含维生素B_{12}，能维持神经系统的正常功能，具有良好的防治糖尿病足病的功效。

○温馨提示○

新鲜贝肉色泽正常且有光泽，无异味，手摸有爽滑感，弹性好；不新鲜贝肉色泽减退或无光泽，有酸味，手感发黏，弹性差。新鲜赤贝呈黄褐色或浅黄褐色，有光泽，弹性好；不新鲜赤贝呈灰黄色或浅绿色，无光泽，无弹性。不要食用未熟透的贝类，以免传染上肝炎等疾病。

虾

虾的鲜美味道自然赢得人们的喜欢，古人吃虾还不忘做诗留念，"市门晓日鱼虾白，邻舍秋风橘柚黄"，多么诱人的风景画面。虾有很多种，包括龙虾、对虾、琵琶虾、基围虾、草虾、青虾、白虾、小龙虾，吃以对虾、龙虾为好，入药以湖泽中的虾为好。

营养解读

虾营养极为丰富，含蛋白质是鱼、蛋、奶的几倍到几十倍；还含有丰富的钾、碘、镁、磷等矿物质及维生素A、

氨茶碱等成分，且其肉质和鱼一样松软，易消化，不失为老年人食用的营养佳品，对健康极有裨益；对身体虚弱以及病后需要调养的人也是极好的食物。

降糖功效

虾肉中含有丰富的矿物质镁，镁对心脏活动有重要的调节作用，能很好地保护心血管系统，它可以减少血液中胆固醇的含量，防止动脉硬化，预防糖尿病引起的血管病变。

○温馨提示○

虾背上的虾线应挑去不吃。尽量不要吃虾头，因为重金属类物质易蓄积在虾的头部。选购的时候注意，虾的背部呈青黑色是新鲜的表现，放置时间长了就会渐渐变成红色。一般来说，虾壳坚硬，头部完整，体部硬朗、弯曲，个头大的虾味道比较鲜美。鲜虾颜色新鲜，并且越透明越好，放置时间长的虾会褪色并且开始呈现白色。

紫菜

紫菜是海生红藻类食物，生长在浅海的岩礁上，因其鲜时为青绿色，干后变为紫色，故得名紫菜。紫菜口味独特，营养丰富，历来被人们视为珍贵海味之一。

紫菜含有蛋白质、脂肪、碳水化合物、维生素A、维生素B_1、维生素B_2、维生素C、维生素E、胡萝卜素及钙、磷、铁、碘、硒等微量元素，其蛋白质、铁、磷、钙、胡萝卜素等含量居各种蔬菜之冠，故紫菜又有"营养宝库"的美称。

降糖功效

紫菜含有丰富的紫菜多糖，能显著降低空腹血糖。紫菜还含有丰富的硒，硒能明显促进细胞对糖的摄取，具有与胰岛素相同的调节糖代谢的生理活性。此外，紫菜含有的甘露醇，可消水肿，尤其适合糖尿病肾病伴有水肿的患者食用。

◦温馨提示◦

紫菜主要看它的光泽，新鲜的紫菜颜色暗绿油亮，因为紫菜容易吸潮，保存不好或是时间长了，颜色就会发紫，表面不平滑像一张粗糙的纸，紫菜真正发紫便无法食用了。除了看颜色，再就是要拿起包装袋看看底部是没有沙子，没有沙子的才是干净的紫菜。

海带

海带别名昆布、江白菜，有"碱性食物之冠"、"海上之蔬"、"含碘冠军"的美称。海带是一种味道可口的食品，既可凉拌，又可做汤。

营养解读

海带含有丰富的碳水化合物、粗纤维和少量的蛋白质和脂肪，以及碘、钙、铁、钠、镁、钾、磷、甘露醇、烟酸（尼克酸）、维生素B_1、维生素B_2、维生素C等多种物质。

降糖功效

海带中含有大量的褐藻酸、褐藻氨酸、褐藻酸钠、褐藻多糖。褐藻多糖即海带中的黏性物质，是一种可溶性膳食纤维，具有降血糖及润肠的作用。糖尿病患者常吃海带对降低血糖、稳定病情是有利的。

◦温馨提示◦

由于现在全球水质的污染，海带中很可能含有有毒物质——砷，所以烹制前应先用水浸泡两三个小时，中间换一两次水。但不要浸泡时间过长，最多不超过6小时，以免水溶性的营养物质损失过多。

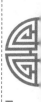

兔肉

美食家说"走兽莫如兔，飞禽莫如鸪"，兔肉质地细嫩，味道鲜美，营养丰富，在国际市场上享有盛名，被称之为"保健肉"、"百味肉"等。兔肉中含胆固醇都很低，而含的脂肪多为不饱和脂肪酸，常吃兔肉，可强身健体，但不会增肥，是肥胖患者理想的肉食。

营养解读

兔肉具有"三高三低"的特点，即蛋白质含量高、矿物质含量高、人对兔肉的消化率高，而脂肪含量低、胆固醇含量低、能量低。兔肉含有人体不能合成的8种必需氨基酸；胆固醇低但卵磷脂多，可保护心血管。常食兔肉防止有害物质沉积，可以延年益寿。

降糖功效

兔肉富含大脑和其他器官发育不可缺少的卵磷脂，有健脑益智的功效。经常食用可保护血管壁，阻止血栓形成，对高血压、冠心病、糖尿病患者有益处。

◦温馨提示◦

一年的兔肉可以煎、炒、炸、蒸，超过一年的兔肉适合红烧、红焖、清炖。烹调兔肉前必须用凉水将兔肉冲洗干净，并应将其生殖器官、排泄器官及各种腺体和整条脊骨起出。烹制时要多放油，因兔肉瘦多肥少。选用配料时，不宜选用附子、炮姜、肉桂等燥热性的，而应选用海带、海蜇、枸杞子、香菇等温凉性的。

鸡肉

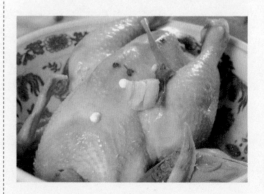

鸡肉历来被视为健康食品，大多数中国人的脑子里都潜藏着这样一句台

词："你身子不好，就多喝点鸡汤补一补吧！"，民间更有"逢九一只鸡，来年好身体"的说法。可见在中国人眼里，鸡肉就是营养的象征，鸡肉也不愧有"济世良药"的美称。

营养解读

鸡肉含有蛋白质、脂肪、钙、磷、铁、维生素B_1、维生素B_2、烟酸，还有维生素A、维生素C、维生素E、镁、钾、钠、硫、全磷酸、胆固醇等。

降糖功效

糖尿病患者蛋白质的消耗量较正常人有所增加，所以需要适当补充蛋白质。鸡肉富含优质蛋白质，且容易消化吸收，是糖尿病患者良好的蛋白质来源。此外，鸡肉营养丰富，对糖尿病有很好的滋补食疗作用，尤其适宜身体较弱的糖尿病患者食用。

◦温馨提示◦

鸡屁股是淋巴最为集中的地方，更是储存病毒、病菌和致癌物的"仓库"，应弃掉不吃。鸡肉含有谷氨酸钠——味精的主要成分，烹调鲜鸡时只需放油、盐、葱、姜、酱油等调料，味道就很鲜美，但不宜放花椒、大料等调料，不然会掩盖鸡肉的鲜味。

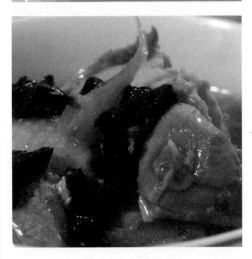

鸽肉

鸽子肉味鲜美，营养丰富，古语有"一鸽胜九鸡之说"。从古至今中医学认为鸽肉有补肝壮肾、益气补血、清热解毒、生津止渴等功效。现代医学认为：鸽肉壮体补肾、生机活力、健脑补神，提高记忆力，降低血压，调整人体血糖，养颜美容，皮肤洁白细嫩，延年益寿。

营养解读

鸽肉为高蛋白，低脂肪食品，蛋白质含量为24.47%，超过兔、牛、猪、羊、鸡、鸭、鹅和狗等肉类，而脂肪低于其他肉类。鸽肉所含蛋白质中有许多人体的必需氨基酸，这些氨基酸的消化吸收率在95%以上。此外，鸽肉所含的钙、铁、铜等元素以及维生素A、B族维生素、维生素E等。

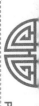

🔅 降糖功效

鸽肉是高蛋白的肉食，是糖尿病患者补充优质蛋白的主要肉食之一。鸽肉有补肝壮肾、益气补血、清热解毒、生津止渴等功效，对于消瘦型糖尿病患者及高血压、高血脂、冠心病并发症患者尤宜。

○ 温馨提示 ○

鸽肉四季均可入馔，但以春天、夏初时最为肥美。鸽肉以清蒸或煲汤为最好，这样能使营养成分保存的最为完好。糖尿病患者可将白鸽肉切成小块，与山药、玉竹一并炖熟，食肉喝汤。

鸭肉

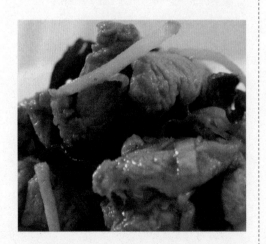

无论是普通人家还是豪宅大院，鸭都是为餐桌上的上乘肴馔，享有"京师美馔，莫妙于鸭"、"无鸭不成席"的美誉，民间更认为鸭是"补虚劳的圣药"。百姓还常说"煮汤没鸡不鲜，没鸭不香"，平日煮汤时候放点鸭肉对营养的吸收也有很大帮助。

🔅 营养解读

鸭肉含有丰富的蛋白质、脂肪、碳水化合物、纤维素，还有维生素A、B族维生素、维生素C、维生素E、胡萝卜素、烟酸、镁、钙、铁、锌、铜、锰、钾、磷、硒等。

🔅 降糖功效

鸭肉富含蛋白质、B族维生素和维生素E，钾、铁、铜、锌等矿物质的含量也相当丰富，可滋阴补虚，在糖尿病的辅助治疗中具有独特的功效。

○ 温馨提示 ○

炖制老鸭时，加几片火腿或腊肉，能增加鸭肉的鲜香味。去除鸭肉的腥味要注意，鸭子的尾端两侧有两个猪肝色的肉豆，那是臊豆，应去掉；用洗米水将鸭肉浸泡半个小时，捞出；用一两瓣大蒜加一点点醋用水煮沸，放入鸭肉，煮一下，去掉血沫。

其他降糖食物

牛 奶

牛吃的是绿油油的草，挤出的是雪白滑润的奶汁，香浓美味的牛奶不仅味道绝妙，更为重要的是营养丰富，能为人们提供多种营养物质，是最理想的天然食品，被誉为"最接近完美的食物"，西方人称牛奶是"人类的保姆"。

营养解读

牛奶含有蛋白质、脂肪、碳水化合物、钙、磷、铁、维生素A、维生素B_1、维生素B_2、烟酸、维生素C等营养元素。牛奶含有人体成长发育的一切必需氨基酸和其他氨基酸，且蛋白质的消化率可达100%。另外，牛奶中钙磷比例非常适当，利于钙的吸收。

降糖功效

牛奶富含钙，且钙磷比例适宜，常喝牛奶可以促进钙的吸收，这对于糖尿病患者来说是非常好的选择。另外，美国科研发现，糖尿病患者经常饮用牛奶，有助于疾病的治疗。

○温馨提示○

牛奶加糖不要超过10%，否则不但不易于消化吸收，还能导致营养价值下降，并且会滞留在消化道中影响肠胃功能。牛奶中含有两种催眠物质，营养专家建议牛奶最好在傍晚或临睡之前半小时饮用。

鸡 蛋

鸡蛋是人类最好的营养来源之一，鸡蛋中含有大量的维生素和矿物质及有高生物价值的蛋白质。对人而言，鸡蛋的蛋白质品质最佳，仅次于母乳。鸡蛋也因其所含的营养成分全面且丰富，而被称为"人类理想的营养库"，营养学家则称它为"完全蛋白质模式"。

营养解读

鸡蛋含有蛋白质、脂肪、卵磷脂、固醇类以及钙、磷、铁、硒、铜、锰、维生素A、维生素D及B族维生素。鸡蛋中含有丰富的二十二碳六烯酸（DHA）和卵磷脂等，对神经系统和身体发育有很大的作用，能健脑益智，避免老年人智力衰退，并可改善各个年龄组的记忆力。

降糖功效

鸡蛋中含苯丙氨酸、酪氨酸及精氨酸，对合成甲状腺素及肾上腺素、组织蛋白、胰腺的活动有重要影响，对糖尿病有着积极的治疗作用。

◦温馨提示◦

鸡蛋是我们理想的天然食品，但在吃法上要注意科学。对于老年人来说，吃鸡蛋应以煮、卧、蒸为好，因为煎、炒、炸虽然好吃，但较难以消化。如将鸡蛋加工成咸蛋后，其含钙量会明显增加，可由每百克的55毫克增加到512毫克，约为鲜蛋的10倍，特别适宜于骨质疏松的中老年人食用。

鹌鹑蛋

俗话说"要吃飞禽，鸽子鹌鹑"，鹌鹑蛋也叫鹑鸟蛋，味道鲜美，营养丰富。鹌鹑蛋是一种很好的滋补品，在营养上有独特之处，故有"卵中佳品"、"动物中的人参"之称。

营养解读

鹌鹑蛋的营养价值高，并含有维生素P等成分。不仅可以滋补，还能治疗许多疾病。由于鹌鹑卵中营养分子较小，因此比鸡蛋营养更易被吸收利用。

降糖功效

鹌鹑蛋中含苯丙氨酸、酪氨酸及精氨酸，对合成甲状腺素及肾上腺素、组织蛋白、胰腺的活动有重要影响，对糖尿病有着积极的治疗作用。

◦温馨提示◦

鹌鹑蛋外壳为灰白色，并杂有红褐色和紫褐色的斑纹。优质蛋色泽鲜艳、壳硬、蛋黄呈深黄色、蛋白黏稠，蛋的重量为10克左右。

豆腐

时至今日，豆腐已有2千多年的历史，深受我国人民、周边各国、及世界人民的喜爱。豆腐是健康绿色的食品，经常食用豆腐可以提高记忆力和精神集中力，并可以防辐射加快新陈代谢可以延年益寿之功效。

营养解读

豆腐营养丰富，含有铁、钙、磷、镁等人体必需的多种微量元素，还含有糖类、油和丰富的优质蛋白，素有"植物肉"之美称。两小块豆腐，即可满足一个人一天钙的需要量。

降糖功效

豆腐含有钙质，糖尿病患者缺钙不利于胰岛素的正常分泌，会使血糖升高，不利于病情的稳定。同时，糖尿病患者缺钙还能引起骨质疏松，从而引起糖尿病的并发症——糖尿病性骨质疏松。

◦ 温馨提示 ◦

豆腐下锅前，宜先在沸水中浸泡几分钟，豆腐放在淡盐水中泡半小时后再烹调，就不易破碎。豆腐与菠菜、香葱一起烹调会生成不易被人体吸收的草酸钙，容易形成结石，不利于健康，因此豆腐与菠菜烹饪时一定要先将菠菜洗净焯熟。蛋类、肉类蛋白质中的蛋氨酸含量较高，豆腐应与此类食物混合食用，可提高豆腐中蛋白质的利用率。

豆浆

相传豆浆是西汉淮南王刘安所发明的，其母刘太后患病期间，吃不下东西，刘安每天就用泡好的黄豆磨豆浆给母亲喝，刘太后的病由此好转，从此豆浆就渐渐在民间流行开来。

中医有"春秋饮豆浆，滋阴润燥，调和阴阳；夏饮豆浆，消热防暑，生津解渴；冬饮豆浆，祛寒暖胃，滋养进补"的说法。所以在中国，人们四季都喜欢喝新鲜的豆浆。

营养解读

豆浆含有蛋白质、碳水化合物、膳食纤维、磷脂、维生素A、维生素B_1、维生素B_2、维生素D、烟酸以及钙、铁、锌、镁、钾、硒等。

降糖功效

豆浆含有大量纤维素，能有效地阻止糖的过量吸收，减少糖分，因而能防止糖尿病。另外，豆浆中所含的镁、钙元素，能明显地降低脑血脂，改善脑血流，从而有效地防止脑梗死、脑出血的发生。

◦ 温馨提示 ◦

生豆浆加热到80~90℃的时候，会出现大量的白色泡沫，其实这是一种"假沸"现象，此时的温度不能破坏豆浆中的皂苷物质。而应在出现"假沸"现象后继续加热三五分钟，使泡沫完全消失。有些人为了保险起见，将豆浆反复煮好几遍，这样虽然除去了豆浆中的有害物质，但同时也造成了营养物质流失，因此，煮豆浆要恰到好处，千万不能反复煮。

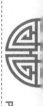

生姜

生姜不仅是家庭必备的调味料，还是预防和治疗多种疾病的药材，生姜还有个别名叫"还魂草"，而姜汤也叫"还魂汤"，民间更有"家备生姜，小病不慌"的民谚。宋代诗词大家苏轼曾在杭州钱塘江净慈寺遇到一位80多岁的老和尚，鹤发童颜，精神矍铄，追问原委，和尚回道："自言服生姜40年，故不老已"。

营养解读

姜的营养成分和大蒜相似，同样含有蛋白质、糖类、维生素等。姜含有挥发性的姜油酮和姜油酚，这些物质能刺激胃黏膜，引起神经反射，促进血液循环，振奋胃功能，达到健胃、止痛、发汗、解热的作用。美国科学家研究证明，生姜对预防皮肤癌的作用较好。

降糖功效

糖尿病患者如果每天少量摄取生姜，可以防止糖尿病血管硬化，对于糖尿病心血管系统并发症有着良好预防作用。

温馨提示

生姜虽好但食用不当会造成不良后果。不能一次吃得过多或长时间过量食用，否则会给身体带来不利影响。姜辛辣、性热，大量食用生姜，刺激胃肠器官，使消化和吸收功能减弱。受寒后引起的喉痛、喉干、大便干燥者不宜用生姜。

大蒜

自古以来大蒜一直作为调味品和药物被广泛使用。大蒜其实是不折不扣的健康食品，人们称它为"泥土里的青霉素"。广泛用于家庭治疗、强身健体、健胃开脾等，具有防癌抗癌、降血脂、防血栓，延缓衰老，预防感冒、糖尿病、关节炎的功效。

营养解读

大蒜本身就含有上百种药用成分，其中含硫挥发物43种、硫化亚磺酸酯类13种、苷类12种、酶类11种、氨基酸9种。另外，大蒜独具的成分蒜氨酸进入血液时便成为大蒜素，大蒜素能瞬间杀死伤寒杆菌、痢疾杆菌、流感病毒等。

降糖功效

研究发现，大蒜中的大蒜素、丙基

二硫醚和S-烯丙基-L-半胱氨酸亚砜可以通过阻止肝脏对胰岛素的干扰，进而增加血液中胰岛素水平。糖尿病患者适当吃大蒜，可生吃，也可以熟吃。吃大蒜或补充大蒜提取物质，不仅有助于调节血液葡萄糖，还可以防止或缓解一些糖尿病并发症症状。

○ 温馨提示 ○

"吃肉不吃蒜，营养减一半"的俗话有一定道理，从科学上讲，肉和大蒜确实应该相伴而食。据研究，瘦肉中含维生素B_1的成分，在人体内停留的时间很短，吃肉时再吃点大蒜素结合，不仅可使维生素B_1的分析出量提高数倍，还能使它原来溶于水的性质变为溶于脂的性质，从而延长维生素B_1在人体内的停留时间，对促进血液循环以及尽快消除身体疲劳、增强体质等都有重要意义。

榛子

榛子又称尖栗、榛子，与杏仁、核桃、腰果并称"四大坚果"。榛子的果壳似栗子但坚硬，果仁肥白而圆，吃起来特别香美，余味绵绵。而在众多坚果中，榛子不仅被人们食用的历史最悠久，营养价值也最高，有着"坚果之王"的称号。

营养解读

榛子含有蛋白质、脂肪、碳水化合物、胡萝卜素、维生素A、维生素C、维生素E、维生素B_1以及铁、锌、磷、钾等营养素的含量也十分可观。

降糖功效

榛子含有维生素E，能促进胰岛素的分泌；还含有钙、磷、铁等多种矿物质，经常食用有助于降低血糖和有效地控制病情。

○ 温馨提示 ○

榛子可直接炒熟后直接食用，也可用来配制糕点和糖果。榛子与粳米等谷类一起煮粥，可起到营养互补的作用。榛子不宜一次吃太多，每次食用量以20粒左右为宜，肝肾功能严重不良者应慎吃。

玉竹

玉竹也叫山玉竹、地管子，为百合科植物玉竹的根茎。《本草经集注》中说"茎干强直，似竹箭杆，有节。"因此有玉竹之名。

营养解读

玉竹除了含有维生素、矿物质、碳

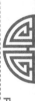

水化合物、蛋白质之外，还含玉竹黏多糖，由D-果糖，D-甘露糖，D-葡萄糖及半乳糖醛酸组成。

⑥ 降糖功效

玉竹能增加胰岛素的敏感性，消除胰岛素抵抗，修复胰岛组织，平衡胰岛功能，改善糖尿病症状。

○温馨提示○

玉竹以条粗长、淡黄色饱满质结，半透明状，体重，糖分足者为佳。条细瘦瘪、色探体松或发硬，糖分不足者为次。脾虚便溏者慎服，痰湿内蕴者禁服。

枸杞子

枸杞子又叫西枸杞、地骨子、枸茄茄、红耳坠、血枸子等。自古就是滋补养人的上品，有延衰抗老的功效。枸杞子在我国大部分地区均有分布，但宁夏、甘肃所产的枸杞子质量为佳。《本草纲目》中说"久服坚筋骨，轻身不老，耐寒暑。"

⑥ 营养解读

枸杞子含有甜菜碱、氨基酸、胡萝卜素、维生素B_1、维生素B_2、维生素C，钙、磷、铁等成分。

⑥ 降糖功效

现代药理学研究表明，枸杞子中含有的枸杞多糖对血清胰岛素水平有提高的趋势，并有修复受损胰岛细胞和促进细胞再生的功能。

○温馨提示○

枸杞子一年四季皆可服用，冬季宜煮粥，夏季宜泡茶。菊花5朵、枸杞子8颗，放入已经预热的杯中，加入沸水泡10分钟后饮用，有明目、益血、降压、防皱纹的功效。

Part 4

特效降糖
美味食谱

素菜类

素菜类
荤菜类
汤羹类
主食类
水果食品

糖尿病饮食调养一本全

🌀 核桃仁炒韭菜

材料 韭菜150克，核桃仁100克。

调料 香油、盐各适量。

做法

1.将韭菜去杂洗净，切段备用。

2.炒锅里放适量麻油烧至六成热，下核桃仁炒熟。

3.然后下韭菜段与核桃仁一起翻炒，加盐少许调味即可。

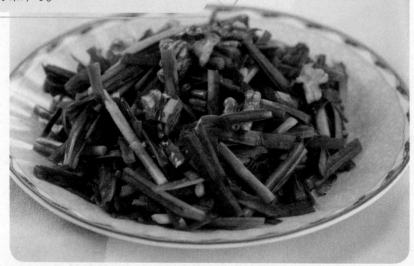

🌀 萝卜丝炒鸡蛋

材料 白萝卜100克,鸡蛋3个。

调料 葱、盐各适量。

做法

1. 葱切成花,白萝卜洗净,切丝。
2. 再把鸡蛋煎成薄饼,切成丝。
3. 锅子烧热放油,油烧热放入葱花爆香,再放入白萝卜丝,炒至九成熟再加入鸡蛋丝,加入适量盐和葱花。

🌀 绿豆芽拌金针菇

材料 绿豆芽100克,金针菇100克,香菜少许。

调料 盐、鸡精各适量。

做法

1. 将豆芽和金针菇洗净,金针菇切段,用沸水烫一下,香菜洗净备用。
2. 取一大盆,在盆中放入豆芽、金针菇、盐、鸡精、香油、香菜。
3. 拌匀即可上桌食用。

🌀 木耳烩丝瓜

材料 木耳50克,丝瓜1根。

调料 淀粉、葱、花椒粉、盐、鸡精各适量。

做法

1. 木耳洗净,撕成小片。丝瓜去皮,洗净,切成滚刀块。
2. 炒锅倒入油烧至七成热,下葱花,花椒粉炒出香味。
3. 倒入丝瓜和木耳翻炒至熟,用盐和鸡精调味,淀粉勾芡即可。

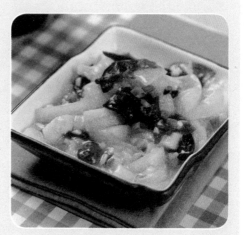

🌀 知母炒苦瓜

材料 知母25克,苦瓜200克。

调料 植物油、盐、味精、葱、姜各适量。

做法

1. 知母洗净先煎,取其汁液备用。
2. 苦瓜洗净,去蒂去瓤,切片。
3. 炒锅上火,倒入植物油烧至七成热,放入葱、姜炝锅,加入苦瓜急火快炒,随后放入知母煎液、盐、料酒等,翻炒至熟,加入味精、酱油等调味即成。

🌀 油浸蘑菇

材料 鲜蘑菇200克。

调料 香油、盐、鸡精各适量。

做法

1.锅烧热，放入熟花生油，烧至四五成热。

2.投入蘑菇煸炒几下，加盐，鸡精，鲜汤。

3.改用文火，焖烧3分钟左右，淋上麻油，起锅装盘即可。

🌀 醋熘紫甘蓝

材料 紫甘蓝150克，卷心菜100克。

调料 香叶、醋、盐、芥末、味精等各适量。

做法

1.紫甘蓝、卷心菜洗净后切丝，加盐腌渍30分钟。

2.香叶、醋、芥末混合，加水以文火煮3～5分钟成汁。

3.混合汁和腌渍好的紫甘蓝及卷心菜搅拌均匀，放置2分钟即可食用。

🌀 腐皮银菜卷

材料 油皮200克，绿豆芽100克，青椒、红椒各3个，鸡蛋1个。

调料 淀粉、葱、姜、香油、胡椒粉、鸡精、盐各适量。

做法

1.把豆腐皮用干净纱布浸润至软。把绿豆芽去根用清水泡上。青、红椒去籽洗净，切成与绿豆芽相仿的丝。

2.将绿豆芽、青红椒丝均放入沸水中汆过，捞出沥净水，放入盆内，加盐适量、鸡精、胡椒粉、麻油拌匀。

3.豆腐皮的硬边撕掉，从中间切开，每张切成为两片。

4.把拌好的素豆芽菜、青红椒丝放在腐皮上，摆成条，卷成直径3厘米的卷，封口处抹上蛋清、玉米淀粉和好的糊黏住。

5.平底煎盘放火上烧热，倒入麻油，放入卷好的腐皮银菜卷（封口处朝下），两面煎呈金黄色，熟透时取出，晾凉切成块装盘即成。

🌀 香菇木耳焖豆腐

材料 北豆腐150克，鲜香菇30克，黑木耳（水发）30克，金针菇15克，粉丝少许。

调料 葱、姜、盐、味精、植物油等各适量。

做法

1.将香菇、木耳、金针菇洗净，水浸3小时，把豆腐切块。

2.起油锅，将豆腐煎香，加清水适量，并放入香菇、木耳、金针菇，文火焖半小时，再加入粉丝、葱，调味即可。

🍥 桃仁莴笋

材料 莴笋150克，核桃仁100克。

调料 香油、盐、鸡精各适量。

做法

1.将莴笋去皮洗净，切成厚片。在每片中间连刀竖切一个口，使之保持不断。核桃仁切成条。

2.坐锅点火放清水，待水沸后倒入莴笋片、核桃仁焯至变色捞出，过凉备用。

3.把莴笋片中间开口处掀起，将核桃仁嵌入莴笋片中，再放入器皿。

4.器皿内加入盐、麻油、鸡精拌匀即成。

🍥 火烧松茸

材料 干松茸100克。

调料 香油、酱油、甜面酱、鸡精各适量。

做法

1.松茸浸发，去蒂，去根洗净，撕成条。

2.鸡精、甜酱油、酱油、香油入碗调匀，兑成汁水。

3.取面包夹一个，将撕好的松茸铺在夹内，放在木炭火盆上烘烤至熟，趁热取下，摆入盘中。

4.将烤好的松茸随带汁水上桌，蘸食。

🍥 什锦炸菜

材料 芝麻叶200克，糯米100克，马铃薯2个，芝麻少许。

调料 盐适量。

做法

1.选出较硬的芝麻叶洗净，挤干水。

2.在糯米面里加入盐和水，调成稠面糊，然后把糊均匀地抹在芝麻叶的两面，上面再撒上芝麻粒，晾在菜篮里。

3.马铃薯削皮后切成厚片，洗净后放进烧沸的盐水里煮一下后捞出，摊在菜篮里，放到太阳下晒干。

4.把加工好并且干透了的各色作料装在竹筐或通风的纸盒里储存好。

5.食用时，把半成品在油锅里炸一下即可。

🍥 甜椒炒丝瓜

材料 丝瓜2根，青红椒各1个。

调料 葱白、姜、蒜、淀粉、胡椒、盐、鸡精各适量。

做法

1.将丝瓜去皮，洗净，切成长节，再改刀切成条。洗净甜椒，去籽，切成丝。

2.锅内放油，放甜椒，上火炒至五成熟，起锅待用。

3.中火坐锅，放油，烧至六成热，放丝瓜，翻炒几下，加甜椒、姜、葱、蒜、素汤，推炒几下。

4.加入盐、胡椒粉、鸡精加味后，勾薄芡，淋明油，起锅装盘。

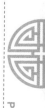

🌀 水煮冬笋

材料 冬笋200克。

调料 鸡精、海鲜酱油、盐各适量。

做法

1.将冬笋洗净，去皮，切成大块。

2.把盐、鸡精、海鲜酱油搅拌均匀，调成酱汁。

3.将冬笋用沸水煮熟，将冬笋捞出，沥干水分后，淋上酱汁或者沾着酱汁食用均可。

🌀 蒜拌空心菜

材料 空心菜200克，蒜30克。

调料 香油、醋、酱油、盐、鸡精各适量。

做法

1.将空心菜择去老根，切长段，放沸水中焯一下，捞出控干水分，晾凉待用。

2.将蒜剥去皮，洗净剁成茸状。

3.蒜茸与酱油、醋、香油一起拌匀，浇在空心菜上，调匀即可。

🌀 炒藕片

材料 鲜藕300克。

调料 肉汤、盐、白糖各少许，花椒1小匙，香油少许。

做法

1.将藕去皮，洗净，切成片。

2.锅置火上，放油烧热，放入花椒，炸出香味后捞出不要，再加入藕片略炒。

3.加入少许肉汤、盐、白糖、翻炒均匀，最后淋上香油，起锅即可。

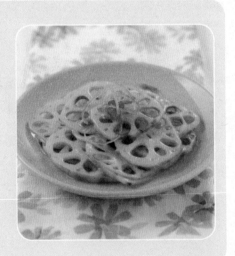

🌀 百合南瓜盅

材料 南瓜200克，百合100克，玉米1根。

调料 椰子汁、奶油、盐、鸡精各适量。

做法

1.将南瓜洗净，然后对半切开，挖出瓜瓤，把其中一半作为南瓜盅，上笼蒸10分钟。将剩余南瓜取一部分去皮切成小块，备用。百合洗净。

2.用适量椰汁、淡奶油，清汤将南瓜块、百合、玉米粒煮沸，并用盐、鸡精调味。

3.把搅拌均匀的南瓜肉、百合、玉米粒盛入南瓜盅中，将南瓜盅放入锅中蒸5分钟即可。

🌀 蚝油扒蘑菇

材料 鲜蘑菇200克。

调料 淀粉、老抽、胡椒粉、盐、鸡精、香油、黄酒、蚝油各适量。

做法

1.先将净蘑菇投入沸水锅中汆片刻捞出，沥去水分。

2.炒锅置武火上，放猪油，倒入二汤、鲜蘑菇，加盐煨入味，出锅倒入漏锅沥去汁水。

3.炒锅复置火上，放猪油烧热，烹入料酒，下鲜蘑菇、上汤烧沸。放蚝油、老抽、鸡精、胡椒粉烧入味。

4.用淀粉勾芡，淋入麻油炒匀，即可出锅装盘。

🌀 草菇烧鞭笋

材料 草菇200克，竹笋100克。

调料 淀粉、胡椒粉、酱油、料酒、豆豉、盐、鸡精各适量。

做法

1.草菇一切两开。鲜嫩鞭笋切滚刀块，和鞭笋放入沸水中焯透捞出。

2.豆豉剁成蓉。淀粉加水适量调匀成淀粉备用。

3.炒锅中放油烧热，加入豆豉，用文火煸香，烹入料酒、酱油，加入适量开水，再把草菇、鞭笋、盐、鸡精、胡椒粉依次放入，烧沸，淀粉勾芡，汤汁收稠即可。

🌀 油爆三圆

材料 鲜蘑菇150克，莴笋100克，胡萝卜1根。

调料 姜、淀粉、料酒、盐、鸡精各适量。

做法

1.选用大小均匀的鲜菇，洗净后将蒂部削平，菇面剞米字形槽口。

2.胡萝卜、莴笋洗净去皮，切长段，并削成与鲜菇同样的扁圆形，即成三圆。

3.炒锅烧热，放入熟花生油，烧至八成热将三圆放入煸炒，加姜末、盐、鲜汤、鸡精、料酒，烧沸后勾芡，淋上熟油，起锅装盘即成。

🌀 卷心菜炒粉丝

材料 卷心菜150克，粉丝1团。

调料 葱、姜、蒜、料酒、醋、酱油、盐、鸡精、胡麻油各适量。

做法

1.将卷心菜洗净，均匀切成长丝。将粉丝用温水泡透，切成段。葱、姜、蒜洗净，均切成细末待用。

2.锅内加油烧热，放入葱、姜、蒜末炝锅。

3.放入卷心菜丝，加料酒、酱油煸炒几下。

4.放入粉丝、盐、醋炒匀至熟，加鸡精、花椒油炒匀，出锅装盘即成。

白扒松茸蘑

材料 干松茸蘑6个。

调料 淀粉、料酒、鸡精、盐各适量。

做法

1.将松茸蘑轻轻刮去根部泥土，漂洗干净，放入少许高汤锅中略焯后捞出，沥净汤水，用不锈钢刀顺长切成厚片，整齐地摆入盘中。

2.炒锅上火加猪油，加入高汤、料酒、盐，烧沸后撇去浮沫，轻轻将松茸蘑推入炒锅内。

3.烧沸后用文火煨透，将汤汁收浓，用湿淀粉勾芡，淋入猪油，大翻勺，加鸡精，出锅盛入盘内即成。

炸菜卷

材料 干豆腐150克，菠菜100克，胡萝卜1根，面粉100克。

调料 姜、香油、盐、鸡精各适量。

做法

1.面粉加温水调成。菠菜切段。胡萝卜切丝。分别焯一下捞出投凉，挤干水分。

2.加盐、鸡精、姜丝、香油拌匀成馅。

3.将干豆腐铺开，放上拌好的馅。

4.卷成约2厘米粗的卷，边上抹匀面糊封口。

5.锅内加油烧六成热，放入豆腐菜卷炸至外皮脆硬捞出，改刀切成斜段，码摆在盘内。

空心菜炝玉米

材料 空心菜150克，鲜玉米1根，榨菜少许。

调料 干辣椒、花椒、盐、鸡精各适量。

做法

1.将玉米籽洗净，放入沸水锅中汆一下水。空心菜茎根切颗，下沸水锅中汆一下水备用。

2.锅置武火上，下油，将干辣椒节炒至棕红。

3.下花椒，少许榨菜颗，炒香。

4.倒入玉米、空心菜，烹入鲜汤，加盐、鸡精，翻匀，起锅装盘即成。

蘑菇烩萝卜球

材料 鲜蘑菇150克，白萝卜1根。

调料 香油、淀粉、盐、鸡精各适量。

做法

1.将蘑菇洗净，入沸水锅中略汆后捞出，控去水。白萝卜用取球刀做成球形。放入沸水锅中焯熟，捞出，用凉水冲凉。

2.汤锅置武火上，倒入清汤、蘑菇、白萝卜球烧沸。

3.放花生油烧至汤呈乳白色时放盐、鸡精，用淀粉勾薄芡，淋入麻油，即可出锅装盆。

芥末豇豆

材料 豇豆200克。

调料 蒜、姜、醋、鸡精、酱油、盐、芥末油各适量。

做法

1.将豇豆洗净，除去根，切成长段，放入沸水锅内，用武火煮至断生。捞起，趁热撒上盐和匀，晾凉，控去水分。

2.生姜洗净，去皮，捶成蓉，加少量水调成汁。蒜捣烂做成蒜泥，备用。

3.将酱油、醋、香油、姜汁、蒜泥、熟油、芥末油、鸡精调匀，倒在豇豆上，拌匀即成。

蘑菇扒豆苗

材料 豌豆苗150克，鲜蘑菇100克。

调料 淀粉、生抽、香油、胡椒粉、鸡精、黄酒、姜汁、盐各适量。

做法

1.炒锅置武火上，放猪油烧热，下豌豆苗、黄酒、姜汁酒、二汤炒熟。出锅倒入漏锅沥去汁，然后反复倒入锅中。

2.加盐、鸡精、上汤烧沸。

3.用淀粉勾芡，出锅装入平盘中。

4.另置一炒锅于武火上，放猪油，下蘑菇、上汤、盐、鸡精、料酒、生抽、胡椒粉烧沸，用淀粉勾芡，淋入麻油炒匀，出锅装在豆苗上即成。

毛豆炒干丝

材料 豆腐干10片，毛豆100克，瘦猪肉50克

调料 酱油、料酒、盐、鸡精各适量。

做法

1.豆腐干洗净，片成薄片，切成细丝。猪瘦肉切成细丝，用盐、料酒、淀粉拌和。青毛豆在沸水中汆一下，捞出沥去水。

2.锅内放入猪油，烧热后下肉丝煸熟盛出，再放入豆腐干、毛豆，翻炒。

3.放入鲜汤、盐、酱油、料酒、鸡精炒至汤汁将干，下入肉丝，炒匀起锅即成。

鹌鹑蛋烧油菜

材料 鹌鹑蛋15个，油菜心100克，番茄1个。

调料 姜、葱、料酒、盐、鸡精各适量。

做法

1.把葱切丝，姜切成片，鹌鹑蛋煮熟剥壳。番茄在沸水中烫一下剥皮，切成6至8块，放在盘周围边上。油菜心在沸水中焯一下捞出。

2.锅放油加热，油热至七八成热时，倒入姜、葱、高汤，水沸后将姜葱夹出，放入油菜心，加盐、鸡精，煮熟后捞出，头在外、叶在里摆入盘中，菜心头以鹌鹑蛋间隔。

3.剩余汤汁，勾芡后浇在菜上。

香菇炒豌豆苗

材料 香菇100克，豌豆苗150克。

调料 盐、鸡精各适量。

做法

1.将嫩豌豆苗用清水洗净，择成长段，控干水。水发香菇洗净，去蒂，入沸水锅中略汆捞出，挤去水分。

2.炒锅置中火上，放入花生油，下香菇炒香。

3.下豌豆苗、鸡清汤炒熟，加鸡精炒匀装盘。

豆腐乳空心菜

材料 空心菜150克，腐乳5块。

调料 蒜、姜、酱油、盐、料酒各适量。

做法

1.把空心菜洗干净，切掉根部较老的部分，约切除5厘米左右，剩下的部分则切成5～6厘米的长度。蒜、生姜切末。

2.把锅加热后倒入色拉油，用武火炒以上的材料。

3.再加入适量的盐、酱油、酒、砂糖用捣碎的豆腐乳，轻轻搅匀即可盛盘食用。

竹参心子

材料 猪心2个，玉竹100克。

调料 姜、葱、花椒、香油、盐、鸡精各适量。

做法

1.玉竹参择净杂质，切成片，用水稍润后放在锅内，注入清水煎煮2次，收取滤液约1碗待用。猪心破开，洗净血水。姜、葱洗净，拍破待用。

2.锅内注入清水适量，下入花椒、姜、葱和猪心，置中火上烧沸后，加入玉竹参药液，同煮至猪心六成熟时捞出，揩净浮沫，装入盘内，汤汁不用。

3.锅内到入卤汁烧沸，下入猪心，用文火卤熟，捞出放在盘内。

4.炒锅置中火上，加入适量的卤汁、盐、鸡精，加热收成浓汁，涂抹在猪心内外，待汁冷凝后，再刷上芝麻油即成。

蚝油芥蓝素肉丝

材料 芥蓝100克，豆腐干8片。

调料 姜、蚝油、干辣椒、香油、胡椒、盐各适量。

做法

1.姜、辣椒切丝，豆腐干切丝浸水泡软，加素蚝油、香油、胡椒粉混合搅拌略腌。

2.起油锅爆香姜丝，将芥蓝入锅内炒，并加盐、糖及水，盖锅焖约30秒。掀盖后再拌炒，起锅放在盘上铺底。

3.起油锅略拌炒辣椒丝及豆腐干丝，置于芥蓝菜上即可。

🍲 姜汁豇豆

材料 豇豆200克，姜1大块。

调料 醋、香油、酱油、盐、鸡精各适量。

做法

1.豇豆洗净去两端，切成4厘米长的段。

2.放入沸水汤锅烫至刚熟时捞起晾冷。

3.老姜去皮，剁成姜末，和醋调成姜汁，加盐、鸡精、麻油、酱油、豇豆，拌匀后装盘即成。

🍲 黄金山药南瓜条

材料 山药200克，南瓜100克，咸鸭蛋3个。

调料 鸡精、盐各适量。

做法

1.山药、南瓜去皮切条。熟咸鸭蛋取其黄用刀压碎，加入鸡精调匀。

2.锅内加花生油，烧至五成热时，加山药、南瓜条，炸至金黄色捞出。

3.锅中加少许油，加咸鸭蛋黄炒匀，加入山药、南瓜条颠炒均匀即成。

🍲 鸡腿菇炒莴笋

材料 莴笋100克，干鸡腿菇50克，青椒3个。

调料 葱、姜、淀粉、蚝油、盐、鸡精各适量。

做法

1.鸡腿菇洗净，切斜刀片；莴笋去皮，洗净切片；红椒去籽，洗净切片。

2.锅内放油烧热，放入姜丝爆香，下鸡腿菇、莴笋、红椒、葱段翻炒。

3.加盐，鸡精，蚝油炒至入味，用淀粉勾薄芡即可。

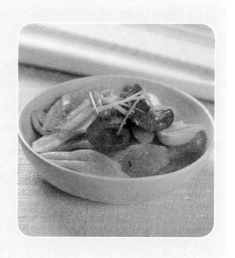

🍲 发菜什锦菇

材料 滑子菇、白灵菇、干白牛肝菌、干鸡腿菇各80克，干发菜20克，竹笋50克。

调料 葱、姜、蒜、胡椒粉、蚝油、酱油、香油、料酒、淀粉、盐、鸡精各适量。

做法

1.发菜用温水泡软，洗净泥沙。

2.将各种菇洗净汆水，用凉水过凉。

3.锅内加花生油烧热，爆香葱姜蒜，加各种菇，加汤和所有调料，文火煨透，用漏勺捞出装盘，剩下汤加发菜煨透，湿淀粉勾芡，浇在菇上即可。

姜爆青菜

材料 白菜100克，青菜、菠菜、芹菜、洋葱各50克。

调料 姜、盐各适量。

做法

1.姜切丝，将白菜、菠菜、芹菜、洋葱、青菜洗净，切成寸段。

2.油锅烧热后放入姜丝煸炒，随即放入白菜、青菜、菠菜、芹菜、洋葱。

3.武火炒至半熟，放盐，稍加点温水，略炒即成。

芝麻笋片

材料 莴笋200克，芝麻少许。

调料 姜、蒜、花椒油、盐、鸡精各适量。

做法

1.姜、蒜切末，把莴笋去皮，洗净切成片，用沸水烫至断生捞出，用凉开水投凉，控净水待用。

2.把投凉的笋片放入碗内，再加入花椒油、盐、鸡精、蒜末、姜末、熟芝麻，拌匀即可食用。

南瓜豆皮卷

材料 豆腐皮200克，南瓜150克，面粉100克，番茄1个。

调料 干辣椒、淀粉、香油、盐、鸡精各适量。

做法

1.将番茄去籽，去瓤，切片，均匀地摆入盘的周围。

2.红椒去蒂去籽，切成米粒状，用面粉和湿淀粉调成面粉糊，待用。

3.将南瓜取瓤，切块，上锅蒸熟，挤干水分，碾成泥，加盐、鸡精、香油、红椒米、面粉和湿淀粉调成糊。

4.将豆腐皮铺在砧板上，抹上面粉糊，将南瓜糊铺在豆腐皮上，再将豆腐皮卷成筒，用面粉糊将接口粘住。

5.炒锅置武火上，放入花生油，烧至六成热，下入豆腐皮卷，炸呈金黄色捞出，斜切成1厘米长的段摆入盘中成花瓣形即成。

蛋丝拌西芹

材料 西芹150克，鸡蛋3个。

调料 辣椒油、香油、盐、鸡精各适量。

做法

1.西芹择洗干净，入沸水中焯2分钟，捞出，晾凉，沥干水分，切段。鸡蛋洗净，磕入碗内，打散。

2.锅置火上，倒入油，待油温烧至七成热，倒入蛋液煎成蛋皮，盛出，晾凉，切丝。

3.取盘，放入西芹段和蛋丝，用盐、鸡精、辣椒油和香油调味即可。

🌀 丝瓜烧黄豆

材料 丝瓜1根，黄豆50克。

调料 葱、花椒粉、盐、鸡精各适量。

做法

1.干黄豆用冷水浸泡8～12小时，洗净；丝瓜去皮，洗净，切成滚刀块，葱切花。

2.炒锅倒入油烧至七成热，下葱花，花椒粉炒出香味，倒入黄豆炒匀。

3.加适量水炖熟，放丝瓜翻炒至熟，用盐和鸡精调味即可。

🌀 口蘑烧白菜

材料 口蘑100克，白菜150克。

调料 酱油、盐各适量。

做法

1.温水浸泡口蘑，去蒂洗净，留用第一次浸泡的水。

2.白菜洗净，切成寸段。

3.油锅烧热后，下白菜煸至半熟，再将口蘑、酱油、盐、糖放入，并加入口蘑汤，盖上锅盖，烧至入味即成。

🌀 蛋包番茄

材料 番茄2个，葱头1个，鸡蛋4个，牛奶100毫升。

调料 黄油、盐各适量。

做法

1.将鸡蛋磕入碗内，加牛奶、盐，用筷子搅成蛋糊；番茄洗净，用沸水烫一下，剥去皮，去籽及水分；葱头去老皮，切细末。

2.煎盘放入黄油烧融，下葱头，炒至微黄时，加入番茄炒透，倒入锅内。

3.煎盘放油再上火烧热，倒入蛋糊后转动煎盘，使其成一圆饼状，两面煎透后，将番茄，葱头放在中央，将蛋饼两端叠起成椭圆形，再用铲子将其翻身至两面上色即成。

🌀 黄豆芽拌红柿子椒

材料 黄豆芽150克，红青椒4个。

调料 香油、盐、鸡精各适量。

做法

1.黄豆芽择洗干净，放入沸水中焯熟。

2.红青椒洗净切丝。

3.取盘，放入焯熟的黄豆芽和红青椒丝，加入盐，鸡精和香油拌匀即可。

🌀 海带拌甜椒

材料 海带200克，甜椒3个。

调料 蒜、陈醋、香油、盐、鸡精各适量。

做法

1.海带洗净，放入沸水中焯透，切丝。

2.甜椒洗净，去蒂及籽，切丝。

3.将海带丝和甜椒丝一同放入盘内，加盐、蒜末、陈醋、鸡精和香油拌匀即可。

🌀 洋葱拌黄豆

材料 洋葱2个，黄豆50克。

调料 香油、盐、鸡精各适量。

做法

1. 干黄豆用冷水浸泡8~12小时，洗净，煮熟。

2. 洋葱去除老皮，洗净，切丝。

3. 取盘，放入煮熟的黄豆和洋葱丝，加入盐，鸡精和香油拌匀即可。

🌀 荷兰豆炒甜椒

材料 荷兰豆150克，甜椒4个。

调料 葱、蒜、盐、鸡精各适量。

做法

1. 荷兰豆去蒂及筋，洗净。甜椒去蒂及籽，洗净，切丝。

2. 炒锅倒入油烧至七成热，下葱花炒出香味。

3. 放入荷兰豆和甜椒丝炒熟，用盐、鸡精和蒜末调味即可。

🌀 鲜烩芦笋

材料 鸡架1个，芦笋150克，火腿80克。

调料 盐适量。

做法

1. 鸡架洗净，用水煮沸后，下入2片火腿转成文火熬煮。一边煮一边撇去浮沫。

2. 芦笋洗净，用沸水汆烫，捞出沥干水分；剩下1片火腿切成丝。

3. 锅内倒入油，待油烧至八成热的时候下入芦笋翻炒。然后加入熬好的高汤、火腿丝，煮5分钟即可。

🌀 蒜苗木耳炒蛋

材料 蒜苗150克，水发黑木耳50克，鸡蛋3个。

调料 葱、盐各适量。

做法

1. 蒜苗择洗干净，切段；水发黑木耳择洗干净，撕成小块；鸡蛋打入碗中，搅散。

2. 炒锅倒油烧至四成热，倒入蛋液，炒熟，盛出。

3. 炒锅留底油，撒入葱花炒出香味，放入蒜苗和木耳翻炒至熟，倒入炒好的鸡蛋，用盐调味即可。

🌀 芦笋香干

材料 芦笋100克，香干5片，干口蘑5个。

调料 鸡汤、盐各适量。

做法

1. 将芦笋放水中汆一下，除去异味，切成3厘米长的细丝。

2. 口蘑洗净，泡发，切成细丝。

3. 豆腐干蒸软，沥干水分，也切成丝，将以上各料分类摆入同一盘内。

4. 将鸡汤入锅内烧沸，放入盐调味，注入摆菜丝的盘内，加盖用武火蒸约20分钟即成。

🌀 番茄拌生菜

材料 番茄1个，生菜150克。
调料 香油、盐、鸡精各适量。
做法
1.番茄洗净，切片。
2.生菜洗净，撕成小片。
3.将番茄和生菜一同放入一个盛器中，加盐、鸡精、香油拌匀即可。

🌀 蒜苗拌豆腐

材料 豆腐150克，蒜苗100克。
调料 麻油、盐、鸡精各适量。
做法
1.蒜苗择洗干净，切成末。
2.把豆腐用沸水烫透，切成丁。
3.倒入色拉油、盐、鸡精和麻油即成。

🌀 榛仁丝瓜

材料 榛子仁100克，丝瓜1根。
调料 葱、淀粉、盐、鸡精各适量。
做法
1.榛子仁挑去杂质，洗净。丝瓜去皮，洗净，切滚刀块。
2.炒锅置火上，倒入油，待油温烧至七成热，加葱花炒香。
3.倒入榛子仁和丝瓜块翻炒均匀，加适量清水武火烧沸，转中火烧至丝瓜熟透，用盐和鸡精调味，淀粉勾芡即可。

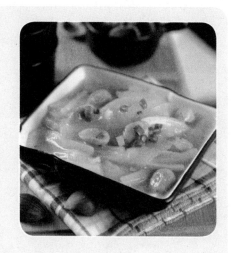

🌀 姜香白萝卜

材料 白萝卜2个。
调料 姜汁、盐各适量。
做法
1.将白萝卜洗净切成片。香菜理好切成寸段。姜切丝。
2.油烧热后煸炒萝卜。
3.稍加温水，用文火烧熟，放入盐和姜汁，炒匀即成。

🌀 芹菜炝腐竹

材料 芹菜150克，水发腐竹100克。
调料 葱、花椒粉、鸡精、盐各适量。
做法
1.水发腐竹洗净，切菱形块。芹菜洗净，切菱形块，倒沸水中焯熟，过凉。取盘，放入腐竹，芹菜段，盐和鸡精。
2.炒锅倒入油烧至七成热，下葱花、花椒粉炒出味，关火。
3.将炒锅内的油连同葱花和花椒粉一同淋在腐竹和芹菜上拌匀即可。

🌀 西蓝花烩胡萝卜

材料 西蓝花150克，胡萝卜1根。

调料 葱、蒜、盐、鸡精各适量。

做法

1.西蓝花洗净，掰成小朵。胡萝卜，洗净切菱形片。葱、蒜切末。

2.炒锅倒入油烧至七成热，下葱花，蒜末炒出香味，放入胡萝卜和适量水炖2分钟。

3.倒入西蓝花翻炒至熟，用盐和鸡精调味即可。

🌀 五香菠菜

材料 菠菜200克。

调料 醋、芝麻酱、酱油、香油、盐各适量。

做法

1.将菠菜拣去老叶，洗净，放在沸水中烫熟后取出，沥去水分，切成4厘米长的段，装在盘内。

2.在菠菜上面浇上芝麻酱、酱油、香油，并放上盐及烤熟的芥末。

3.吃时再加醋拌匀即成。

🌀 炒鸡腿菇

材料 鸡腿菇100克，青椒、红椒各2个，绿豆芽80克。

调料 淀粉、葱、蒜、姜、鸡油、料酒、香油、盐、鸡精各适量。

做法

1.将鸡腿菇洗净加工。豆芽洗净放入盆内待用。青红椒分别切成与鸡腿菇相等的丝。

2.锅上火烧水，待水沸后放入鸡腿菇、豆芽和青红椒丝焯一下，捞出待用。

3.锅再次上火，下入底油，葱、姜、蒜片炒香。

4.下入料酒、汤、盐、鸡精，以及焯好的鸡腿菇、豆芽和青红椒丝，淋入淀粉勾芡，放入鸡油，再下葱花后即可出锅。

🌀 随便小炒

材料 莲藕150克，香芹100克，胡萝卜、木耳、蚕豆各50克。

调料 鸡精、盐各适量。

做法

1.将莲藕洗净，去皮切成条。香芹洗净，切成段；胡萝卜洗净切成片。木耳洗净，用凉水泡开后撕成小朵。蚕豆洗净剥掉表皮，用沸水煮熟。

2.锅内倒入油，待油烧至八成热的时候，下入莲藕、香芹、胡萝卜、木耳、蚕豆翻炒。

3.然后加入少许水，待水快收干的时候，加入盐、鸡精即可。

🌀 番茄焖扁豆

材料 扁豆100克，番茄2个。

调料 蒜、酱油、盐各适量。

做法

1.将扁豆洗好切成寸段。

2.番茄洗净切成寸瓣。

3.烧热油锅，煸炒扁豆，稍加温水，盖锅盖焖软，加入番茄及其他作料，炒熟即可食用。

🌀 银耳拌芹菜

材料 干银耳40克，芹菜100克。

调料 蒜、香油、盐、鸡精各适量。

做法

1.干银耳泡发，择洗干净，入沸水中焯透，撕成小片。

2.芹菜择洗干净，切段，放入沸水中烫熟。

3.取盘，放入银耳和芹菜段，加入蒜末，盐，鸡精和香油拌匀即可。

🌀 绿豆芽拌黑木耳

材料 绿豆芽100克，水发黑木耳100克。

调料 葱、花椒粉、香油、盐、鸡精各适量。

做法

1.绿豆芽择洗干净，放入沸水中烫熟，捞出。水发黑木耳择洗干净，撕成小朵，入沸水中焯透。

2.取盘，放入绿豆芽和木耳，加入盐和鸡精。

3.炒锅倒入油烧至七成热，下葱花，花椒粉炒出香味关火，将炒锅内的油和葱花，花椒粉一同淋在绿豆芽和木耳上，拌匀即可。

🌀 香菇煨菜花

材料 菜花150克，香菇100克。

调料 鸡汤、鸡油、姜、葱、淀粉、盐、鸡精各适量。

做法

1.菜花洗净切小块，用沸水焯一下。香菇洗净备用。

2.将花生油放在锅内烧热，放入葱，姜煸出香味。

3.投入盐，鸡汤，鸡精，烧开后将葱，姜捞出，再将菜花，香菇分码入锅内，用微火烧至入味后，淋入淀粉，鸡油即成。

🌀 枸杞炒双丝

材料 山药150，黄豆芽100克，枸杞子少许。

调料 葱、醋、盐各适量。

做法

1.将黄豆芽洗净，去须根，拣去豆皮。山药去皮，切成丝。枸杞子洗净，去杂质。

2.把炒锅置中火上烧热，加入油，烧至六成热。

3.下入葱火爆香，随即下入豆芽、醋、盐、枸杞子，山药丝炒熟即成。

🌀 茯苓豆腐

材料 茯苓粉30克，豆腐100克，松仁50克，胡萝卜1根，香菇5个，玉米1个，鸡蛋1个，菜豌豆50克。

调料 淀粉、料酒、盐各适量。

做法

1.豆腐用干净棉纱布包严，压上重物以沥除水分。

2.干香菇用水发透，洗净，除去柄上木质物．大者撕成两半。

3.菜豌豆去筋，洗净，切作两段。胡萝卜洗净，切菱形薄片。蛋清打入容器，用起泡器搅起泡沫。

4.豆腐与茯苓粉拌匀，用盐，酒调味，加蛋清混合均匀，上面再放香菇、胡萝卜、菜豌豆、松仁、玉米，入蒸笼用武火蒸8分钟，再将原汤倒入锅内，用盐、酒、胡椒调味，以少量淀粉勾芡，淋在豆腐上即成。

🌀 扁豆焖香菇

材料 香菇100克，扁豆100克。

调料 蒜、盐各适量。

做法

1.将香菇用温水泡开，去蒂，切蒜片。

2.扁豆折成两段洗净。

3.油烧热后先放盐，再炒扁豆，略加些温水，盖上锅盖焖软。

4.放入香菇，撒上蒜片调匀即成。

🌀 鸡油四蔬

材料 口蘑100克，油菜、竹笋、胡萝卜各80克。

调料 淀粉、盐、鸡精各适量。

做法

1.罐头口蘑滤出浸汁，浸汁留用。油菜去老残叶后冲净，入沸水余一下，见颜色转至深绿即捞出，浸泡在冷水中，凉透后对切成半。笋去壳，切成花刀片。胡萝卜洗净，去皮，也切成花刀片。

2.将笋片、胡萝卜片、油菜、口蘑依次放在椭圆长盘中。

3.口蘑浸汁加盐，鸡精调匀，倒在口蘑、油菜、笋、胡萝卜上，整盘上笼用武火蒸5分钟。

4.蒸好后取出，汤汁滗出注入炒锅，烧滚后用淀粉水勾芡，淋在四蔬上，再加鸡油即可上桌供食。

🌀 香菇拌豆腐丝

材料 香菇100克，豆腐丝100克，香菜少许。

调料 香油、盐、鸡精各适量。

做法

1.豆腐丝洗净，放入沸水中焯透，捞出，晾凉，切段。

2.香菇洗净，去蒂，切细丝，入沸水中焯软。

3.取盘，放入豆腐丝和香菇丝，加入盐、鸡精、香菜末和香油拌匀即可。

🍄 香菇烧面筋

[材料] 油面筋150克，新鲜香菇、竹笋、油菜各50克。

[调料] 酱油2大匙，水淀粉1大匙，白糖2小匙，料酒少许，鸡精、盐各适量。

[做法]

1.把油面筋洗净切成方块；香菇洗净后从中间切开成两片；油菜洗净备用。

2.将锅置于火上，加入适量清水烧沸，放入竹笋余烫片刻，捞出沥干，切片备用。

3.另起锅加入植物油烧热，放入香菇、笋片、油菜，烹入料酒，加入酱油、盐、白糖煸炒片刻，然后加入一大杯水，倒入面筋继续煮。

4.等汤汁烧到稠浓时，加入鸡精炒匀，用水淀粉勾芡即可。

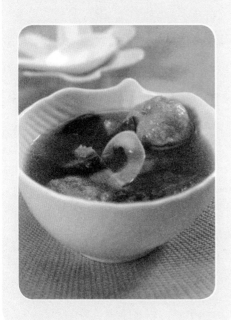

🍄 三丝金针

[材料] 黄瓜1根，胡萝卜1根，金针菇100克。

[调料] 香油、盐、鸡精各适量。

[做法]

1.将黄瓜、胡萝卜、金针菇洗净，黄瓜、胡萝卜去皮切丝，金针菇切段备用。

2.取一盆，在盆中放黄瓜、胡萝卜、金针菇，加入盐、鸡精、香油拌匀即可上桌食用。

🍄 黑木耳炒西芹

[材料] 水发黑木耳100克，西芹100克。

[调料] 葱、花椒粉、盐、鸡精各适量。

[做法]

1. 水发黑木耳择洗干净，撕成小块。西芹择洗干净，切段。

2. 炒锅倒入油烧至七成热，下葱花，花椒粉炒出香味。

3. 放入西芹和木耳炒熟，用盐和鸡精调味即可。

🍄 烩双菌

[材料] 平菇、茶树菇各100克，菠菜50克。

[调料] 盐适量。

[做法]

1.将平菇、茶树菇洗净，撕成小朵，菠菜洗净。

2.锅内倒入油，烧至八成热的时候，下入平菇、茶树菇翻炒，加入盐，翻炒均匀。

3.快出锅的时候加入菠菜翻炒两下即可。

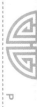

蒜泥蕨菜

材料 干蕨菜150克。

调料 蒜、香油、盐、鸡精各适量。

做法

1.干蕨菜用冷水泡发，择洗干净，切段。

2.放入沸水中焯熟，沥干水分。

3.放入盘中，加盐、鸡精、蒜泥和香油拌均匀即可。

蒜香苋菜

材料 苋菜200克。

调料 蒜、葱、盐、鸡精各适量。

做法

1.苋菜择洗干净，蒜瓣去皮，洗净，切末，葱切花。

2.炒锅置火上，倒入适量油，待油温烧至七成热。

3.加葱花炒香，放入苋菜翻炒至熟，用盐，鸡精和蒜末调味即可。

木须豇豆

材料 豇豆150克，鸡蛋3个。

调料 葱、姜、香油、料酒、盐、鸡精各适量。

做法

1.将嫩豇豆洗净，切成长段，入沸水锅中焯一下，捞出投凉，沥净水。

2.将鸡蛋磕入碗内搅散，加盐调匀。

3.锅内加豆油烧热，倒入蛋液，炒成蛋块，装盘。

4.锅内加油烧热，放入葱、姜丝炝香，放入豇豆，料酒煸炒，倒入蛋块，撒入盐，鸡精炒匀，淋入香油，出锅装盘即成。

家常熬豆腐

材料 白菜200克，豆腐150克。

调料 姜、葱、酱油、鸡精、盐各适量。

做法

1.将白菜，豆腐分别洗净切成段、块。

2.姜丝、葱末入热油锅略炸，随即放入白菜炒至半熟。

3.放入豆腐，再加适量酱油，盐，鸡精，炖熟即成。

红烧素三冬

材料 冬笋100克，干香菇、冬菜各50克。

调料 香油、酱油、淀粉、盐、鸡精各适量。

1.冬菜用水稍洗，香菇泡软切半，冬笋切薄片。

2.冬菜，香菇，冬笋中加入色拉油，加盖武火炒3分钟。

3.再加入盐、鸡精、水、酱油、淀粉，武火4分钟，取出淋上芝麻油即成。

🌀 香菇炒白菜

材料 香菇100克,大白菜150克。

调料 葱、蒜、淀粉、花椒粉、鸡精、盐各适量。

做法

1.大白菜择洗干净,撕成片。

2.香菇去蒂,洗净,切为两半。

3.炒锅倒入油烧至七成热。下葱花、花椒粉炒出香味。

4.放入大白菜丝和香菇丝炒熟,用盐,鸡精和蒜末调味,淀粉勾芡即可。

🌀 猴头菇烧木耳

材料 猴头菇2个,水发黑木耳100克。

调料 葱、淀粉、花椒粉、酱油、盐各适量。

做法

1.木耳洗净,撕成小片。猴头菇洗净。

2.炒锅倒入油烧至七成热,下葱花、花椒粉炒出香味,倒入木耳,猴头菇翻炒片刻,加酱油和少许水。

3.待菜熟放盐调味,淋入淀粉勾芡即可。

🌀 菠菜拌豆芽

材料 绿豆芽100克,红萝卜1根,粉丝1团,菠菜、香干各50克。

调料 芥末、酱油、香油、醋、盐各适量。

做法

1.绿豆芽择洗干净,红萝卜洗净后切成丝,菠菜择洗干净后切成长段,分别投入沸水锅内焯一下,捞出用凉开水过凉,取出沥干水分。

2.芥末加水适量调释成芥末汁。

3.绿豆芽,红萝卜丝,菠菜,水发粉丝和五香豆腐丝一起放入盆内。

4.加入盐、酱油、醋、芥末汁和香油,拌匀盛盘装成。

🌀 番茄烧豆腐

材料 豆腐200克,番茄1个,香菇5个,油菜50克。

调料 淀粉、盐、料酒、花椒水各适量。

做法

1.将豆腐切块,用沸水烫一下。香菇用热水泡开,洗净切丝。油菜洗净切段。番茄切块待用。

2.再将锅烧热,倒入花生油,油热后先炒香菇和油菜。

3.随后放入番茄块、盐、花椒水、料酒和少许温水。

4.汤沸后放入豆腐,盖上锅盖焖一会,见汤不多时,用淀粉勾芡,稍候即成。

荤菜类

素菜类
荤菜类
汤羹类
主食类
水果餐品

🌀 红糖牛肉片

材料 牛肉200克，黄瓜150克，红糖30克。

调料 酱油、植物油、盐各适量。

做法

1.牛肉清洗干净切成薄片，倒入酱油，腌20分钟左右，小黄瓜洗净后切片。

2.锅中倒入油，烧至七分热时，倒入牛肉片，炒至变色时盛出。

3.再向锅中倒入油，将红糖爆香，再放入小黄瓜片及盐，继续炒约1分钟。

4.最后，放入炒好的牛肉片及清水一同炒匀即可。

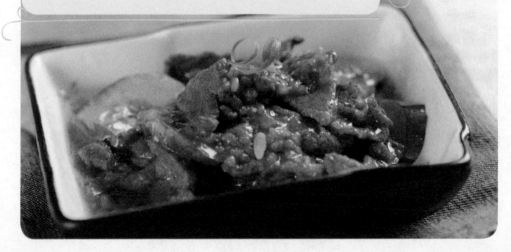

🌀 玉竹炖猪心

材料 玉竹60克，猪心200克。

调料 葱、姜、料酒、酱油、盐、味精等各适量。

做法

1.将玉竹洗净先煎取其汁液备用。

2.猪心剖开、洗净，放入沙锅，加入玉竹煎液、葱段、姜片、料酒等辅料和适量水，武火煮至沸腾后，改用文火炖煮至猪心熟透，加入味精、酱油调味即成。

🌀 清炒虾仁黄瓜

材料 虾仁80克，黄瓜150克。

调料 葱、姜、盐、植物油、味精、料酒各适量。

做法

1.将虾仁在温油中过一下，立即捞出，备用。

2.将黄瓜洗净、去皮，切成丁。

3.锅内放油加热，放葱、姜炝锅，放入虾仁、黄瓜丁，盐、料酒、味精，武火炒片刻即出。

🌀 归芪蒸仔鸡

材料 仔鸡1只，当归、炙黄芪各少许。

调料 葱、姜、味精、料酒、酱油、盐各适量。

做法

1.将仔鸡宰杀，去毛、内脏等，洗净，入沸水锅内焯透，捞出备用。

2.将当归、炙黄芪洗净，切丝，与盐、料酒、葱段等调料一起置于鸡腹中；隔水蒸2个小时后取出，放入酱油、味精调味即成。

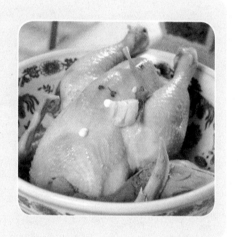

🌀 竹荪杞子煲野鸡

材料 野鸡1只，干竹荪30克，枸杞子20克。

调料 姜、盐、味精各适量。

做法

1. 山鸡宰杀，煺净毛，除去内脏，用水洗净后剁成块，竹荪用水浸泡，洗净后切段，枸杞子用水洗净。

2. 锅内放水烧沸，把剁好的山鸡块焯一下水，焯好的山鸡块及竹荪段和姜片放入煲内，用武火烧沸，撇去表面浮沫。

3.加入枸杞子、盖好盖，改用文火煲3小时左右，至鸡肉熟烂时，放精盐、味精调好口味即成。

兔肉炖南瓜

材料 兔肉200克，南瓜150克。

调料 葱、盐、鸡精各适量。

做法

1.葱切花，兔肉洗净，切小方块。

2.南瓜去皮去瓤，洗净切块。

3.炒锅倒入油烧至七成热，下葱花炒出香味，放入兔肉翻炒变白，加南瓜块和适量水炖熟，用盐和鸡精调味即可。

蘑菇炖鸡

材料 干蘑菇100克，鸡1只。

调料 酱油、料酒、盐各适量。

做法

1.蘑菇用温水泡开，用冷水洗净，摘去杂质，撕开。

2.鸡去内脏，洗净切块。

3.锅内注入清水，将鸡肉块和蘑菇一起倒入，如常法加入调料、酱油、盐，炖至熟烂即成。

鳝粒生菜包

材料 生菜、青豆、水发香菇、胡萝卜、冬笋各50克，鳝背150克。

调料 蒜、葱、姜、麻油、胡椒粉、蚝油、黄酒、白糖、盐、鸡精各适量。

做法

1.生菜漂洗干净，冷开水冲淋一下沥干装盆。

2.鳝背洗净、沥干，切成细粒。香菇、胡萝卜以及在淡盐水中煮熟的笋肉分别切成小丁。青豆于沸水中氽熟冷水冲凉后待用。

3.锅内加油，烧热后降温至六成热，投入剁成茸的蒜末、生姜末、葱末，随即投入鳝背粒爆至肉质稍硬，入香菇丁炒匀，烹上黄酒，加入笋丁、胡萝卜丁，以及盐、糖、蚝油、少许清水，武火煮沸后，文火焖煮3分钟左右，倒入青豆，并用淀粉勾薄芡，淋入麻油起锅装盆。

4.菜面撒上胡椒粉，食用时取生菜叶，舀上少许三丁鳝粒，包卷后进食。

南瓜炒肉片

材料 南瓜200克，猪瘦肉150克。

调料 葱、蒜、姜、盐、味精、酱油、植物油、料酒等各适量。

做法

1.先将猪肉洗净、切片，放入碗中加盐、酱油、料酒等腌制片刻。

2.南瓜洗净，切粗丝。

3.炒锅上火，加入植物油烧至七成热时，投入葱花、蒜片、姜片煸炒至香，再放入腌制好的肉片翻炒至七成熟时加入南瓜丝，继续翻炒至熟，加入味精调味即成。

🐌 香肉蒸豆腐

材料 豆腐200克，瘦猪肉100克，香菇50克，香菜少许。

调料 鸡汤、料酒、花椒水、盐各适量。

做法

1.将豆腐切片，用沸水烫一下。

2.瘦猪肉切片，香菇用温水泡开，洗净，切成小丁。香菜洗净，切成碎末。

3.把豆腐摆在碗里，加入汤、猪肉、香菇丁、盐、花椒水、料酒，上屉武火蒸1小时即成。

🐌 蟹肉棒炒咸蛋黄

材料 蟹肉棒150克，咸鸭蛋黄2个，竹笋100克。

调料 盐适量。

做法

1.咸蛋黄碾碎。蟹肉棒和竹笋切成丝。

2.锅内倒入油，待油烧热后，下入蟹肉棒和竹笋、咸蛋黄翻炒。

3.在翻炒的过程中可以根据需要加入少许水。

🐌 肉片烧魔芋

材料 瘦猪肉200克，魔芋150克。

调料 葱、酱油、花椒粉、盐、鸡精各适量。

做法

1.瘦猪肉洗净，切片；魔芋洗净，切块，葱切花。

2.炒锅倒入油烧至七成热，下葱花、花椒粉、酱油炒出香味，放入猪肉片炒白。

3.加魔芋块炒匀，加适量水炖熟，用盐和鸡精调味即可。

🐌 猪肝炒黄瓜

材料 黄瓜2根，猪肝150克。

调料 葱、花椒粉、料酒、淀粉、盐、鸡精各适量。

做法

1.猪肝洗净，切薄片，加入料酒、干淀粉、盐拌匀。黄瓜洗净，切片。

2.炒锅倒入油烧至七成热，下葱花、花椒粉炒出香味，放入猪肝翻炒变色，加适量水焖熟。

3.加黄瓜片炒熟，用盐和鸡精调味，淀粉勾芡即可。

🐌 牛肉炒双鲜

材料 番茄1个，卷心菜100克，牛肉150克。

调料 料酒、盐、鸡精适量。

做法

1.将番茄、卷心菜、牛肉分别洗净，番茄切成方块，牛肉，卷心菜均切厚片。

2.锅内油烧热，放入番茄、卷心菜、牛肉，煸炒后加水没过菜。

3.用武火烧沸，撇去浮沫，放入料酒，再加入盐、鸡精，略烧片刻，出锅即成。

牡蛎拌菠菜

材料 去壳牡蛎100克，菠菜150克。

调料 蒜、香油、盐各适量。

做法

1.菠菜择洗干净，放沸水中焯一下，捞出沥水，切段，蒜切末。

2.牡蛎洗净泥沙，煮熟。

3.取碗，放入菠菜段和煮熟的牡蛎，用盐、蒜末和香油调味即可。

煎烧牛里脊

材料 牛里脊肉200克。

调料 酱油、胡椒粉、盐、料酒各适量。

做法

1.将牛里脊肉切成片，用料酒、胡椒粉腌至入味。

2将烧烤铁板烧热，用中火煎牛里脊片，两面煎至变色。

3.烹入酱油，加入盐调味，收浓汤汁，出锅即可。

瘦肉炒香干

材料 瘦猪肉150克，香干5片，油菜50克，红萝卜100克。

调料 葱、酱油、盐各适量。

做法

1.将油菜、胡萝卜洗好，分别切片或段。

2.再把油烧热先兜炒肉片，放入葱花，武火快炒几下起锅。

3.然后用余油炒豆腐，下入红萝卜和油菜，烧至半熟。

4.加入调味料和炒好的肉片，同炒至熟即成。

杞黄蒸仔鸡

材料 仔鸡1只，枸杞子20克，黄芪少许。

调料 料酒、酱油、葱、姜、盐各适量。

做法

1.把鸡宰杀后，去毛及内脏，去爪。黄芪润透切片，姜拍松，葱扎成一小捆。

2.把料酒、酱油、盐抹在仔鸡身上，把葱、姜、黄芪、枸杞子放入鸡腹内，加清水适量。

3.然后把鸡装入蒸笼，置武火上，用大气蒸45分钟，取出即成。

红烧蹄筋

材料 发好的蹄筋200克。

调料 葱、姜、豆瓣酱、鸡精各适量。

做法

1.将蹄筋改好刀，放入沸水锅中稍煮捞出，葱、姜切片备用。

2.将油烧热，把豆瓣酱、葱片、姜片下锅煸炒。

3.烹入料酒，加高汤烧沸，撇开浮沫，把蹄筋和鸡精放入锅中烧沸。

4.转文火慢烧，等蹄筋烧软，汤汁收浓，即可装盘上桌。

🌀 软炸山药兔肉串

📋材料 山药150克，兔肉150克。

📋调料 酱油、料酒、孜然、醋、盐各适量。

📋做法

1.将山药与兔肉分别洗好，切成2厘米见方的块。

2.放在碗内，加上料酒、酱油、盐、醋、孜然拌匀。

3.盖上盖，炖3小时后，用竹签穿上，山药和兔肉可交替穿插。

4.锅内放油，油烧热后将竹签肉逐个放入锅内炸成金黄色，捞出控油，装盘即成。

🌀 红烧排骨

📋材料 猪排骨350克。

📋调料 葱、姜、花椒、桂皮、陈皮、八角、酱油、料酒、盐、鸡精各适量。

📋做法

1.将排骨切块洗净控水，葱、姜切末备用。

2.将油烧热，把葱花、姜片、陈皮加入炒锅稍炸。

3.把排骨下锅煸炒，烹入料酒和酱油，让排骨均匀上色。

4.加入适量清水，烧沸后，撇去浮沫，排骨烧透，放入鸡精调匀即可装盘上桌。

🌀 冻豆腐炖鲢鱼

📋材料 冻豆腐2块，鲢鱼1条。

📋调料 葱、姜、蒜、酱油、香菜末、盐各适量。

📋做法

1.冻豆腐洗净。鲢鱼收拾干净，切段。

2.炒锅放油，待油温烧至四成热，放入鲢鱼段两面煎熟。

3.下葱花、蒜片、姜片炒出香味，淋入酱油，加入冻豆腐和适量水炖熟，用盐和香菜末调味即可。

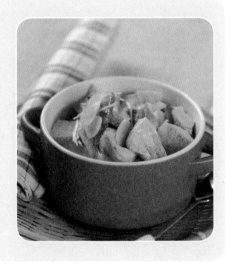

🌀 五花肉炖鳝鱼

📋材料 五花肉150克，鳝鱼1条（约250克左右）。

📋调料 葱、姜、蒜、酱油、香菜、盐各适量。

📋做法

1.鳝鱼杀好，去除内脏，冲洗干净，切长段。

2.五花肉洗净，切片。葱切花，姜切片，大蒜切末。

3.炒锅放油，待油温烧至四成热，放入鳝鱼块爆炒，下葱花、蒜片、姜片炒出香味，淋入酱油，加入五花肉片和适量水炖熟，用盐和香菜末调味即可。

🍲 虾米炝白菜

🔖**材料** 虾米100克，白菜150克。

🔖**调料** 葱、鸡精、盐各适量。

🔖**做法**

1.白菜洗净切块，虾米用沸水泡15分钟，葱切末备用。

2.锅内放油，五成热时加入葱末炝锅，马上加入白菜块、虾米翻炒。

3.加入盐、鸡精，翻炒出锅即可。

🍲 枸杞炖兔肉

🔖**材料** 兔1只，枸杞子40克。

🔖**调料** 姜、葱、酱油、醋、料酒、盐各适量。

🔖**做法**

1.兔去内脏，洗净切块。

2.放锅内，加足水，放入枸杞子、酱油、姜、葱、盐、料酒。

3.用文火炖至将熟，放入醋，炖至汁浓即成。

🍲 咖喱兔肉

🔖**材料** 野兔1只，洋葱2个。

🔖**调料** 葱白、姜、蒜、咖喱粉、白酒、香油、淀粉、盐、鸡精各适量。

🔖**做法**

1.葱白切末，姜切丝，蒜切末。

2.兔肉洗净带骨剁成大块，用白酒、盐、姜、葱腌制20分钟。

3.拣去姜葱，将兔肉放在油锅中炸至淡黄色，起锅，置于盛器内。

4.再起热锅，加入猪油，油热时投入咖喱粉，炒熟时加入清汤、洋葱块、姜丝、大蒜，再加入已炒过的兔肉块，煮沸，撇去浮沫。

5.改用文火煨，加盐，将焖熟时，用淀粉勾芡，淋上猪油、香油，加鸡精即可出锅。

🍲 黄豆炖蹄膀

🔖**材料** 猪蹄膀400克，黄豆150克，青菜心3棵。

🔖**调料** 姜、料酒、盐、鸡精各适量。

🔖**做法**

1.将猪蹄膀去毛洗净，用刀在蹄膀内侧软档处顺长切开，入沸水锅中煮5分钟，捞出洗净备用。

2.黄豆泡发洗净。大葱洗净切段。姜洗净切片备用。

3.蹄膀下锅，加入黄豆、姜片、料酒，武火烧沸。

4.撇去浮沫，改用文火烧至熟烂、汤浓汁厚，加入盐、鸡精，调好味出锅。

5.将青菜心放入油锅中炒熟，围在蹄膀周边即可食用。

🌀 胡萝卜炖羊肉

材料 胡萝卜1根，羊肉400克。

调料 葱、盐、鸡精、酱油各适量。

做法

1.胡萝卜洗净，切块。瘦羊肉洗净，切块，葱切花。

2.炒锅倒入油烧至七成热，下葱花炒出香味。

3.放入羊肉块炒至颜色发白，加酱油翻炒均匀，加胡萝卜块和适量水炖熟，用盐和鸡精调味即可。

🌀 芦笋鸡片

材料 芦笋150克，鸡胸脯肉100克。

调料 葱、淀粉、盐各适量。

做法

1.芦笋洗净，切段。鸡胸脯肉洗净，切片。葱洗净切花。

2.炒锅倒入油烧至七成热，下葱花炒出香味。

3.放入鸡肉片炒至变白，淋入适量水，加芦笋炒熟，用盐调味，淀粉勾芡即可。

🌀 魔芋炖鸡腿

材料 魔芋1个，鸡腿2个。

调料 花椒粉、葱、酱油、盐各适量。

做法

1. 鸡腿洗净、切块。魔芋洗净，切块。葱洗净切花。

2. 炒锅倒入油烧至七成热，下葱花、花椒粉、酱油炒出香味。

3. 放入鸡腿和魔芋块炒匀，加适量水炖熟，用盐调味即可。

🌀 茄汁青鱼

材料 番茄2个，青鱼1条。

调料 葱、蒜、姜、酱油、盐各适量。

做法

1.番茄洗净，去皮，切小块。青鱼去鳞、去腮、去内脏，洗净，切段。葱切花，蒜、姜切片。

2.炒锅放油，待油温烧至四成热，放入青鱼两面煎熟。

3.下葱花、蒜片、姜片炒出香味，淋入酱油，加入番茄块和适量水放入青鱼炖熟，用盐调味即可。

🌀 柚子炖鸡

材料 去皮柚子1个，童子鸡1只。

调料 葱、姜、料酒、香油、盐各适量。

做法

1.柚子肉切块。

2.童仔鸡杀好去毛，去内脏，冲洗干净。

3.鸡腹中塞入袖子肉，放到沙锅里加葱段，姜片，料酒，盐，香油和适量水炖熟即可。

🌀 山楂炖牛肉

材料 山楂15个，瘦牛肉250克。

调料 葱、花椒粉、盐、鸡精各适量。

做法

1.山楂洗净，去籽和蒂。瘦牛肉洗净，切块，放入沸水中焯去血水。

2.炒锅倒入油烧至七成热，下葱花，花椒粉炒出香味，放入牛肉翻炒均匀。

3.倒入沸水牙口山楂文火炖熟，用盐和鸡精调味即可。

🌀 黄芪炖乌鸡

材料 生黄芪40克，乌鸡1只。

调料 生姜、盐各适量。

做法

1.杀鸡去毛弃内脏洗净。

2.乌鸡与黄芪、生姜同炖至烂熟。

3.水沸撇去浮沫，弃黄芪，加盐适量调味即成。

🌀 醋炒鸡肠

材料 鸡肠200克。

调料 葱、姜、黄酒、醋、盐、鸡精各适量。

做法

1.葱切花，姜切丝。

2.鸡肠洗净，切成小块。

3.用醋或盐炒，下锅文火炖熟，加入上述其他调味品即成。

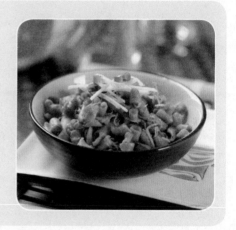

🌀 牡蛎煎蛋

材料 去壳牡蛎150克，鸡蛋4个。

调料 葱、花椒粉、盐各适量。

做法

1.牡蛎洗净。鸡蛋磕入碗内打散。葱洗净切花。

2.将牡蛎、葱花、花椒粉、盐放入蛋液中搅匀。

3.锅中倒油烧至六成热，淋入蛋液，煎至两面呈金黄色即可。

🌀 三鲜丸子

材料 豆腐150克，瘦猪肉100克，冬菇50克，虾米30克。

调料 料酒、香油、淀粉、盐、鸡精各适量。

做法

1将豆腐、猪肉、冬菇、虾米洗净剁成泥，调在一起加鸡精、料酒、淀粉适量，搅拌均匀。

2.将调好的肉泥用手挤成丸子。

3.将做好的丸子上笼蒸熟即可。

🌀 猪肉炒鲜蘑

材料 猪肉200克，鸡蛋1个，鲜蘑菇150克。

调料 玉米淀粉、葱、姜、料酒、胡椒粉、酱油、盐各适量。

做法

1.将肉切片拌入盐、胡椒粉、酱油、料酒、鸡蛋、玉米粉浆汁，入温油锅中滑熟。

2.将鲜蘑菇用凉水漂洗干净，去根，在沸水中烫一下，捞出挤去水分。

3.炒锅上火烧热，倒入少许油，入葱、姜末，倒入肉片翻炒。

4.倒入料酒、酱油、盐、胡椒粉，投入鲜蘑翻炒。

5.用玉米粉少许，用水调汁，倒入锅内勾薄芡即成。

🌀 咖喱鲅鱼

材料 鲅鱼1条，青、红椒各2个。

调料 葱、姜、蒜、咖喱粉、花椒粉、酱油、盐各适量。

做法

1.鲅鱼收拾干净，切段；青、红柿子椒洗净，去蒂和籽，切块；葱切花，姜切片，蒜切片。

2.炒锅放油，待油温烧至四成热，放入鲅鱼两面煎熟。

3.下葱花、蒜片、姜片、花椒粉、咖喱粉炒出香味，淋入酱油，加适量水炖熟，倒入青、红柿子椒块翻炒，用盐调味即可。

🌀 菠萝咕噜肉

材料 菠萝1个，猪里脊肉200克，青、红椒各1个。

调料 醋、番茄酱、淀粉、盐、鸡精各适量。

做法

1.菠萝肉切块。猪里脊肉洗净，切块，加入淀粉拌匀。

2.锅置火上，倒入油，待油温烧至五成热，依次放入肉块炸熟，捞起，沥油，再复炸至皮脆，捞出，沥油。

3.锅留底油，放入少量清水，醋，盐，鸡精和番茄酱搅拌均匀，放入菠萝块，炸好的肉块，青柿子椒片和红柿子椒片翻炒2分钟，用淀粉勾芡即可。

🌀 苦瓜熘鸡片

材料 苦瓜1根，鸡胸脯肉100克。

调料 香葱、淀粉、料酒、酱油、盐各适量。

做法

1.苦瓜洗净，去蒂，剖开，除籽，切片。鸡胸脯肉洗净，切片，加酱油、料酒、淀粉拌匀，腌渍20分钟。

2.锅置火上，倒入适量油，待油温烧至七成热，放入香葱末炒香。

3.倒入鸡片翻炒变白，加酱油、料酒和适量清水，盖上锅盖焖10分钟。

4.加苦瓜片翻炒5分钟，用盐调味，淀粉勾芡即可。

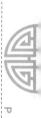

肉炒茄子

材料 瘦猪肉150克，紫皮长茄子2个，红、青椒各1个。

调料 葱、盐、鸡精各适量。

做法

1.茄子去蒂，洗净，切块。瘦猪肉洗净，切细丝。红青柿子椒洗净，去籽，切丝。葱洗净切花。

2.炒锅倒油烧至七成热，下葱花炒出香味，放入猪肉丝翻炒至白色。

3.加茄子块炒软，倒入红青柿子椒丝翻炒2分钟，用盐和鸡精调味即可。

西芹鳕鱼

材料 西芹100克，鳕鱼肉200克。

调料 葱、淀粉、花椒粉、盐、鸡精各适量。

做法

1.芹菜择洗干净，切段。葱洗净，切花。

2.鳕鱼鱼肉洗净，加盐、干淀粉拌匀，腌渍10分钟。

3.炒锅倒入油烧至七成热，下葱花、花椒粉炒出香味，放入鳕鱼肉和芹菜段翻炒至熟，用盐和鸡精调味。

蒜苗炒回锅肉

材料 蒜苗150克，五花肉150克。

调料 葱、盐、酱油、辣椒酱、鸡精各适量。

做法

1.五花肉洗净，切片；蒜苗择洗干净，切段；葱择洗干净切花。

2.锅内倒入油，将五花肉翻炒至肥肉呈透明状。

3.炒锅倒油烧至七成热，入葱花、辣椒酱炒出香味。

4.放入五花肉炒至紧缩，加酱油翻炒，淋入适量水焖熟，加蒜苗段炒熟，用盐和鸡精调味即可。

海虾炖豆腐

材料 海虾10个，豆腐200克。

调料 葱、姜、盐各适量。

做法

1.海虾洗净，豆腐切块，葱切花，姜切丝。

2.炒锅内放油，下葱花、姜丝炝锅，放入豆腐和海虾翻炒数下。

3.放适量水炖10分钟，用盐调味即可。

板鸭炖白菜

材料 板鸭肉150克，白菜150克。

调料 花椒、料酒、盐各适量。

做法

1.将板鸭肉洗净切块，加水煮沸去掉浮沫。

2.加入料酒、花椒，用文火炖酥。

3.再将白菜切段，放锅内炖熟，调味即成。

🌀 鲜虾芦笋

材料 鲜海虾12只，芦笋100克。

调料 葱、盐、淀粉各适量。

做法

1.鲜海虾洗净，芦笋洗净，切长条，葱洗净，切花。

2.炒锅倒入油烧至七成热，下葱花炒出香味。

3.放入鲜海虾、芦笋和适量水翻炒至熟，用盐调味，淀粉勾芡即可。

🌀 菜花烧香肠

材料 菜花150克，香肠100克。

调料 鸡精、盐各适量。

做法

1. 菜花洗净，掰成小朵；香肠切片。

2. 炒锅倒入油烧至七成热，下葱花炒出香味，倒入菜花、香肠翻炒，加适量水。

3. 待菜花熟透，加盐和鸡精调味即可。

🌀 菠菜爆猪肝

材料 菠菜100克，猪肝150克，鸡蛋1个。

调料 葱、姜、料酒、盐、鸡精各适量。

做法

1.菠菜洗净，入沸水锅中焯熟，捞起沥干水分，切成寸段。葱切花，姜切丝。

2.猪肝洗净切成薄片，放沸水中稍烫，捞出沥干水分。

3.加料酒、盐、鸡精、姜丝、葱花各适量，打入蛋清调匀，入热油锅中武火急炒，至汤汁变稠，猪肝将熟时倒入菠菜，一起炒匀即可。

🌀 干烧冬笋

材料 冬笋150克，鲜菊花50克，麦冬、生栀子、枸杞子各少许。

调料 鸡精、盐、料酒、酱油各适量。

做法

1.把冬笋切成菱形块，放入五成热的油中，待呈金黄色后捞出控净油，待用。

2.另用汤锅，放入清汤、酱油、料酒、鸡精、枸杞子、麦冬、鲜菊花、生栀子，用武火烧沸后，移至文火。

3.再放入冬笋块，炼至汁浓时，即可装盘食用。

🌀 带鱼扒白菜

材料 带鱼段8块，大白菜150克。

调料 葱、姜、蒜、醋、酱油、料酒、盐各适量。

做法

1. 带鱼段洗净。大白菜洗净，切段。葱切花，姜切片，大蒜切片。

2. 炒锅放油，待油温烧至四成热，放入带鱼煎至两面金黄，取出。

3. 炒锅内留底油，下葱花、姜片、蒜片爆锅，倒入白菜，带鱼放在白菜上，烹入醋、酱油、料酒，加水烧沸，炖5分钟，放入盐调味即可。

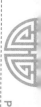

🅰 番茄冬笋肉片

材料 猪肉150克，冬笋100克，番茄酱5勺。

调料 淀粉、葱、姜、蒜、料酒、醋、酱油、盐、鸡精各适量。

做法

1.猪肉切成片，用料酒、盐腌5分钟备用。

2.冬笋、姜、蒜切片，葱切丝，醋、酱油、料酒、盐、鸡精、淀粉调成汁备用。

3.将炒锅烧热放油适量，倒入肉片滑散，放入番茄酱，待煸炒出香味后，把冬笋和葱丝、姜、蒜片一同入锅稍炒，最后烹入调好的汁炒熟即可出锅上桌。

🅰 韭花肉丝

材料 肥瘦猪肉100克，甜椒2个，韭菜花100克。

调料 淀粉、酱油、甜面酱、盐、鸡精各适量。

做法

1.将猪肉切成丝，加盐、淀粉上浆码好备用。

2.甜椒对剖去籽切成丝，韭菜花改刀备用。

3.用盐、酱油、鸡精、淀粉调成芡汁备用。

4.坐锅点火放油，油温六七成热时，放入肉丝炒散，再加入甜面酱炒出香味，放入甜椒段、韭菜花炒至断生，最后烹入芡汁，收汁点明油即可起锅。

🅰 烧香菇鸡腿

材料 肉鸡腿150克，水发香菇8个。

调料 葱、姜、酱油、料酒、八角、盐、鸡精各适量。

做法

1.将鸡腿煮熟，剁成块，水发香菇洗净去掉把，葱切丝，姜切末备用。

2.将油烧热，加入八角、姜片、葱丝炝锅，烹入料酒、酱油，加入盐和适量清汤烧沸。

3.随后放入香菇、鸡块，用文火烧透收浓汤汁出锅即可。

🅰 扁豆鸡丁

材料 鸡胸脯肉150克，扁豆150克。

调料 葱、姜、淀粉、料酒、胡椒粉、盐、鸡精各适量。

做法

1.扁豆去除头尾，择除筋，洗净，切成段，放入沸水锅焯熟，捞出沥水。葱切花，姜切片。

2.鸡胸脯肉切丁，加盐、料酒、胡椒粉、干淀粉腌制15分钟，放入热油锅炸熟。

3.炒锅倒入油烧至七成热，下葱花、姜片爆香，放入扁豆和鸡肉丁武火煸炒均匀，加盐和鸡精调味即可。

虾米拌菜花

材料 虾米50克，菜花150克，香菜少许。

调料 鸡精、香油各盐适量。

做法

1.虾米洗净切碎，用沸水烫一下。

2.香菜洗净切长段备用。

3.在盆中放入菜花，加入盐、鸡精、香油、香菜拌匀即可装盘上桌。

白菜炒扇贝

材料 大白菜150克，带壳扇贝10个。

调料 葱、淀粉、盐各适量。

做法

1.大白菜择洗干净，撕成小片，扇贝洗净泥沙，煮熟，取肉，葱切花。

2.炒锅倒入油烧至七成热，下葱花炒出香味。

3.放入大白菜片炒熟，加扇贝肉翻炒均匀，用盐调味，淀粉勾芡即可。

豆豉鳗鱼

材料 鳗鱼1条，五香豆豉50克。

调料 葱、姜、生抽、花椒粉、盐各适量。

做法

1.葱切花，姜切片。

2.鳗鱼收拾干净，放入盐、花椒粉、葱花、姜片腌10分钟。

3.炒锅放油，烧至四成热，放入鳗鱼煎至金黄色。

4.鳗鱼放入高压锅，加豆豉、生抽和适量水，蒸至高压锅喷气，加压5分钟即可。

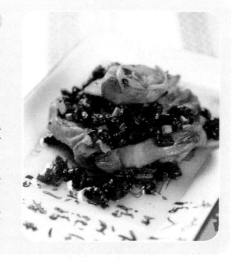

青豆虾仁

材料 青豆150克，虾仁100克。

调料 葱、淀粉、花椒粉、盐各适量。

做法

1.干青豆提前用冷水泡8～12小时。干虾仁泡发后洗净。

2.炒锅内加油，待烧至七成热，加葱花、花椒粉炒出香味，倒入青豆，加适量水炖熟。

3.加入虾仁炒熟，用盐调味，淀粉勾芡即可。

韭菜炒鱿鱼

材料 韭菜100克，鱿鱼150克。

调料 姜、花椒粉、盐各适量。

做法

1.鱿鱼洗净，切丝；韭菜择洗干净，切段；姜切末。

2.炒锅放油，烧至七成热，下姜末、花椒粉炒出香味，倒入鱿鱼丝翻炒至微红。

3.放入韭菜段，待韭菜被炒开始出汤时，加盐调味即可。

🐌 肉末苦瓜条

材料 苦瓜1根，猪肉末80克，红辣椒2个，芽菜末少许。

调料 姜、葱、盐、鸡精、豆瓣酱、料酒、香油、酱油各适量。

做法

1. 姜切丝，葱切花。
2. 将苦瓜去子，去蒂洗净切成一字条备用。
3. 热油锅倒入猪肉末、料酒、豆瓣酱、葱、姜炒匀，再放入苦瓜、芽菜末、红椒条、酱油翻炒均匀，最后淋入香油出锅即可。

🐌 虾仁菜花

材料 菜花150克，虾仁100克。

调料 淀粉、胡椒粉、葱、盐、鸡精各适量。

做法

1. 将菜花洗净掰成小朵，用沸水焯透，捞出控干备用。
2. 虾仁用温水泡好，葱切片备用。
3. 将猪油倒入炒锅内，烧至三成熟时，加入葱片炝锅，出香味后再放入清汤、菜花和虾仁，烧沸后加入鸡精、盐、胡椒粉，最后用淀粉勾芡出锅即可。

🐌 白菜心拌海蜇

材料 大白菜心150克，海蜇皮100克。

调料 蒜、醋、香油、盐、鸡精各适量。

做法

1. 海蜇皮放冷水中浸泡3小时，洗净，切细丝。
2. 大白菜心择洗干净，切成细丝，大蒜剁成泥。
3. 海蜇丝和大白菜丝一同放入一个盛器中，加蒜泥、盐、鸡精、醋、香油拌匀即可。

🐌 油焖皮皮虾

材料 皮皮虾18只。

调料 葱、蒜、姜、料酒、干辣椒、盐、鸡精各适量。

做法

1. 将虾收拾干净，葱、蒜、姜洗净切丝，干辣椒切段。
2. 油倒入炒锅中烧热，加入葱、姜、蒜、干辣椒炝锅。
3. 把皮皮虾入锅煸炒，加入料酒、盐、鸡精和适量，清水一起焖烧，收浓汤汁时出锅即可。

🐌 韭菜烧猪血

材料 韭菜100克，猪血豆腐150克。

调料 花椒粉、盐、鸡精各适量。

做法

1. 韭菜择洗干净，切段；血豆腐洗净，切块。
2. 炒锅倒入油烧至七成热，撒入花椒粉炒出香味。
3. 倒入血豆腐炒匀，加适量水炖8分钟，放韭菜段炒出汤，加盐和鸡精调味即可。

❀ 炒黄瓜肉片

材料 猪肉片150克，黄瓜1根。

调料 淀粉、葱、姜、蒜、醋、酱油、料酒、盐、鸡精各适量。

做法

1.用盐、淀粉将猪肉片上浆，葱、姜、蒜、黄瓜切片。

2.把醋、酱油、料酒、盐、鸡精、淀粉调成汁待用。

3.将油倒入炒锅中烧热，放入肉片炒散，把黄瓜片、葱花、姜片一同下锅稍炒，烹入调好的汁，炒熟即可装盘上桌。

❀ 肉末黄豆芽

材料 瘦牛肉50克，黄豆芽200克。

调料 蒜、花椒粉、淀粉、葱、盐、鸡精各适量。

做法

1.瘦牛肉洗净，切成肉末。黄豆芽择洗干净。蒜切末，葱切花。

2.炒锅倒入油烧至七成热，下葱花、花椒粉炒出香味。

3.放入牛肉末翻炒变白，加黄豆芽炒熟，用蒜末盐、鸡精调味，淀粉勾芡即可。

❀ 排骨炖冬笋

材料 猪肋骨250克，冬笋150克。

调料 鸡精、白胡椒、醋、盐各适量。

做法

1.将猪肋骨洗净，剁成小块，在沸水中煮10分钟，捞出沥干水分。冬笋洗净，去皮后切成块。

2.砂锅里倒入水，待水煮沸后，加入猪肋骨、醋，用文火炖40分钟。

3.加入冬笋，焖煮10分钟。最后加入盐、鸡精、白胡椒即可。

❀ 香肠炒油菜

材料 油菜150克，香肠100克。

调料 葱、姜、盐、淀粉、花椒、酱油、鸡精各适量。

做法

1.将香肠切成小薄片，油菜洗净切丝备用。

2.将油烧热，加入葱、姜丝炝锅。

3.放入香肠、油菜翻炒，然后加入酱油、盐、鸡精、花椒炒熟，可放入适量清水，出锅前用淀粉勾芡即可。

❀ 鸡胗拌西芹

材料 西芹150克，鸡胗100克。

调料 香油、料酒、蒜、盐、鸡精各适量。

做法

1.鸡胗洗净，加盐、料酒腌制15分钟，放入沸水中煮熟，晾凉，切片。

2.西芹择洗干净切段，放入沸水中焯熟，蒜切末。

3.鸡胗和西芹放入同一个盘内，加盐、鸡精、蒜末、香油拌匀即可。

🐌 鸭肉拌黄瓜

材料 鸭肉100克，黄瓜1根。

调料 蒜、香油、盐、鸡精各适量。

做法

1.鸭肉洗净，煮熟，撕成丝。

2.黄瓜洗净，切丝，蒜切末。

3.鸭肉丝和黄瓜丝中加盐、鸡精、蒜末和香油拌匀即可。

🐌 黄瓜拌海蜇

材料 海蜇150克，黄瓜1根。

调料 蒜、酱油、醋、盐各适量。

做法

1.将发好的海蜇洗净，切成细丝放在盘中。

2.蒜切末，再把黄瓜烫洗干净后切成丝，放在海蜇上面，浇上调料和蒜末拌匀即成。

🐌 虾皮炒小白菜

材料 小白菜200克，虾皮80克。

调料 葱、姜、盐、鸡精各适量。

做法

1.小白菜去根清洗干净、切段，用沸水烫一下捞出备用。

2.虾皮洗净，葱、姜切末备用。

3.炒锅中放油，略热放入虾皮、葱、姜末炒出香味，随即放入烫好的小白菜炒熟，最后放入盐和鸡精即可装盘上桌食用。

🐌 兔肉丝拌茼蒿

材料 兔肉150克，茼蒿100克。

调料 蒜、盐、鸡精各适量。

做法

1.兔肉洗净，煮熟，撕成细丝。

2.茼蒿择洗干净，放沸水中焯一下，捞出过凉，切段，蒜切末。

3.茼蒿段垫盘底，放上兔肉丝，加蒜末、盐、鸡精和香油调味、拌匀即可。

🐌 豌豆猪肉末

材料 瘦猪肉末100克，鲜豌豆粒150克，黄瓜1根。

调料 姜、盐、鸡精各适量。

做法

1.黄瓜切丁，姜切丝。

2.将姜丝少许入热油锅中稍炸，加入肉末略炒，放入豌豆，武火煸炒至将熟。

3.入黄瓜丁，加盐、鸡精、温水适量，炒熟即可。

🐌 虾米炒冬瓜

材料 冬瓜200克，虾米50克，香菜少许。

调料 盐、鸡精各适量。

做法

1.将冬瓜去皮、洗净、切块。

2.入热油锅中略炒，加盐适量、鸡精，炒至半熟。

3.再放入虾米，加少量温水，盖上锅盖，熟后起锅时撒上香菜末即可。

🐟 鲫鱼炖豆腐

材料 鲫鱼1条，豆腐150克。

调料 葱、姜、蒜、花椒粉、酱油、醋、盐各适量。

做法

1.鲫鱼去腮、去内脏，洗净。豆腐洗净，切块；葱切花，蒜、姜切片。

2.炒锅放油，待油温烧至四成热，放入鲫鱼两面煎熟，下葱花、蒜片、姜片、花椒粉炒出香味。

3.淋入酱油和醋，放入豆腐和适量水与鲫鱼一同炖15分钟，用盐调味即可。

🐟 脊骨炖酸菜

材料 猪脊骨250克，酸菜200克。

调料 葱、姜、花椒粉、盐、鸡精各适量。

做法

1.猪脊骨剁成小块，洗净，入沸水中焯去血水；酸菜择洗干净，切丝；葱切花，姜切片。

2.炒锅倒入油烧至七成热，下葱花、姜片、花椒粉炒出香味。

3.倒入猪脊骨和酸菜丝翻炒均匀，加适量水炖熟，用盐和鸡精调味即可。

🐟 滑炒墨鱼花

材料 墨鱼仔200克。

调料 葱、姜、白酒、鸡精、盐各适量。

做法

1.墨鱼仔收拾干净后切花，用开水汆烫一下。

2.葱洗净切段，姜洗净切片。

3.锅内倒入油，油热后下入葱姜爆香，然后倒入墨鱼仔滑炒。随即加入盐、鸡精、白酒，翻炒数下即可。

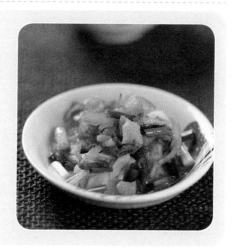

🐟 鸡块炖冬瓜

材料 鸡块100克，冬瓜200克。

调料 葱、姜、花椒、料酒、盐各适量。

做法

1.冬瓜洗好去皮切片。

2.鸡肉洗净切块，加水煮沸去浮沫。

3.加入料酒和花椒，用文火炖酥。

4.将冬瓜放入锅中炖熟，加盐即成。

🐟 虾米拌双丝

材料 虾米50克，芹菜100克，胡萝卜1根。

调料 香油、盐各适量。

做法

1.虾米用热水泡开。将芹菜洗净斜切成丝。胡萝卜洗好去皮，斜切成丝。

2.将两种菜丝放入沸水中烫熟，捞出盛在盘里。

3.放上虾米，浇上佐料拌匀即成。

🦆 双椒鸭丁

材料 青、红柿子椒各3个，鸭肉150克。

调料 葱、盐、鸡精各适量。

做法

1.鸭肉洗净，切丁。

2.青、红柿子椒去蒂及籽，切丝。葱切花。

3.炒锅倒入油烧至七成热，下葱花炒出香味。

4.放入鸭肉丁翻炒变白，加入适量水焖熟，放入青、红柿子椒丝炒熟，用盐和鸡精调味即可。

🦆 核桃仁鸡肉

材料 鸡肉150克，核桃仁12颗，笋、火腿肉各40克。

调料 葱、淀粉、酱油、料酒、盐各适量。

做法

1.鸡肉洗净切丁，用淀粉抓匀。

2.笋、火腿也切成小块。

3.核桃仁下入豆油锅中，炸成金黄色。锅内留底油，烧热，下入鸡丁滑至八成熟。

4.滗去油，放葱花、笋块、火腿块及料酒、盐、酱油、核桃仁，用淀粉勾薄芡，出锅即成。

🦆 清拌肚丝

材料 猪肚150克，白菜100克。

调料 葱、姜、酱油、醋、香菜、盐各适量。

做法

1.将猪肚用盐和醋洗好，放在盐水中煮沸捞出，刮去油脂，再加水煮至烂熟，捞出切丝。

2.葱姜切丝，把白菜切丝放在盘中，摆上肚丝，浇上调味料拌匀即成。

🦆 椒盐鳗鱼

材料 鳗鱼1条。

调料 葱、姜、蒜、花椒、盐各适量。

做法

1.鳗鱼去除内脏，洗净，切段；葱切花，姜、蒜切片。

2.用葱花、姜片、蒜片腌制20分钟，拣去葱花、姜片、蒜片备用。

3.煎锅放火上倒入油，待油温四成热时，放入鳗鱼段，文火煎至两面金黄，装盘撒上花椒盐即可。

🦆 芹菜鱿鱼卷

材料 鱿鱼卷20个，芹菜150克。

调料 葱、姜、盐、鸡精、酱油、料酒各适量。

做法

1.将芹菜洗净切成寸段，入沸水锅中焯熟，捞出沥干水分，姜切丝，葱切花。

2.姜丝、葱花入热油锅中稍炸，加适量酱油。

3.待酱油起沫后倒入鱿鱼卷，加料酒、盐、鸡精适量。

4.武火急炒片刻，立即倒入芹菜炒匀即可。

虾油焙笋条

材料 莴笋150克，虾100克。

调料 鸡汤、葱、料酒、糖、盐各适量。

做法

1.将莴笋去皮、去根、去头，切成长方形小条，并将切好的笋条入沸水锅中焯一下，去其生笋味。葱切末

2.炒锅内放入鸡汤烧沸，放入笋条共煮5分钟捞出，上面撒上葱末、盐、料酒拌匀。

3.再用一小锅放入鸡油、虾，上火烧热冒烟时翻炒，随即倒在笋条上即成。

三鲜烧冬瓜

材料 冬瓜150克，海带、蚕豆各100克，猪瘦肉100克。

调料 葱、胡椒粉、料酒、姜、盐各适量。

做法

1.用锅放水烧沸；葱切花，姜切丝；冬瓜切片。

2.将猪肉整块烫一下，换水加葱、姜、料酒重新煮肉40分钟。

3.肉熟后捞出葱姜，放入锅中，加入发好的海带丝、蚕豆、胡椒粉，煮10分钟。

4.加入冬瓜片煮5分钟，加盐即成。

煎烧牛里脊

材料 牛里脊肉200克，洋葱1个，鸡蛋1个。

调料 淀粉、胡椒粉、酱油、料酒、盐各适量。

做法

1.将牛里脊肉切成长片，用鸡蛋、淀粉、料酒、胡椒粉腌至入味。

2.洋葱去皮，洗净后切成丝备用。

3.将油烧热，用中火煎牛里脊片，两面煎至变色，铲出放盘内。

4.余油煸炒洋葱丝，出香味后，把肉片码在洋葱上，烹入酱油，加入盐调味，收浓汤汁，出锅即可。

芹菜活蚌

材料 芹菜100克，活蚌8个。

调料 葱、姜、黄酒、姜汁、盐各适量。

做法

1.在蚌壳四周用木槌轻敲数下，从活蚌中取出蚌肉，黄酒、姜汁浸渍20分钟。

2.将芹菜洗净切成段，用沸水过一下，葱切花，姜切片。

3.锅置火上，放油、盐、烧至七成热时，加入姜片爆香。

4.放入蚌肉，再加上芹菜，倒入蚌壳中的黄酒、姜汁，放入葱花、盐调味，再煮沸即成。

番茄烧大虾

材料 大虾8只，番茄1个。

调料 榨菜末、葱、姜、蒜、白糖、料酒、醋、糯米酒、盐各适量。

做法

1.将葱、姜、蒜、番茄、榨菜洗净，番茄切丁，其余切细末。

2.将虾洗净，去掉虾爪和虾须，取出虾肠，冲洗干净，沥去水分后，切成两段待用。

3.烧热炒锅，倒入油，油温热时，放入姜末、葱花，随后放入虾段，武火翻炒，并加入蒜末。

4.随时翻动虾段，用铲按压虾头，将虾油挤出，待虾身逐渐呈红色，将料酒、糯米酒、番茄丁、白糖、盐、榨菜末等倒入锅中，并加入肉汤，改文火煨几分钟，待汤汁浓缩后，搅匀即成。

清蒸鳕鱼

材料 鳕鱼1块。

调料 红辣椒、葱、姜、料酒、酱油、香菜、盐各适量。

做法

1.葱、红辣椒、姜切丝。

2.鳕鱼收拾干净，切段，加盐、料酒、酱油腌40分钟。

3.取盘，放入鳕鱼段，上蒸锅蒸15分钟，取出。

4.炒锅倒入油烧至七成热，下葱丝、红椒丝、姜丝炒出香味，淋入蒸鱼盘内的汤汁，用淀粉勾芡浇在鳕鱼块上，撒上香菜末即可。

金针菇氽肥牛

材料 金针菇100克，肥牛片200克。

调料 葱、姜、蒜、辣椒、花椒、豆瓣酱、酱油、料酒、胡椒粉、鸡精各适量。

做法

1.金针菇去根，洗净，放入加了盐的沸水中焯透，捞出。肥牛片入沸水中焯去血水，捞出。葱、姜切丝，蒜切末。

2.炒锅置火上，倒入油，待油温烧至六成热，加青花椒炒出香味后放入干辣椒炒香，倒入豆瓣酱炒出红油，煸香葱丝、姜丝和蒜末。

3.淋入适量料酒、酱油和清水烧沸，关火，滤出锅中的汤汁，重新放在火上武火煮沸后转文火熬煮。

4.放入金针菇和肥牛片略煮，用鸡精和胡椒粉调味，撒上香葱末关火即可。

番茄牛肉

材料 番茄2个，瘦牛肉200克。

调料 葱、姜、料酒、盐、鸡精各适量。

做法

1.葱切段，姜切片。

2.瘦牛肉洗净，切块，加盐、料酒、姜片、葱段拌匀，腌30分钟，拣去葱段、姜块。番茄洗净，切块。

3.锅内放油，烧至七成热时放葱花炒出香味，随即倒入牛肉块翻炒，加入适量水炖煮，待牛肉九成熟，加入番茄块。

4.等番茄块被炖熟后，加入盐和鸡精调味即可。

🌀 枸杞烧肉丝

材料 枸杞子30克，熟青笋150克，瘦猪肉100克。

调料 淀粉、醋、酱油、盐各适量。

做法

1.将猪肉洗净切丝，青笋切成细丝，枸杞子洗净备用。

2.炒锅烧热后倒入油，将肉丝、笋丝下锅炒。

3.烹入料酒，加入调料和枸杞子炒匀即成。

🌀 银耳炒肉丝

材料 干银耳40克，瘦猪肉150克。

调料 葱、淀粉、酱油、料酒、盐、鸡精各适量。

做法

1.干银耳泡发，择洗干净，撕成小片。葱切花。

2.瘦猪肉洗净，切成细丝，加料酒、酱油、干淀粉抓拌，腌制10分钟。

3.炒锅倒入油烧至七成热，下葱花炒出香味，放入猪肉丝翻炒变白，放入银耳炒熟，用盐和鸡精调味即可。

🌀 猴头菇煨鸡

材料 母鸡1只，猴头菇200克，水发冬笋50克，菠菜30克，葱半根，姜2片。

调料 料酒1大匙，淀粉、酱油各2小匙，盐1小匙，花椒8粒，八角2粒，清汤适量。

做法

1.将鸡洗净剔去头、爪、鸡架、腿骨，切成4厘米见方的块，放入盆内，加入料酒、酱油、淀粉拌匀，腌20分钟左右。

2.猴头菇洗净，沥干水，切成0.5厘米厚的大片备用；菠菜洗净，投入沸水中氽烫熟，捞出沥干水备用；水发冬笋洗净，切成小片；葱洗净，斜切片备用。

3.锅内加入少量植物油烧热，放入花椒炸出花椒油盛出备用；锅内继续加入植物油烧至六成热，下入鸡块炸成黄色，捞出控油。

4.另起锅加入少量植物油烧热，倒葱、姜爆香，加入八角、酱油、料酒、清汤，武火烧沸。

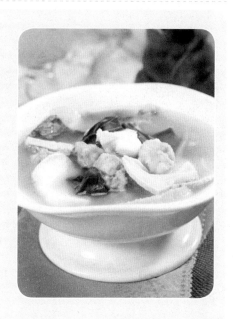

5.捞出姜、葱、八角，放入炸好的鸡块和猴头菇、笋片，武火烧沸，再用文火炖1小时左右，待鸡肉熟烂，下入菠菜，淋入花椒油即可。

🌀 猪肉炒豌豆

材料 瘦猪肉150克，黄瓜1条，鲜豌豆100克。

调料 姜、酱油、淀粉、盐各适量。

做法

1.将猪肉切丁，用淀粉、酱油调好拌匀，把黄瓜洗好切丁。姜切丝。

2.油烧热后先炒肉丁，再放入姜末，炒好后起锅。

3.用余油炒黄瓜和豌豆，稍加温水。武火快炒几下，加入肉丁和调料炒熟即成。

🌀 芹菜烧鳝丝

材料 鳝鱼肉150克，芹菜100克。

调料 蒜、姜、肉汤、醋、料酒、豆瓣酱、花椒、胡椒粉、酱油各适量。

做法

1.将鳝鱼肉切成细丝；姜、蒜切丝。

2.起油锅，烧热后将鳝鱼丝放入，炒至半熟时加入料酒、豆瓣酱、姜片、蒜丝，再翻炒几下，加入酱油、肉汤。

3.将芹菜洗净切短，入沸水锅中汆烫一下，捞出备用。

4.用慢火煮至汤汁快干时，再放入醋翻炒几下，盛入盘中撒上炒焦的花椒粉及胡椒粉即成。

🌀 墨鱼鸡块

材料 鸡腿150克，墨鱼150克，大白菜100克，香菇10个，金针菇100克。

调料 葱、姜、胡椒粉、料酒、盐、鸡精各适量。

做法

1.鸡腿肉切块，加入盐、料酒和姜片腌渍半小时。葱切段。大白菜洗净切块。香菇泡软切块。金针菇去头。墨鱼交叉划刀，不要切断，放沸水里煮，使之自然卷起。

2.锅中放入鸡汤和葱段，沸腾后，加入鸡块焖煮20分钟。

3.最后放入香菇、金针菇、白菜、墨鱼卷焖煮10分钟。

4.起锅前放入鸡精，撒上白胡椒粉即可。

🌀 泥鳅炖豆腐

材料 泥鳅30条，豆腐1块。

调料 盐适量。

做法

1.将泥鳅去头及内脏，洗净放锅中。

2.加盐少许、水适量，清炖至五成熟。

3.加入豆腐块，再炖至鱼熟即可。

🌀 清虾炖豆腐

材料 虾100克，豆腐200克。

调料 葱、姜、盐各适量。

做法

1.将虾洗净；豆腐切成小块；葱切花，姜切丝。

2..把虾、豆腐、葱、姜、盐一起放入水中，用武火炖熟即可。

🐚 葱爆龙凤片

材料 水浸海参4个，鸡胸脯肉200克，鸡蛋清少许。

调料 葱、淀粉、料酒、姜汁、盐、鸡精各适量。

做法

1.将鸡脯肉切抹刀成片。大葱切斜段。海参切抹刀片。鸡肉片用料酒、盐腌入味，再用蛋清、淀粉拌匀上浆。

2.锅内加水烧沸，下入海参焯透捞出。

3.用小碗将余下的料酒、姜汁、盐、鸡精、鲜汤淀粉兑成碗汁。

4.锅内另加油烧四成热，下入鸡片滑散至熟捞出。

5.锅内留油少许，下入葱段炒出香味。

6.倒入鸡片、海参翻匀，烹入兑好的芡汁武火翻匀，淋入鸡油勺。

🐚 干贝炒猪腰

材料 猪腰2个，干贝15个，黄瓜1根，干香菇5个。

调料 料酒、盐各适量。

做法

1.猪腰去筋膜洗净剖开，批净腰臁，正面刻花切块，以冷水浸过再以沸水稍烫，捞起备用；干贝烫熟，捞起沥干；小黄瓜洗净后切薄片；香菇泡软切片。

2.油锅烧热后将香菇爆香，加入猪腰、干贝煸炒。

3.淋料酒调味，再加入小黄瓜、盐拌炒均匀即可。

🐚 黄精烧鸡

材料 鸡1只，干山药100克，党参4根，黄精1块。

调料 姜、葱、胡椒粉、料酒、盐、鸡精各适量。

做法

1.将黄精、党参、怀山药洗净；生姜切片，葱切段。

2.鸡宰杀后去毛，剁去脚爪，剖腹去内脏，洗净；净鸡入沸水锅中氽透，捞出剁块。

3.锅置火上，注入猪油，下姜、葱炒出香味，放入鸡块、党参、怀山药、黄精、盐、胡椒粉炒至鸡块半熟。

4.注入肉汤、料酒，武火烧开，撇去浮沫，文火慢炖1小时，捡出姜、葱，收汁后加入鸡精调味即成。

🐚 蔬菜鸡肉丸

材料 芥菜100克，鸡胸脯肉150克。

调料 葱、姜、玉米淀粉、鸡汤、盐各适量。

做法

1.鸡胸肉剁碎，加入盐、葱末、姜末和淀粉，依顺时针方向充分搅拌，放进冰箱冷藏20分钟后取出，用手挤出一个个小丸子。

2.芥菜心以斜刀切片，入沸水烫过捞起，冷却后备用。

3.鸡汤倒入锅中，沸腾后，放入鸡丸，待其煮熟。

4.放入芥菜煮软即可起锅。

🌀 洋葱猪肝

材料 猪肝150克，洋葱2个。

调料 玉米淀粉、酱油、料酒、盐各适量。

做法

1.猪肝洗净，切片。洋葱洗净，切块。

2.炒锅上火，放入沸水和猪肝，稍微煮一下，捞出滤水。

3.炒锅加油加热，放入洋葱煸炒到软。

4.放入猪肝，倒入料酒、酱油、清汤炒透，用湿淀粉勾芡，加盐调味即可食用。

🌀 虾仁烧黄瓜

材料 黄瓜2根，虾仁15个。

调料 淀粉、酱油、料酒、糖、葱、鸡精各适量。

做法

1.黄瓜洗净，切成滚刀块，用沸水焯一下捞出。

2.锅置火上，放入素油烧热，先放入虾仁炸一下，随即将葱末入锅，再下入黄瓜煸炒数下。

3.烹入料酒、酱油，加入鸡精，糖翻炒数下，淀粉加水勾芡即可。

🌀 芹菜炒蛤蜊肉

材料 芹菜100克，蛤蜊15个。

调料 姜、盐各适量。

做法

1.将芹菜洗净，切短。

2.蛤蜊肉洗净，生姜洗净，捣烂。

3.起油锅，放入生姜、蛤蜊肉炒熟，再放入芹菜微炒，调味即可。

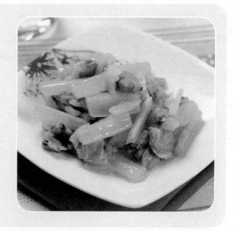

🌀 桑皮炖兔肉

材料 兔肉200克，桑白皮20克。

调料 香油、盐各适量。

做法

1.将桑皮洗净；兔肉洗净，切块备用。

2.将两物同放入沙锅内，适量清水煮至兔肉熟烂。

3.再加入适量的盐和麻油调味即可食用。

🌀 鲜三文鱼片

材料 三文鱼1块，奶酪50克，菜花100克。

调料 胡椒粉、盐各适量。

做法

1.三文鱼切片涂上薄盐。

2.色拉油、奶酪、菜花末搅拌均匀。

3.均匀涂在三文鱼片上，放入烤箱烘烤20分钟，撒上黑胡椒粉即可食用。

枸杞滑熘里脊片

材料 猪里脊肉150克，枸杞子25克，木耳、豌豆、竹笋各50克，鸡蛋1个。

调料 豌豆淀粉、葱、姜、蒜、醋、黄酒、盐、鸡精各适量。

做法

1.将枸杞子分两份，一份加水煮提取两次，得枸杞子浓缩汁约25毫升。另一份洗净，蒸熟。猪里脊肉抽去白筋，切成片，用蛋清、淀粉、食盐抓匀浆好，投入热油中滑开、滑透，捞出控油。木耳泡透，撕成小片。冬笋切片。葱姜切丝，蒜切片。

2.锅内油热时投入木耳、冬笋和豌豆，加葱、姜、蒜、香醋、料酒、食盐翻炒。

3.加入熟枸杞子、肉片、枸杞子浓缩汁和清汤，翻炒片刻，加入淀粉勾流水芡翻炒即成。

豆角炒肉松

材料 豇豆100克，豆腐100克，瘦猪肉150克。

调料 葱、蒜、酱油、盐、鸡精各适量。

做法

1.豇豆去头尾洗净切碎。豆腐洗净抹干水，剁成细粒，加生抽，砂糖少许腌10分钟。瘦肉剁成肉碎，葱洗净切碎。

2.下油放入青豆角炒透，炒熟铲起。

3.再放生油入锅，放蒜茸，肉碎爆香，加入沙嗲酱炒数下。

4.再下其他调味炒片刻，加青豆角同炒至汁干，加葱花炒匀即可上桌。

香葱海螺

材料 海螺6个，香葱50克。

调料 料酒、胡椒粉、食用小苏打、香油、醋、盐、鸡精各适量。

做法

1.将海螺外壳砸破，取出螺肉，摘去尾肠，去掉头部黑膜，用醋和盐揉搓擦洗，清水漂净，批成两片，在其表面划上一些刀纹，用咸面稍捏，再漂净咸味，葱切段。

2.炒锅倒油，烧至六成热，放入海螺过油，倒出沥油。

3.炒锅留余油，煸透香葱，加入蚝油，白糖、黄酒及适量清水，下海螺肉，武火烧沸，文火卤制入味，再用武火收浓卤汁，加鸡精和胡椒粉，淋香油，即可出锅冷却食用。

蒸酿黄瓜

材料 黄瓜2根，肥瘦猪肉200克。

调料 玉米淀粉、葱、姜、料酒、盐、鸡精各适量。

做法

1.将黄瓜洗净，切成段，去掉黄瓜瓤，备用；葱，姜分别切末备用。

2.将猪肉剁馅放入碗中，加入鸡精、盐、料酒、姜末、葱末搅匀，做成肉丸。

3.将肉丸放在切好的黄瓜段内，入蒸锅蒸3分钟。

4.将锅置于武火上，放入色拉油烧热，加入清汤2碗、盐，烧沸后用湿淀粉勾芡，淋上在黄瓜段上即可。

🐚 虾子春笋

材料 竹笋150克，虾子100克。

调料 姜、鸡精、酱油、香油、料酒各适量。

做法

1.竹笋剥掉外壳，切去根部，洗净，用刀轻轻拍裂，切成条。虾子放在小碗内，加入黄酒，姜块及适量清水，上笼稍蒸，待虾子吸透水后捞出。

2.炒锅上火，倒入生油，烧至五成热，下竹笋过油后倒出沥油。

3.留余油烧热，虾子入锅稍煸即加酱油，白糖，下竹笋翻炒几下，再加适量清水，武火烧沸后，改用文火稍长时间烧制。

4.竹笋入味，呈金红色时，转用武火收浓卤汁，沿锅边淋入香油，放鸡精，颠翻均匀，出锅装盘，冷却后食用。

🐚 海参枸杞炖蛋

材料 鸽蛋8个，海参5个，枸杞子少许。

调料 葱、姜、玉米淀粉、胡椒粉、料酒、酱油、盐各适量。

做法

1.将海参放入盆内用凉水浸泡发胀，洗净，投入沸水中焯两遍，冲洗干净，用尖刀在腹壁切上菱形花刀。枸杞子洗净。鸽蛋放凉水锅中，用文火煮熟去壳，滚上干淀粉，放入花生油锅内，表面炸成黄色时捞出。

2.将锅置于武火上，放入猪油烧至八成热，将葱段和姜片炒出香味，倒入鸡汤炖3分钟。

3.捞出葱段和姜片不用，加入海参、酱油、料酒和胡椒粉。

4.炖沸后撇净浮沫，改用文火炖40分钟左右。

5.放入鸽蛋、枸杞子和盐，再炖10分钟左右即可。

🐚 爆全鸡

材料 鸡肉100克，鸡肫、鸡肝、鸡腰子各2具，鸡蛋1个，口蘑3个，香菇4个，豌豆50克。

调料 玉米淀粉、料酒、花椒、姜、盐、鸡精各适量。

做法

1.将鸡肉剔去筋，切成方丁；鸡肫穿上钉子花刀，切成四瓣，鸡肝切成丁；鸡腰子用沸水焯一下，切开去外皮，横切两半；口蘑、香菇切成丁；葱，姜切成末。

2.锅内放入沸水，将鸡肫、肝、腰子焯透捞出，捞净水分。鸡肉丁用鸡蛋清和淀粉抓匀。用料酒、花椒水、盐、鸡精、汤、淀粉兑成汁水。

3.锅内放入油，热时，将鸡肉丁放入锅内滑熟。

4.倒入鸡肫、肝、腰子滑好，一起倒入漏锅内。

5.锅内留底油，用葱，姜炝锅，放入口蘑、香菇、豌豆煸炒，再放入鸡丁、鸡肫、肝、腰子，烹入兑好的汁水，淋上明油，出锅即成。

🌀 茄子炒牛肉

材料 茄子2个，瘦牛肉150克。

调料 姜、蒜、玉米淀粉、盐、鸡精各适量。

做法

1.茄子洗净，切片，清水浸渍1小时；牛肉洗净，切片；生姜洗净，切丝，取食盐、淀粉少许，与牛肉混匀；大蒜去衣捣烂。

2.起油锅，放入大蒜，随后放下茄子片，炒熟铲起。

3.另用油起锅，下牛肉粒，炒熟，并与茄片混匀，调味即可。

🌀 松子炒螺丁

材料 海螺6个，松子40克，西芹100克。

调料 葱、姜、豌豆淀粉、胡椒粉、盐、鸡精各适量。

做法

1.海螺肉取肉切丁，西芹切丁。

2.锅中加油，将松子炸香，捞出。

3.锅中加水烧沸，海螺等分别余水，捞出。

4.锅内放油烧热，葱姜爆锅，放海螺丁、西芹、松子煸炒，再加盐、鸡精、胡椒粉、醋调味，炒匀，用少许湿淀粉勾芡即成。

🌀 红豆鲤鱼火锅

材料 鲤鱼1条，冬瓜100克，小白菜100克，粉条、红豆各50克。

调料 陈皮、草果、姜、葱、干辣椒、胡椒粉、盐各适量。

做法

1.将活鲤鱼宰杀、去鳞、鳃及内脏，洗净，沥干水，切块。冬瓜削皮，去瓤，切片。小白菜去老叶，洗净理齐。粉条水发好，洗净，沥水。以上各料分别装盘，围于火锅四周。

2.火锅置炉上，加入鸡汤烧沸，下红豆、陈皮、辣椒、草果，煮15分钟。

3.再加入生姜、葱、胡椒、盐，烧沸。

4.撇尽浮沫，去陈皮、辣椒、草果，即下入鲤鱼，烧沸便可烫食其他各料。

🌀 鱼香虾球

材料 对虾30只，泡椒少许。

调料 大葱、姜、蒜、黄酒、醋、酱油、香油、玉米淀粉、盐各适量。

做法

1.大虾剥去皮壳，用刀从虾背部片开（成合叶形），洗净控干水，用料酒、盐、蛋清、淀粉上浆。

2.取一碗放料酒、盐、白糖、酱油、醋、清汤、淀粉兑成汁。

3.炒锅上火烧热，倒入油待油温升高，将虾肉放入油中，滑散滑透后倒入漏勺中控油。

4.烧锅再上火，下入底油，放泡油红辣椒末、姜蒜末炒香，再下葱花炒匀。

5.烹入汁炒至汁亮，倒入虾球颠翻均匀出锅，盛入已做好盘饰的盘中即可。

🐔 鸡肉蒸螺

材料 鸡胸脯肉200克，田螺5个，青豆、火腿各30克。

调料 玉米淀粉、料酒、香油、盐、鸡精各适量。

做法

1.将熟火腿切成粒。

2.将螺肉从螺壳中取出，和鸡脯肉一同剁成泥，放入碗中，加入青豆、火腿粒、料酒、鸡精、香油拌好。

3.将螺壳洗净，把拌好的馅塞入螺壳内，入蒸锅蒸熟即可。

🐔 苦瓜拌蜇皮

材料 海蜇皮200克，苦瓜1根，虾米50克。

调料 葱、姜、白芝麻、醋、料酒各适量。

做法

1.海蜇皮用清水浸5小时后，洗去泥沙和污物，撕掉黑皮，切成长方块，沥干水分。

2.苦瓜洗净，切成片，放入菜盆内，用盐腌15分钟，沥去水分。

3.虾米、香葱和生姜放入碗内，加入料酒，用沸水泡10分钟，沥去水分。

4.海蜇皮、腌苦瓜和虾米同放在一个盆内，撒入熟白芝麻、白糖和醋拌匀渍3小时以后即可装盘食用。

🐔 黄金小排

材料 猪小排200克，蒸肉粉、胡萝卜各100克。

调料 蒜、姜、葱、胡椒粉、料酒、红腐乳、辣豆瓣酱各适量。

做法

1.胡萝卜洗净切块；猪小排切块。

2.猪小排加入红腐乳、葱花、蒜、姜、白胡椒粉、辣豆瓣酱、料酒搅拌均匀，然后腌渍30分钟，再倒入蒸肉粉拌匀。

3.胡萝卜块均匀铺于碗底层，由下而上依序放小排、葱花、姜、蒜。

4.放入蒸笼中蒸60分钟左右，待蒸肉粉因水气而变糊时，即可取出。

🐔 海参烩鲜蘑

材料 凤尾菇20个，水浸海参5个，黄瓜、青豆各50克。

调料 淀粉、葱、姜、盐、鸡精、料酒、酱油、香油各适量。

做法

1.海参洗净，去掉内膜，先切成长条再改刀切成丁，凤尾菇切成小块，葱切成小段，姜切末，青豆洗净，黄瓜切丁。

2.将海参、凤尾菇、青豆倒进沸水锅内氽透，捞出控净水。

3.炒锅上火烧热，倒入猪油，五成热时下葱姜烁锅，烹入料酒、酱油及少许清水，沸后撇云浮浮沫，下入海参、凤尾菇、青豆、黄瓜丁、盐、鸡精，锅再沸后，用湿淀粉勾芡，淋上香油即成。

🌀 奶汤鱼唇沙锅

材料 鱼唇6个，火腿50克，水发香菇、冬笋、油菜心各50克，牛奶200毫升。

调料 葱、姜、料酒、盐、鸡精各适量。

做法

1.水发鱼唇用清水洗净，然后用刀片成长5厘米、宽3厘米的抹刀片。熟金华火腿、冬笋分别切成骨牌片。水发香菇逐个改刀。把鱼唇、金华火腿、冬笋、香菇下沸水锅内焯一下。油菜心一剖两开，洗净。葱切片，均拍松备用。

2.锅放至武火上烧热，倒入色拉油，油热后，放入葱段、姜片炸成金黄色。

3.倒入鸡清汤，烧沸后，撇净浮沫，捞出葱段、姜片加入料酒、白糖、盐10克，放入鱼唇、火腿片、冬笋片、香菇，在武火上烧沸。

4.加鲜牛奶、鸡精，烧至翻滚，使汤色发白。

5.另取锅放在火上，倒入色拉油，放入油菜心，加入盐、鸡精，煸透，倒入沙锅内，加盖，锅底垫瓷盘，一同上桌。

🌀 百合炒螺片

材料 海螺5个，百合100克，滑子菇50克。

调料 葱、姜、豌豆淀粉、盐、鸡精各适量。

做法

1.海螺洗净切成薄片，百合、滑子菇放沸水中焯过。

2.滑锅加油烧热，将海螺片放入划出。

3.锅中留底油，加葱姜烹出香味，即加入百合、滑子菇和盐、鸡精翻炒，加放入高汤调味，用淀粉勾芡，放入螺片翻炒，淋明油即成。

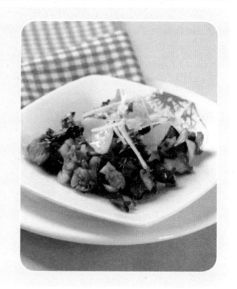

🌀 山药炖猪肚

材料 猪肚200克，山药150克。

调料 盐适量。

做法

1.将猪肚洗净，切成条或切成小块。

2.煮沸后改文火炖熟。

3.将山药去皮，洗净，切成片或段，加入炖熟的猪肚内同炖至烂。

松茸牛蛙

材料 牛蛙1只，干松蘑8个，火腿、油菜心各50克。

调料 葱、姜、黄酒、胡麻油、鸡汤、盐、鸡精各适量。

做法

1.将牛蛙用刀在脊背开五分长的小口，取出内脏，剁去四爪用八成热水烫一下捞出洗去黑皮。

2.鲜松蘑择干净，用刀改成2寸长、5分宽的块，用沸水烫一下捞出。

3.火腿切成片，油菜心洗净；葱切花，姜切丝。

4.锅内放入鸡汤、盐、鸡精、料酒、葱、姜、花椒油，加入牛蛙和松蘑，用中火炖10分钟，下入火腿、油菜心，烧沸即成。

鸡茸空心菜

材料 空心菜150克，鸡肉100克，木耳少许。

调料 葱、黄酒、胡椒粉、盐、鸡精各适量。

做法

1.空心菜摘去黄叶，老茎洗净。木耳用水发好洗净。鸡脯肉洗净剁成茸。鸡精粉放汤盆内，冲沸水调成鲜汤待用。

2.锅置武火上，倒进少量花生油烧热后，倒入清水烧沸。

3.放入焯至熟即捞起沥干待用。

4.锅置武火上，倒进少量花生油，烧热后，倒入料酒，注入鲜汤，下盐、鸡精调味，撒上胡椒粉，用淀粉勾芡。

5.滚沸后即移离火位，将鸡茸徐徐放入搅匀，再入进焯好的空心菜，倒进熟油和匀，装盆即成。

黑豆炖鳝鱼

材料 黑豆100克，鳝鱼200克。

调料 姜、香油、料酒、大葱、盐各适量。

做法

1.将鳝鱼宰杀去杂洗净后切成段。姜洗净切片备用。

2.炒锅上火，放油烧热后下黑豆炒至熟脆。

3.放入鳝鱼、姜片、料酒、盐、葱、香油及适量的清水。

4.置武火上煮沸后改用文火炖至鱼肉熟烂即成。

豆角炒鸡什

材料 四季豆150克，鸡心、鸡肫、鸡肝各50克，香菇5个。

调料 姜、盐、鸡精各适量。

做法

1.鸡肝、鸡肫、鸡心洗净切件。香菇洗净切片。

2.鸡肝、鸡肫、鸡心、用姜汁酒腌过，出水过冷水。

3.锅内倒油，豆角炒熟铲起。

4.下油爆炒姜、香菇、鸡肝、鸡肫、鸡心，加入豆角炒匀，加盐、鸡精调味，用淀粉勾芡。

糖尿病饮食调养一本全

🌀 生菜肉松

材料 肥瘦猪肉200克，干蘑菇2个，豌豆、生菜、洋葱、籼米粉各50克。

调料 豌豆淀粉、葱、酱油、香油、胡椒粉、盐各适量。

做法

1.肉馅用酱油腌制。干蘑菇切丝，生菜叶洗净。热油锅干炸米粉，控油，装盘。

2.锅内加油烧热，放入肉馅和葱头、蘑菇、慈菇，武火煸炒。

3.肉熟后加入青豌豆和酱油、水、淀粉、盐、香油、胡椒粉翻炒，装入米粉盘内拌匀。

4.用生菜叶包好即可食用。

🌀 笋拌海螺片

材料 海螺5个，竹笋100克，豌豆50克。

调料 蒜、红辣椒、料酒、葱汁、姜汁、胡麻油、香油、鸡精、盐各适量。

做法

1.大蒜去皮洗净捣成蒜泥。红辣椒洗净去蒂和籽切成末。螺片洗净，切成薄片，用黄酒、葱，姜汁浸渍一下然后放入到七成热的油锅中爆一下捞出沥油。

2.笋尖洗净切片。豌豆荚洗净放入沸水中焯一下捞出，过冷后沥干水分。

3.海螺片、笋片和豌豆荚放入盘内，再放入盐、鸡精、香油拌匀，炒锅内倒入花椒油烧热，放入蒜泥、红椒末煸出香味，浇在拌好的螺肉片上即成。

🌀 鸡丝炒豇豆

材料 豇豆150克，鸡胸脯肉100克。

调料 姜、葱、料酒、酱油、玉米淀粉、盐、鸡精各适量。

做法

1.鸡肉切成丝，撒干淀粉上浆，加少许油拌匀。豇豆洗净，切寸段。葱，姜切小片备用。

2.豇豆用武火沸水，焯至变色，捞出控水。

3.炒锅上火，加入油至油热。

4.下葱，姜炝锅后放入鸡丝，炒至变色。

5.锅内加入豇豆和酱油、料酒、盐炒入味，撒入鸡精炒匀即好。

🌀 鳝段烧肉

材料 鳝鱼200克，五花肉150克。

调料 蒜、葱、姜、鸡精、白酒、酱油、香油、盐各适量。

做法

1.黄鳝宰杀后，去内脏，去头尾，切段；五花肉洗净切块。

2.鳝段，肉块分别用沸水焯一下，捞出洗净。

3.烧热锅，放油，先将大蒜头炸至呈金黄色捞起。

4.锅留少许油，放葱，姜煸香后倒入肉，酒，酱油，糖，盐，加盖烧至肉六成熟后再将黄鳝段放入，烧至鳝鱼肉酥烂时，用武火烧至卤汁肥浓似胶汁，加鸡精，麻油即可。

🌀 油豆腐塞肉

材料 油豆腐100克，肥瘦猪肉200克。

调料 葱、姜、料酒、酱油、胡椒粉、玉米淀粉、盐各适量。

做法

1.油豆腐洗净，挤干水分，选择其中一面挖开外皮，形成凹洞。

2.绞肉再剁细，将葱，姜剁细，同料酒、盐，太白粉水一起调匀拌成肉馅，填入油豆腐内，抹平。

3.将装好馅的油豆腐摆入盘中，入蒸笼，蒸约15分钟，出锅。

4.倒出汤汁，入锅中，加淀粉勾欠淋在油豆腐上，即可。

🌀 金针菇炒肉丝

材料 金针菇150克，猪里脊肉150克，鸡蛋1个。

调料 葱、姜、玉米淀粉、鸡精、料酒、盐、香油各适量。

做法

1.将里脊肉切成丝。猪肉丝放入碗内，加蛋清、盐、料酒、淀粉拌匀。金针菇切去两头，取中间一段待用。

2.炒锅内放花生油，烧至五成热，将肉丝下入划熟。

3.锅内留油少许，放葱丝略炒出香味，放入少许清汤调好味。

4.倒入金针菇，肉丝拌匀，颠翻几下，淋上香油即可。

🌀 肉末粉丝小白菜

材料 小白菜100克，肥瘦猪肉150克，粉丝1团。

调料 姜、酱油、盐、鸡精各适量。

做法

1.猪肉、姜分别切末。

2.油烧热，放入肉末、姜末、酱油，炒散。

3.放入小白菜，待其炒塌软后，放入粉丝。

4.盖上锅盖文火焖3分钟，放入盐和鸡精，炒匀关火。

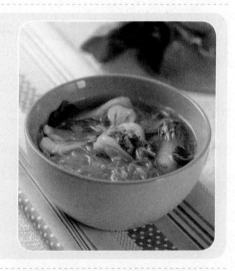

🌀 白菜煮牛肉

材料 白菜150克，肥瘦牛肉200克。

调料 葱、姜、蒜、淀粉、盐、鸡精各适量。

做法

1.将白菜洗净，切或长条，加味煮熟。

2.牛肉切薄片，加味拌匀。

3.姜、蒜起锅炒过牛肉，加白菜，调味烩煮后下些葱段，调淀粉芡上碟。

❥ 沙锅肉丝苦瓜

材料 瘦猪肉150克，苦瓜1根。

调料 葱、料酒、盐各适量。

做法

1.将苦瓜剖开，去尽内瓤，用盐腌好，放入沸水锅中焯一下，捞起沥净苦液，再洗净切成条，待用。

2.将猪瘦肉洗净，放入沸水锅烫一下，捞出沥干水分，切成丝。葱切细末。

3.将锅置于武火上，倒入油烧热，放入葱末煸香，再加入猪肉丝煸炒至水干捞起放入沙锅内，加入肉汤、盐、烹入料酒烧至汤滚，再加入苦瓜条煮熟即可。

❥ 石耳炖鸽

材料 鸽子1只，山药200克，石耳40克。

调料 葱、姜、冰糖、黄酒、鸡油、盐各适量。

做法

1.将山药削去外皮，切成薄片，放在沸水锅里烫一下捞起，用水洗净。石耳浸发，洗净。

2.将鸽子浸入冷水中溺后取出，再放入60℃左右的热水中烫一下，煺毛，洗净。

3.然后在其腹部开一个小口，抠出内脏，用水洗净，放入开水锅中余一下捞出，再用水洗一次。

4.将鸽子放在汽锅中，加入葱，姜，山药片，石耳，鸡清汤，料酒，盐，冰糖，盖上锅盖，上笼用武火蒸1.5小时左右取出，淋上熟鸡油即成。

❥ 芦荟拌腊肉

材料 芦荟100克，生腊肉100克，芹菜50克。

调料 香油、辣椒油、盐、鸡精各适量。

做法

1.芦荟、芹菜洗净，擦干，芦荟叶肉切成片，放在沸水中煮5分钟捞出，沥去水分，备用

2.芹菜切成条，放沸水中煮一下，用水冲凉，沥水备用。

3.腊肉切成薄片蒸熟，备用。

4.芦荟肉片、芹菜条和腊肉片均放入盘中，加入适量调料，拌匀即可。

❥ 海带卷

材料 鲜海带200克，猪里脊肉150克，胡萝卜1根，竹笋50克，香菇8个。

调料 淀粉、蒜、白酒、酱油、醋各适量。

做法

1.泡软的海带切成5厘米的长段。干瓢泡软切成长段。胡萝卜、笋、泡软的香菇分别切成长条状。里脊肉也切成5厘米长的薄片，与酒、酱油、淀粉拌匀腌10分钟。

2.取海带一片，上面铺上肉片，并放上胡萝卜、笋、香菇卷成筒状，用干瓢绑紧，然后一个接着一个弄。

3.将酱油、醋、蒜放入锅中煮沸，放入海带卷煮沸，再改用文火煮约半小时即可捞出食用。

🍵 余鹌鹑

材料 鹌鹑肉150克，冬笋、口蘑、黄瓜各50克，鸡蛋1个。

调料 淀粉、黄酒、酱油、花椒、盐、鸡精各适量。

做法

1.将净鹌鹑肉切成薄片，用鸡蛋清和淀粉2勺加水抓匀，冬笋、水发口蘑、黄瓜切成片。

2.锅内放入猪油，四五成热时将鹌鹑片放入油内滑熟倒入漏勺内。

3.锅内放入汤，加入盐、料酒、花椒水、酱油、冬笋、口蘑、黄瓜和滑熟的鹌鹑肉片，烧沸后，撇净浮沫，放入鸡精，盛入汤碗内即成。

🍵 芝麻海参排

材料 水浸海参8个，鸡蛋3个，团叶生菜1棵，芝麻、面包屑各少许。

调料 淀粉、胡椒粉、料酒、姜、葱、鸡精、香油、盐各适量。

做法

1.将海参改一字条，放入姜片、葱节、料酒、胡椒粉、鸡精、盐、鲜汤的锅中烧入味，捞起沥干水分。

2.鸡蛋与干细豆粉调成蛋豆粉。

3.生菜切丝，拌成糖醋味。

4.将海参裹上蛋豆粉、面包粉，沾上熟芝麻，入热油锅中炸酥起锅，装盘，镶上生菜即可。

🍵 菠菜炒生鱼片

材料 菠菜100克，黑鱼1条。

调料 蒜、姜、淀粉、盐各适量。

做法

1. 黑鱼宰杀，取鱼肉洗净，切片，用盐、姜、花生油、淀粉拌匀腌制成鱼片。

2. 将菠菜去根，洗净，略切几段，放入沸水中焯过，捞起滤去水分，生鱼片用少许盐拌匀。

3. 蒜切茸，姜切细，葱切段待用。

4. 起油锅，下蒜茸，姜末，葱段爆香，下生鱼片，加点料酒，略炒，再下菠菜，调味即可。

🍵 芽菇煮蚬肉

材料 鲜蘑菇100克，芹菜、蒜苗各50克，蚬子10个。

调料 淀粉、香油、盐、鸡精各适量。

做法

1.蘑菇去皮切件；香芹、蒜苗均洗净切段。

2.锅下油烧热，下蒜苗，芹菜，芽菇爆香，放入适量清水，加入蚬肉及调味料煮熟，用湿淀粉勾芡，淋麻油即可。

白果炒螺花

材料 白果100克，海螺6个，滑子菇50克。

调料 葱、姜、料酒、淀粉、盐、鸡精各适量。

做法

1.活螺肉洗净，先剞十字花刀，再切成丁，放热油中促出。

2.白果用水发好与滑子菇用沸水焯出。

3.锅中加油烧热，加葱姜细末煸出香味，烹入料酒，加高汤、盐、鸡精，用淀粉勾芡，放入海螺花、百果、珍珠菇翻炒，淋明油出勺。

脆脆蜇丝

材料 海蜇皮200克，黄瓜1根。

调料 姜、蒜、葱、盐、鸡精、醋、酱油各适量。

做法

1.将海蜇皮裹成卷，用刀横切成宽丝。海蜇丝放入沸水中烫至蜷缩，然后用自来水不断地冲放，直至胀成似透明橡皮筋时方可为止。黄瓜清洗干净，切去两端，然后切开，去除瓜瓤，再改成粗丝盛入碗中。黄瓜丝内撒上盐腌渍5分钟，然后稍用力挤去涩水待用。

2.将锅置火上，注入油烧至三成熟，放入姜末、蒜末梢煸至香即起锅盛入碗中，然后兑入醋、酱油、盐，调拌均匀，即成糖醋汁。

3.将切好的黄瓜丝装在盘底，海蜇丝用毛巾搌干水分，装在黄瓜丝上面，淋上兑好的糖醋汁，撒上葱花即可上桌食用。

肉丝拌蜇头

材料 海蜇头100克，鸡肉150克，黄瓜1根，虾米25克，香菜少许。

调料 芥末、醋、盐、鸡精各适量。

做法

1.将海蜇头浸泡洗净切成丝。海蜇丝用"响边"的水略焯一下投入凉水备用。熟鸡肉和黄瓜都切成丝。芥末加温开水和少许的醋，调成芥末糊。

2.将黄瓜丝装在盘底，再码上蜇头丝、肉丝和水发虾米及香菜段。

3.将虾米、芥末、米醋、香菜、盐、鸡精调成汁浇在上即可上桌。

扒白菜卷

材料 肥瘦猪肉150克，白菜200克。

调料 淀粉、料酒、香油、花椒、葱、姜、盐、鸡精各适量。

做法

1.取白菜叶洗净放沸水内烫软，用凉水投凉沥干。猪剁成肉泥蓉状加葱姜末各3克、盐、花椒浸泡的水、料酒、香油、鸡精调匀。

2.将白菜叶铺在砧板上，抹上肉泥，卷成示指粗的长条6条，两头切齐，再从中间切成两段。

3.锅内放熟猪油烧热，用葱姜末炸锅，添肉汤适量，放入调料，把白菜卷整齐地平放入锅内，加盖，移至文火上煨熟。

4.再移在中火上掀盖，用湿淀粉勾芡，淋明油，翻个儿出锅装盘即成。

黄精猪肘煲

材料 猪肘1个，黄精1块，党参1根，白豆蔻3颗，红枣10颗。

调料 葱、姜、鸡精、胡椒粉、酱油、盐、黄酒各适量。

做法

1.将猪肘洗净，剔去大骨，摘去杂质，刮去油腻，焯水。猪肘用温水洗净血沫，切块备用。黄精、党参、白蔻、红枣洗净待用。葱姜洗净分别切段、片备用。

2.锅内倒适量清汤、放黄精、党参、白蔻、红枣、葱段、姜片、猪肘块、黄酒、酱油，武火烧沸。

3.改文火煲3小时，放入盐、鸡精、胡椒粉即可。

枸杞子炖老鸽

材料 老鸽1只，枸杞子25克，黄芪少许。

调料 姜、盐、鸡精各适量。

做法

1.老鸽剁成大块，用水冲净血污。黄芪、枸杞子分别用水洗净。

2.锅内放水烧沸，把洗净的老鸽焯一下水。

3.焯好的老鸽块及洗好的黄芪和姜片放入炖盅内，加入水，放在火上用武火烧沸。

4.撇去表面浮沫后，放入枸杞子，盖好盖，改用文火继续炖3小时左右，至老鸽熟烂时，放盐、鸡精调好口味即成。

冬瓜鲜荷叶煲鸭

材料 鸭1只，冬瓜150克，鲜荷叶10片。

调料 陈皮、黄酒、盐各适量。

做法

1.将瓦盆洗干净，注入清水4碗。

2.把冬瓜去瓤后切成块，将鲜荷叶洗干净，鸭洗干净。

3.用油起锅，把光鸭放在锅中煎透，溅入料酒，取起，和冬瓜、荷叶、陈皮一起放入瓦盆里。

4.先用武火煲沸后，改用文火把鸭等煲至稔，捞起将冬瓜放在碟中，再把煲鸭斩好放在冬瓜面上，砌回鸭形。

5.将汤用盐调好味，倾在汤窝里一起端上席即可。

天井海参

材料 海参200克，草菇、滑子菇、油菜心各50克。

调料 葱油、酱油、高汤、鸡精、盐各适量。

做法

1.海参用沸水烫出，再放热油中划出。草菇、滑子菇、油菜心置加入调料的水油中烫出。

2.锅中加葱、油烧热，随即加入高汤、调料，加入海参烧入味，收汤后，取出海参放海参碟内，再将草菇、滑子菇、油菜心分摆两边。

3.锅内加上汤，调味，调色后烧沸，用淀粉勾芡，淋入明油，浇在海参上，盖上碟盖即可上桌，随带米醋碗，香菜末碟同时上桌。

彩蔬三明治串

材料 土司1大块，鸡肉100克，香菇10个，洋葱1个，青椒3个。

调料 玉米淀粉、酱油、番茄酱各适量。

做法

1.白吐司去边，切成约一口大小块状，放入小烤箱中烤约2分钟至表面金黄。

2.油倒入锅烧热后，放入鸡肉炒散，再放入洋葱、香菇拌炒至熟软。

3.接着以番茄酱调味后，放入甜椒略炒即可熄火。

4.以竹签将吐司，鸡肉，蔬菜交错逐一串起即可。

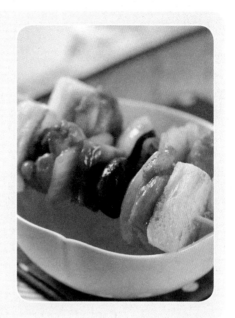

西芹香辣兔

材料 兔肉400克，西芹150克。

调料 姜、蒜、孜然、料酒、香油、盐、鸡精各适量。

做法

1.将仔兔宰杀洗净，漂去白水，改刀成小方块。将兔肉用盐适量码好。西芹去筋，改成小方块。

2.锅置武火上，下油，把码好的兔用七成热油炸制，兔肉炸成色红，出香味时起锅。

3.西芹用中油温拉一下起锅待用。

4.另起一锅置中火上，下油、姜、蒜、辣椒面，炒香出色。

5.下兔块、西芹、盐、鸡精、料酒、辣椒面、姜、蒜快速翻炒几下。

6.滴香油，扔入适量孜然粉，翻转起锅装盘即成。

仔姜炒仔鸭

材料 鸭1只，香菇6个，仔姜1块。

调料 淀粉、葱、鸡精、料酒、盐、酱油各适量。

做法

1.将仔鸭宰杀，煺毛，去内脏洗净，生拆去骨。在鸭肉上剞上十字花刀，改成薄片。仔姜洗净刮皮，切成菱形小片。香菇去蒂，洗净，切成指甲片。小葱去根须，洗净，切段。

2.将切好的鸭片，用盐、料酒抓一下，用蛋清、浓稠淀粉浆好。

3.炒锅置武火上烧热，加入熟猪油，烧至六成热时，放入鸭片过油至熟，倒入漏勺沥油。

4.原锅留油少许上火，把姜片、葱段、香菇入锅煸炒几下，倒入鸭片，放料酒、酱油、汤、鸡精，用湿淀粉勾芡，盛入盘中。

🌀 什锦螺肉

材料 螺肉150克，百合、西芹、彩椒各50克。

调料 盐适量。

做法

1.螺肉百合洗净。西芹彩椒洗净切块。

2.锅内倒入油，油烧至八成热的时候，下入螺肉、百合、西芹、彩椒翻炒。

3.炒至螺肉熟后，加入盐调味即可。

🌀 杏仁牛肉

材料 牛肉200克，熟杏仁100克。

调料 酱油、盐、鸡精各适量。

做法

1.牛肉洗净切成丝，用盐、鸡精、酱油腌制10分钟。

2.锅内倒入油，油热后下入牛肉翻炒，牛肉熟后出锅。然后撒上杏仁片即可。

🌀 黑椒牛排

材料 牛排300克，洋葱、胡萝卜、西芹、青豆、菜花各50克。

调料 胡椒粉、黄油、番茄酱、盐各适量。

做法

1.牛排用盐、胡椒粉腌上，放冰箱里。把蔬菜切成块。洋葱、西芹、胡萝卜分别洗净切小丁。

2.锅加热，放黄油，加黑胡椒粉、放洋葱炒一会之后放芹菜、胡萝卜炒。

3.再加番茄酱下去接着炒，要炒上色，加水，武火烧沸后文火炖。

4.平底锅放黄油、胡椒粉、牛排，开文火煎至表面变色就好了。

5.同时用沸水煮一些蔬菜、青豆、菜花、胡萝卜之类的放牛排边上，再淋上浓汤。

🌀 蒜头鳜鱼

材料 鳜鱼1条。

调料 蒜、姜、葱、白兰地、盐各适量。

做法

1.鳜鱼宰杀去内脏，洗净。

2.葱洗净，切小段，蒜头去蒜衣，洗净，切薄片。

3.姜洗净，切片，鳜鱼置盘中，抹上盐、酒，放入葱、姜、蒜片，武火蒸15分钟即可。

🌀 山药炒虾仁

材料 虾仁150克，山药150克，鸡蛋1个。

调料 葱、姜、淀粉、料酒、盐、鸡精各适量。

做法

1.鲜虾仁加料酒、盐、鸡精、蛋清和淀粉上浆，放温油中划散取出。

2.山药去皮切象眼块，用沸水焯出。

3.滑锅中加底油烧热，加葱姜细末烹香，加山药煸炒，随加盐、鸡精和虾仁颠翻几下，淋明油即成。

🍥 海蜇拌萝卜

材料 海蜇皮100克,胡萝卜1根。

调料 葱、香油、盐、鸡精各适量。

做法

1. 将海蜇皮洗净,切成细丝,凉水漂净,挤干水分。
2. 将胡萝卜洗净切成细丝,用盐捏造,凉水冲洗。
3. 将海蜇皮丝与胡萝卜丝再用凉开水漂清,挤干,放盘内散开。
4. 锅置武火上,入素油,待油热,下葱炸香,淋到海蜇皮上,再加鸡精、芝麻油拌匀即成。

🍥 豆腐炖鱼头

材料 豆腐150克,鲢鱼1条,肥瘦猪肉100克,韭菜、蒜苗各80克。

调料 葱、姜、料酒、盐、鸡精各适量。

做法

1. 将鲢鱼鱼头去鳃,由下颚处下刀劈开,冲洗干净后沥去水分。蒜苗洗净后切成段。豆腐和香菇均切成片。
2. 锅内放水置火上烧沸,将鱼头和香菇焯一下。
3. 锅置火上,放入鱼头、香菇、葱段、姜片、料酒和鲜汤,烧沸后撇去浮沫。
4. 加盖改用文火炖至鱼头快熟时,拣去葱和姜。
5. 加入豆腐片继续用文火炖至熟烂,撒入盐、鸡精、胡椒粉和蒜苗段稍炖片刻即成。

🍥 清蒸鳗鱼

材料 鳗鱼1条,火腿肠50克。

调料 葱、姜、料酒、胡椒粉、盐、鸡精各适量。

做法

1. 鳗鱼宰净,切段,放沸水锅中氽一下,捞出,用清水洗净。猪板油切丁。火腿切末。
2. 盘中放鳗鱼,放入猪板油丁、火腿末、葱,姜、料酒、盐、鸡精、胡椒粉。
3. 上笼用武火蒸20分钟取出,除去姜即可。

🍥 桃仁鸽蛋

材料 鸽蛋6个,核桃10个,肥膘肉、鸡胸脯肉各50克,鸡蛋1个。

调料 姜汁、葱汁、盐、淀粉、鸡精各适量。

做法

1. 将核桃仁用温水浸泡后去皮。鸽蛋煮熟,晾凉,剥去外壳,顺长切成两半。
2. 把鸡脯肉冲洗干净,并和猪肥膘一起剁成肉蓉,放入碗中,加入鸡蛋清、葱姜汁、干淀粉、盐、鸡精,然后拌匀,做成鸡蓉。
3. 在半个鸽蛋的切面抹上鸡蓉,嵌入核桃仁,然后抹圆成整个鸽蛋状,即成桃仁鸽蛋生坯。
4. 取锅上火,倒入花生油烧热,放入生坯炸熟,用漏勺捞出沥油,摆入盘内即成。

土茯苓炖猪脊骨

材料 猪脊骨300克，土茯苓1块。

调料 盐适量。

做法

1.将土茯苓洗净，捣碎备用。

2.将猪脊骨洗净，放入沙锅中，加适量清水煮半小时。

3.捞去猪脊骨和上面的浮油，加入土茯苓熬至剩汤两碗，加盐调味即可。

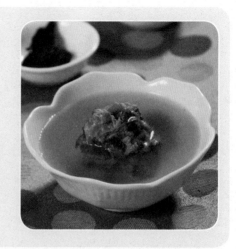

猴头菇炖鸡

材料 鸡1只，猴头菇3个，冬笋、油菜、火腿各40克。

调料 葱、姜、花椒、黄酒、八角、茴香籽、香菜、盐、鸡精各适量。

做法

1.将鸡褪去毛，掏去内脏，用水洗净，斩去头、爪，再斩成3厘米方块。猴头菇用沸水泡30分钟，用凉水洗净泥沙，用手撕开，挤净水。将火腿、冬笋切成长方片。油菜切成段，葱、香菜均切段。姜切成块，用刀拍一下。

2.锅内放少量猪油，烧热后用葱、姜块炸锅，放入鸡肉块煸炒至半熟，添鸡汤，加花椒水、料酒、八角、茴香、盐、猴头菇、冬笋、火腿，汤沸后用文火炖烂。

3.放入油菜，挑出葱、姜块、八角、茴香，将猴头菇、鸡块等捞在碗内，将锅内的汤烧沸，撇去浮沫，放入鸡精，浇在碗内的鸡块上，上边放上香菜段即可。

鸡米烩腰丁

材料 鸡胸脯肉150克，猪腰子2个，鸡蛋1个，青豆50克。

调料 淀粉、黄酒、姜汁、葱汁、胡椒粉、香油、酱油、盐、鸡精各适量。

做法

1.将鸡脯肉去掉白筋，批切成似绿豆大的粒，用细盐、鸡精、蛋清、干淀粉拌匀上劲，放在低温处涨发30分钟。

2.将猪腰撕净外皮及油放平剖开，批净腰臊，洗净，切成小骰子丁，加3匙黄酒，将其捏透去腥臊，再反复洗净，然后投入大水量的沸水锅中氽一下，即迅速捞出放入冷水中漂清，沥干。

3.烧热锅，用冷油滑锅后，倒出，再烧热，放猪油，烧至油二成热时，放上浆鸡米划散至变色，立即倒出沥油。

4.原锅内留少许油，下葱姜汁、黄酒烹香，加适量鲜汤，调匀鲜咸味（加少许酱油），烧沸，放腰丁和青豆，再烧沸，撇去浮沫，然后放鸡米，下淀粉勾流利芡，淋上猪油、麻油上光增香，盛入深盆或浅碗中即成。

🌀 蒜苗香菇炒鸡丁

材料 鸡肉150克，干香菇40克，蒜苗100克。

调料 淀粉、葱、醋、酱油、盐、鸡精各适量。

做法

1.将香菇发好后切片，蒜苗去杂洗净，切3厘米长的段，鸡肉切丁用淀粉调浆备用。

2.将醋、鸡精、淀粉、盐等加适量水调匀备用。

3.炒锅里放豆油适量，油热至七成，加入鸡丁煸炒一会儿。

4.倒入葱末、酱油炝锅，并投入香菇片翻炒几下，加入蒜苗翻炒几下，用准备好的芡汁勾芡至透明即可。

🌀 竹荪虾仁扒豆腐

材料 南豆腐150克，干竹荪10个，百合100克，虾仁50克。

调料 姜、葱、盐各适量。

做法

1.将百合洗净后置于碗内，加入适量清水，上笼蒸熟。将竹荪去杂质后，洗净，发透。

2.虾仁洗净，豆腐切成方块，姜切成片，葱切成段。

3.将炒锅置武火上加入素油，待渍烧至六成热时，加入姜片、葱段爆香。

4.再加入虾仁、豆腐、百合、竹荪。

5.然后加入清水，煮10分钟即成。

🌀 油淋草鱼

材料 草鱼1条，香菜少许。

调料 辣椒、料酒、胡椒粉、醋、葱、姜、盐、鸡精各适量。

做法

1.将草鱼去鳞、去鳃、去内脏。洗净后从腹部剖开，两面剞上花刀，再用盐、料酒、鸡精、胡椒粉腌制入味，装入盘中。

2.干红椒切成丝，葱、姜亦切丝备用。

3.锅内水烧沸，加醋、胡椒粉调成酸辣汁，浇在草鱼身上，再将干红椒丝、葱丝、姜丝均匀地撒在上面。

4.将锅置于武火上，加入香油，烧至冒烟时，浇在鱼身上，最后撒上香菜即可。

🌀 沙参玉竹炖猪肉

材料 瘦猪肉200克，玉竹5根，红枣8个，北沙参2个。

调料 姜、盐、鸡精各适量。

做法

1.猪瘦肉切成块；玉竹、沙参、红枣分别用水洗净。

2.锅内放水，放在火上烧沸，把切好的猪瘦肉焯一下水。

3.焯好的猪瘦肉及洗好的玉竹、沙参、红枣和姜片放入炖盅内。

4.倒入水，放在火上，先用武火烧沸，盖好盖，改文火炖2小时左右。

5.至原汤熟烂时，放盐、鸡精调好口味即可。

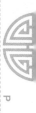

韭菜炒鲜虾

材料 草虾150克，韭菜100克。

调料 盐、鸡精各适量。

做法

1.将韭菜切成长段。

2.将鲜虾去壳，洗净。

3.将锅烧热，放入油，待油泡化尽，即倒入韭菜、虾反复翻炒，撒入鸡精、食盐，炒匀即起锅。

芪枣大虾

材料 对虾15个，黄芪20克，红枣10颗。

调料 葱、姜、黄酒、盐各适量。

做法

1.黄芪、红枣熬成药液。

2.虾去须、爪，放入盛器内，加入芪枣药液、盐、料酒、葱段、姜片，蒸熟即可。

茄泥肉丸

材料 肥瘦猪肉150克，茄子、鸡蛋各2个。

调料 白酒、酱油、胡椒粉、淀粉、葱、姜、盐各适量。

做法

1.葱洗净拍碎。姜拍碎浸泡在一饭碗冷水。猪肉绞碎放入大碗，加入酱油、酒、盐、胡椒粉及淀粉仔细拌匀。

2.茄子洗净切条，隔水蒸约20分钟熟软取出，加入少许葱1段，姜1小块汁水，捣成泥状，拌入肉泥中，同一方向搅拌至糊状。

3.鸡蛋打在碗内调匀，茄泥肉酱挤起小丸。

4.烧热油锅，将茄泥肉丸醮蛋液黏上淀粉炸，先用中火炸，后改文火炸熟内部，起锅前，再用武火热脆外皮，捞起放于盘中即成。

茜草炖猪蹄

材料 猪蹄2个，红枣10颗，茜草少许。

调料 盐适量。

做法

1.茜草用纱布包好，猪蹄洗净剁成小块。

2.将茜草，猪蹄，红枣一起加水炖30分钟。

3.猪蹄熟烂后，拣去茜草食用。

葱油蛏肉

材料 蛏子8个。

调料 姜、葱、酱油、料酒、盐、鸡精各适量。

做法

1.将蛏子肉洗净，入滚水锅焯水后，撇去黑筋，用纯净水洗净，洒上黄酒，码放入盘中。

2.热油锅内下葱，姜丝煸香，放酱油、盐、鸡精。

3.鲜汤烧滚后，淋在蛏子肉上即成。

🍲 茄汁虾片

材料 虾仁150克，黄瓜1根。

调料 葱、姜、番茄汁、香油、盐、鸡精各适量。

做法

1.将净虾肉用刀以背脊外一剖两瓣，不要剖断，从虾尾部往前3毫米处，坡刀切片，每隔3毫米切一片，依次完全切好，放在碗里，加鸡精、盐抓匀，腌制使其入味。

2.锅内放上净油，至六成热油温，将虾片轻轻滑一下，捞出控油。

3.葱姜切成末，锅内放香油为底油，油温后将葱姜末下锅，煸炒出香味，再放番茄汁煸炒，炒熟后，加入盐、鸡精，把过油的虾片倒入锅里，颠翻几下，淋入明油即可。

4.装盘时，把黄瓜洗净消毒，斜刀切成片，围边装入盘里，中间放入番茄虾片。

🍲 香椿鲭鱼

材料 鲭鱼1条，香椿50克。

调料 葱、姜、鸡精、酱油、胡麻油、花椒、盐、香油各适量。

做法

1.鱼宰净，在鱼身两侧划上斜直几刀，香椿切段。

2.锅加油烧热，加葱、姜烹锅，放入料酒、酱油、清汤、盐、花椒。

3.下入鲭鱼、香椿，用武火烧沸，文火焖熟，加鸡精，淋花椒油、香油即可出锅装盘。

🍲 水晶虾仁

材料 虾仁25个，猪肉皮250克，鸡蛋1个，香菜少许。

调料 蒜、葱白、淀粉、香油、料酒、盐、鸡精各适量。

做法

1.将大小相等的虾仁洗净，沥干水分，用蛋清、盐、干淀粉拌匀。入沸水中焯熟，捞出晾凉，蒜仁剁成粒状。葱白切细丝，猪肉皮刮洗干净。

2.入适量的清水锅中，放料袋（用八角、花椒、葱段、姜片等组成）、料酒，沸后用文火煮至汤汁黏稠，离火，捞出料袋、肉皮，加盐、鸡精调味待用。

3.取净羹匙10把，将每把内先放三四片香菜叶，再放5粒虾仁，然后徐徐浇入肉皮汁，入冰箱凝固，取出、脱离羹匙，呈放射形装盘。

4.中间点缀葱丝、香菜叶、淋蒜米、醋、麻油即可食用。

🍲 蔬菜鸡肉丸

材料 鸡胸脯肉200克，南瓜、香芹各100克。

调料 盐适量。

做法

1.鸡胸肉剁碎。加入盐顺时针方向充分搅拌，用手挤出小丸子。

2.香芹去叶切段，南瓜去皮核瓤切块。

3.将鸡肉丸和南瓜煮熟后捞出。

4.锅内倒入油，待油烧热后下入鸡肉丸、南瓜、香芹翻炒，加入盐调味即可。

姜枣枸杞乌鸡汤

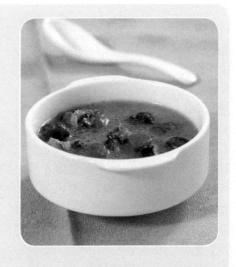

材料 乌鸡1只、生姜20克，大枣20克，枸杞子10克。

调料 盐适量。

做法

1.将乌鸡宰杀，褪净毛，开膛，去内脏，洗净。将大枣、枸杞子洗净；生姜洗净去皮，拍破。

2.将大枣、枸杞子、生姜纳入乌鸡腹中，放入炖盅内，加水适量，武火煮沸，改用文火炖至乌鸡肉熟烂。

3.汤成后，加入适量精盐调味即用。

干煸鹌脯丝

材料 鹌鹑肉400克，蒜苗100克。

调料 豆瓣酱、花椒粉、辣椒粉、酱油、胡椒、姜、黄酒、江米酒、鸡精各适量。

做法

1.将鹌鹑杀死，拔毛，洗净，将其胸脯肉及腿肉拆下来，批去皮，逆着肉纹切成0.3厘米粗的丝。

2.将蒜苗切成小段。豆瓣酱斩成碎泥。

3.净锅烧热，用冷油滑后，倒出，再烧热锅，放生油，烧至油八成热时，放鹌鹑肉丝，用菜勺不断地翻炒，至鹑丝散开，肉色发白时，烹少量黄酒。

4.继续迅速煸炒，至鹑丝呈酱红色时，再烹一匙黄酒，煸炒至水分耗干，加豆瓣酱和油不断地翻炒，煸出香味和红油。

5.再放辣椒粉、江米酒、酱油和鸡精再炒片刻，放姜丝、蒜苗段，翻炒均匀，最后撒上花椒粉炒匀装盆即成。

碧绿斑球

材料 石斑鱼1条，鲜蘑菇、菜花各100克，胡萝卜1根。

调料 姜、蒜、胡椒粉、淀粉、盐、鸡精各适量。

做法

1.石斑鱼肉切成块状，加盐、鸡精、糖拌匀，蘑菇、胡萝卜、姜、蒜切片。

2.烧沸水，放入菜花和盐、鸡精、糖、油，稍烫即捞出，再放入热油锅中，加盐、鸡精、糖炒熟盛起，铺于盘边。

3.锅中倒入油烧至六分热，放入石斑鱼块，炸至五分熟时捞起，再放入沸水中，加蘑菇、胡萝卜和盐、鸡精、糖、油煮约3分钟后，捞出沥干。

4.将油倒入炒锅烧热，放进石斑鱼块、蘑菇、胡萝卜、姜、蒜和盐、鸡精、糖一起拌炒，起锅淋下淀粉、清水勾芡及油，炒匀即可盛起，先将石斑鱼块放进盘中，再摆上蘑菇、胡萝卜。

🌀 葱姜炒螃蟹

材料 螃蟹3只。

调料 葱、姜、蒜、鸡精、胡椒粉、黄酒、酱油、盐、香油各适量。

做法

1.把螃蟹腹部朝上放菜墩上，用刀按脐甲的中线剁开，揭去蟹盖，刮掉鳃，洗净，再剁去螯，每个螯都切成二段，再用刀拍破螯壳，然后将每个半蟹身再各切为四块，每块各带一爪，待用，葱切段，姜切丝，蒜剁泥。

2.把炒锅烧热，下油烧至六成热，放下葱段，翻炒后，把葱段捞出。

3.炒锅内略留油底，上灶爆炒姜丝、蒜泥和炸过的葱段，待出香味，下蟹块炒匀。

4.加盖略烧，至锅内水分将干时，下猪油、香油、胡椒粉等炒匀便可出锅。

🌀 甘芪炖肉

材料 猪肉200克，熟鹌鹑蛋8颗，黄芪、甘草各少许。

调料 蒜、酱油、八角、盐、鸡精各适量。

做法

1.将甘草、黄芪、大蒜、八角、茴香用纱布包好备用。

2.将猪肉洗净切片，鹌鹑蛋去掉壳。

3.猪肉放入沙锅中，加适量清水、盐、鸡精、酱油，放入鹌鹑蛋，并放入药包同煮。

4.煮至肉熟透，去药包即可。

🌀 爆炒鱿鱼卷

材料 鲜鱿鱼1只，香菇6个，冬笋100克。

调料 葱、蒜、香油、酱油、白醋、淀粉、鸡精各适量。

做法

1.将鱿鱼剞十字花刀，切成长块，下沸水锅余一下，生花成卷，控去水分。

2.葱去根须，洗净，取葱白切葱花；香菇去蒂，洗净，切菱形片；冬笋削去外皮，洗净，切菱形片。

3.香菇片、冬笋片焯水一下，和调料、湿淀粉调成卤汁待用。

4.锅置武火上，倒入花生油，烧十成热后，将鱿鱼入油锅中，炸至熟透，捞出。

5.留余油回置武火上，倒入卤汁烧沸，迅速放入就鱼卷急炒两下，再颠锅几下装盘即成。

🌀 酱蛤蜊

材料 蛤蜊200克。

调料 蒜、葱、芝麻、辣椒粉、醋、盐各适量。

做法

1.掏出蛤蜊肉放到盐水里洗净，控干水。

2.把洗净的蛤蜊肉与适量的盐。

3.搅拌均匀后装入坛子中，并将坛口紧紧地封死，将坛子放在阴凉处腌3～4周左右。

4.蛤蜊肉腌好后取出，放上醋，辣椒面，葱末，蒜末，芝麻粒拌匀后即可上桌。

🌀 木耳菊花鱼丸

材料 草鱼1条，野菊花、玫瑰花各25克，木耳40克，鸡蛋2个。

调料 鸡精、胡椒粉、盐、香油各适量。

做法

1.把草鱼去刺、去骨、去皮后剁碎。把黑木耳、菊花、玫瑰花都切成碎末。

2.切成碎末的黑木耳、菊花、玫瑰花与切碎的鱼肉一起和匀，将和匀的碎末再剁成泥状，剁好之后放入盆中，加入少许蛋清，再加入少许香油、盐、胡椒粉和鸡精，然后顺一个方向搅拌均匀。

3.把搅拌好的料做成小丸。把剩下的蛋清，用筷子使劲搅拌成稠沫状，浇在鱼丸上。

4.鱼丸上锅用武火蒸5～6分钟左右，再准备一只盘子，摆上玫瑰花瓣，待鱼丸蒸好后，把鱼丸摆放在盘子中央。

5.再取锅用鸡汤调制好淀粉汁，均匀地浇在鱼丸上，这样这道木耳菊花鱼丸就做好了。

🌀 木耳拌海蜇

材料 海蜇皮200克，木耳50克。

调料 葱、蒜、醋、酱油、香油、鸡精各适量。

做法

1.海蜇和木耳水发后，洗净切丝，用沸水烫熟，捞出盛入盘中，晾凉待用。

2.葱切花，大蒜去皮捣成蒜泥。

3.将酱油、醋、鸡精、香油、葱花、蒜泥浇入晾凉后的海蜇和木耳丝盘中拌匀即可。

🌀 排骨炖甘薯

材料 猪排骨250克，甘薯2个。

调料 葱、姜、料酒、盐、鸡精、花椒、酱油、糖色各适量。

做法

1.将猪排骨剁成小段，用沸水焯一下捞出，倒上酱油腌1分钟左右。将甘薯去皮，切成滚刀块。葱切段、姜切片。花椒放碗内加水泡出花椒水。

2.将锅置于武火上，放入油烧至六成热，把甘薯块放入炸至金黄色捞出。

3.将油烧至八成热，将排骨段放入炸至变色捞出，上糖色。

4.另取一锅置于武火上，添入高汤2碗，加入葱段、姜片、花椒水、盐、酱油、料酒烧开。

5.把猪排骨放入，用文火炖半小时左右。将炸好的甘薯块放入炖烂，加入鸡精即可。

🌀 百合蒸老母鸡

材料 老母鸡1只，百合100克。

调料 黄酒、盐各适量。

做法

1.洗净百合，滤干，待用。老母鸡收拾干净。

2.将老母鸡放入大瓷盆中，背朝下，腹朝上。

3.老母鸡身上淋上黄酒，撒入盐，加入百合，用武火隔水蒸4小时，至鸡肉酥烂时离火。

🌀 怀山药芹菜炒肉丝

材料 芹菜100克，瘦猪肉150克，干怀山药50克，鸡蛋1个。

调料 玉米淀粉、姜、葱、盐各适量。

做法

1.将怀山药洗净，蒸熟后切成细丝。芹菜洗净后切成长段。猪瘦肉洗净后切长细丝。姜切成丝，葱切成段。

2.将鸡蛋、淀粉、盐同瘦肉加水拌匀挂浆。

3.将锅置武火上烧热后加入素油，待油烧至六成热时，加入姜丝、葱段爆香。

4.随即放入猪瘦肉丝炒匀，加入芹菜、怀山药丝翻炒，断生即成。

🌀 青豆粉蒸肉

材料 五花肉300克，青豆、糯米粉各100克。

调料 豆豉、姜、蒜、盐、鸡精各适量。

做法

1.青豆洗净入沸水出水沥干，装入蒸锅中。将五花肉洗净，切成大片。五花肉裹上米粉后待用。

2.炒锅置武火上，放油，加入豆瓣酱、豆豉、姜、蒜后炒香。

3.将五花肉片倒入炒锅内，加入盐、鸡精、鸡精拌匀，起锅倒在青豆上，加入适量热清汤，上蒸笼武火蒸1小时即可。

🌀 冬瓜干贝炖鸭

材料 冬瓜150克，鸭1只，干贝20个。

调料 陈皮、姜、盐各适量。

做法

1.将鸭宰杀洗净，抹去水分，斩去鸭尾，切成两边，分别用酒一茶匙涂匀鸭腹内。

2.冬瓜去瓤去籽，连皮洗净，分切成半寸方块。将干贝用清水洗净撕成细条。陈皮用水浸软。

3.取炖盅，先放入冷水到浸过炖料面，加盐调匀，盖上盅盖，放入沸水锅中，上盖，先用武火炖约10分钟，即改用文火炖约3小时左右，调味，原盅供用。

🌀 紫菜鱼卷片

材料 鲮鱼1条，胡萝卜1根，西芹、火腿各50克，干紫菜100克。

调料 淀粉、胡椒粉、盐各适量。

做法

1.胡萝卜、西芹、火腿洗净，分别切成长条，抹干水。

2.鲮鱼肉洗净剁细、调料同拌匀成鱼胶。

3.将鱼胶放在紫菜中，涂匀至满，加入红萝卜、西芹、火腿，排叠成长形，卷成筒形，放入碟中。

4.将鱼卷隔水蒸8分钟至熟，盛出，斜切成薄块，排入盘中即可。

🌀 野菊花炒肉片

材料 野菊花10朵，肥瘦猪肉200克。

调料 葱、姜、鸡精、黄酒、盐、酱油各适量。

做法

1.先将野菊花嫩茎叶择去杂物，用清水洗净，放入已烧沸的沸水锅烫一下，捞出，直接放入清水中洗一洗，让其去苦味，剂干水，用刀切成丝，放入盘内，待用。

2.将猪肉放入清水中泡洗干净后，用刀将其切成片放入碗内，加入料酒、盐、鸡精、酱油、葱花及姜丝腌渍一会儿。

3.取锅，清水刷洗净，置于火上，烧热，放入花生油，烧热后，倒入猪肉煸炒，直炒至入味，投入野菊花炒至入味，加入鸡精，翻一翻炒，出锅，即可食用。

🌀 雪菜炒鲜鱿银丝

材料 芥菜100克，鱿鱼1只，粉丝1小团。

调料 红辣椒、姜、酱油、胡椒粉、香油、料酒、蚝油各适量，

做法

1.芥菜用清水洗净，切小粒。粉丝用清水浸透，切段。鲜鱿鱼洗净，切花纹，切大块。红椒去蒂、籽，洗净，切成丝。生姜洗净，切丝。

2.酱油、料酒、胡椒粉、香油调配成腌料。

3.鱿鱼块内加入姜丝、腌料同拌匀。

4.将油放入瓦锅中煮滚，放入雪菜炒透，加入调味料、粉丝、加盖同煮5分钟，将鱿鱼、红椒丝放入上项材料中煮至熟，便可盛出供食。

🌀 鸡蓉鲍鱼

材料 鲍鱼5个，鸡肉150克，鸡蛋2个，豌豆苗100克，火腿肠50克。

调料 淀粉、葱、姜、鸡汤、料酒、胡椒粉、鸡油、盐、鸡精各适量。

做法

1.鲍鱼开盒，撕去花边和疙瘩，切片成薄片，仍用原汁包上。鸡脯肉片表面一层，剔去筋，用刀背砸成极细的泥，再用刀拨开拣去细筋排剁一遍。鸡蛋去黄留清。火腿切成细末。葱，姜拍破，用鸡汤泡上些葱姜。淀粉加水适量调匀成淀粉。

2.用泡葱，姜的汤将鸡泥解散成稀糊状，加入料酒、盐、鸡精、淀粉、胡椒粉调匀。蛋清用抽子抽成泡状，与鸡泥调匀，混为一体。

3.锅烧热注入猪油，油沸时，下入葱，姜煸出香味，随即下入适量鸡汤，煮片刻捞去葱，姜加入鲍鱼、盐、胡椒、鸡精，烧沸尝好味，用淀粉勾成二流芡，淋少许鸡油，盛入盘内，同时另烧热锅，注入猪油，油沸时下入兑好的鸡泥，随下随用手勺推动，炒熟的盛入鲍鱼中，在鲍鱼的另一侧即可。

4.所有材料一齐放入炖盅内，加沸水适量，炖盅加盖，文火隔沸水炖3小时，调味即可。

鸭舌草炖猪肘肉

材料 猪肘2个，鸭舌草少许。

调料 葱、姜、料酒、酱油、盐、鸡精各适量。

做法

1.将鸭舌草去杂洗净。

2.猪肘肉洗净切块，锅内加适量水，放入猪肘肉煮沸。

3.加入调料，炖至肉熟透，投入鸭舌草，炖至入味加入鸡精，出锅装碗即成。

桃仁炖墨鱼

材料 墨鱼1只，桃仁50克。

调料 胡椒、香油、盐各适量。

做法

1.先将墨鱼去骨，洗净，切丝；桃仁泡发去皮。

2.将墨鱼丝与桃仁放入沙锅，并加适量清水煮烂。

3.再加入适量胡椒、盐和麻油调味即可食用。

蒸茄斗

材料 茄子3个，肥瘦猪肉100克，虾米30克，鸡胸脯肉50克，木耳1小朵，冬笋50克，鸡蛋1个。

调料 葱、姜、淀粉、香油、料酒、盐、鸡精各适量。

做法

1.将茄子去皮、蒂，切成块，中间挖去2厘米见方，成"斗"形，洗净。猪肉切成绿豆大小的丁。水发虾米切碎。鸡里脊肉剁成泥状，加鸡蛋清、湿淀粉、盐均匀搅拌成鸡料。葱、姜分别切末备用。木耳、冬笋切成末。

2.将锅置于武火上，倒入油，烧至七成热时，加入葱末、姜末爆锅，加上猪肉丁、冬笋末、木耳末、虾米末炒熟，加入香油、鸡精拌匀成馅料，盛入碗内。

3.将茄斗装上馅料，上面抹上鸡料，放入笼中蒸透，取出装入盘中。

4.将锅置于中火上，加入高汤、鸡精、料酒、盐烧沸，用湿淀粉勾芡，淋在茄斗上即可。

木耳海参炖猪大肠

材料 猪大肠200克，干木耳30克，干海参4个。

调料 盐、鸡精各适量。

做法

1.将猪大肠用食盐里外搓洗干净，切成小段。将木耳、海参泡发好洗净。

2.木耳、海参、大肠一起放入砂锅，加适量清水，煮至肠熟，加食盐、鸡精调味。

甲鱼炖怀山

材料 怀山药150克，甲鱼1只，红枣10颗。

调料 姜、盐各适量。

做法

1.甲鱼肉洗净，沸水烫过，沥干水。

2.山药洗净，红枣洗净，去核。

3.甲鱼肉、山药、红枣同姜放炖盅内，放入沸水，隔水炖3小时，汤成加调味。

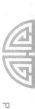

汤羹类

素菜类
荤菜类
汤羹类
主食类
水果餐品

糖尿病饮食调养一本全

🌀 芦荟蛤蜊汤

材料 芦荟100克，蛤蜊150克。

调料 姜、盐、鸡精各适量。

做法

1.蛤蜊洗净，用淡盐水浸泡，让其吐尽泥沙。姜切丝，芦荟消去边刺，取肉和汁。

2.锅中加入适量水煮沸，将所有材料加入，煮至蛤蜊开口，加入盐、鸡精调味即可。

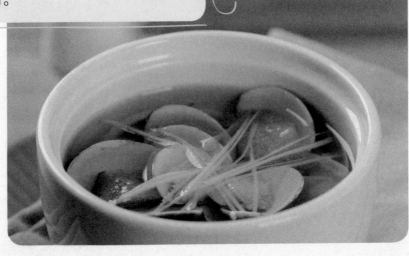

味噌三丝汤

材料 海带50克，金针菇40克，豆腐皮30克。

调料 葱、味噌各适量。

做法

1.葱切花，把海带洗净，同豆腐皮一起切丝，金针菇切段。

2.味噌加水调开。

3.锅中加水，将所有原料煮熟即可。

鱼丸莼菜汤

材料 莼菜100克，鱼肉150克。

调料 黄酒、盐各适量。

做法

1.莼菜洗净。鱼肉去刺剁成茸，然后加入盐、黄酒，搅拌均匀后挤成丸子。

2.锅内水沸后下入鱼丸。待鱼丸飘起来后，加入盐、莼菜，煮沸即可。

猪胰菠蛋汤

材料 猪胰脏1具，菠菜60克，鸡蛋3个。

做法

先将猪胰脏切片煮熟，再将鸡蛋打入，加菠菜煮沸即可；亦可将猪胰与薏苡仁加水同煮。

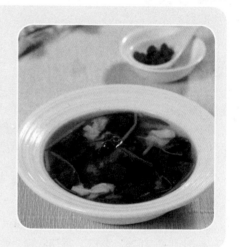

苦瓜荠菜瘦肉汤

材料 猪瘦肉150克，苦瓜100克，荠菜60克。

调料 盐、白糖、芡粉、味精等各适量。

做法

1.将猪瘦肉洗净，切片，用盐、糖、芡粉腌过，鲜苦瓜去瓤，洗净，切片，荠菜去杂质、根，洗净。

2.把荠菜放入锅内，加清水适量，文火煮半小时，去渣再加入苦瓜煮熟，然后下猪肉片，煮5分钟至肉刚熟，调味即可，随时饮汤食菜、肉。

山药素汤

材料 香菇10个，山药100克，胡萝卜、西芹各50克。

调料 香油、盐各适量。

做法

1.新鲜山药和胡萝卜分别去皮，切片。

2.香菇泡软去蒂，切片。西芹摘取嫩叶洗净，梗留下备用。

3.锅内放入5杯水烧沸，先放入西芹梗煮20分钟后捞出，再把山药，香菇，胡萝卜放入沸水中煮熟，捞出。

4.最后放入西芹叶用调味料调味即可。

黄芪桂皮鲈鱼汤

材料 鲈鱼150克，桂皮10克，当归12克，黄芪40克。

调料 姜、植物油、盐等各适量。

做法

1.将鲈鱼去鳞、鳃、肠杂，洗净，切块；起油锅，下鲈鱼，稍煎香，铲起。

2.当归、生姜、黄芪、桂皮洗净。

3.把全部用料一起放入瓦锅内，加清水适量，武火煮沸后，文火煮2小时，调味即可。

虾仁葱花汤

材料 鲜虾20个，鸡蛋2个。

调料 葱、盐、鸡精各适量。

做法

1.鲜大虾洗净，去头，取出虾仁，弃壳。

2.葱切成葱花，汤锅放在火上，倒入清汤1碗，用武火烧沸，打入鸡蛋稍煮，放入虾仁。

3.转用文火，至虾仁，鸡蛋熟时，加入盐，鸡精，葱花稍煮，盛在汤碗中即成。

蘑菇冬瓜汤

材料 鲜蘑菇10个，冬瓜100克，番茄1个，粉丝1小团。

调料 葱、姜、番茄酱、香油、盐、鸡精各适量。

做法

1.将蘑菇去蒂洗净后切成薄片。冬瓜去皮后切片。番茄洗净后切片。葱姜分别洗净，葱切葱花，姜切末。

2.汤锅架火上，放入素汤烧沸，投入冬瓜，葱花和姜末。

3.烧滚后加粉丝，蘑菇，番茄和盐，煮熟后再加入番茄酱和鸡精，淋入麻油即成。

竹荪银耳汤

材料 竹荪、银耳各40克，鸡蛋1枚。

调料 盐、味精各适量。

做法

1.将竹荪、银耳分别用水泡发，洗净，竹荪切丝，银耳去蒂、撕成小瓣儿，鸡蛋打匀。

2.先将银耳、竹荪一同放入沙锅，加适量清水，文火炖至沸腾后，倒入鸡蛋糊，煮至银耳酥软即可出锅食用。

荸荠海带玉米须汤

材料 荸荠200克，鲜海带80克，玉米须10克。

调料 盐、味精等各适量。

做法

1.将海带泡发洗净，切丝备用，荸荠洗净去皮，切片备用。

2.在沙锅里加适量清水，将荸荠、海带、玉米须一同放入沙锅里，用文火煎煮至海带丝熟为宜，最后调味即可。

🍥 草菇莴笋汤

材料 草菇150克，莴笋100克。

调料 泡椒、姜、盐各适量。

做法

1.草菇去尽根蒂，泥沙，洗净后撕成块。

2.莴笋去老叶，根皮，切成长条，洗净待用。

3.坐锅点火放油，待油烧热后，放莴笋条，草菇块同炒，加入姜，盐，泡椒，再加入清汤。煮至莴笋断生，捞去姜及泡椒不用，倒入汤碗即可。

🍥 香菇银耳肉粒汤

材料 瘦猪肉50克，香菇5个，干银耳30克，鸡蛋1个。

调料 淀粉、料酒、盐、鸡精各适量。

做法

1.猪肉切成粒，用淀粉抓匀。香菇洗净切成粒。银耳用冷水泡发，去掉杂质，切成小块。鸡蛋打散。

2.炒锅放在火上放油烧热，烹入料酒，加水适量。

3.然后放入香菇、银耳、盐、鸡精，烧沸片刻，放入肉粒，待肉烂熟时，淋入鸡蛋液即可。

🍥 口蘑竹荪汤

材料 干竹荪8个，口蘑5个，油菜50克。

调料 香油、盐各适量。

做法

1.竹荪，口蘑洗净，放入清水中浸透。再放入沸水锅中氽一下，除去异味，然后捞出，切成长段。

2.油菜洗净也放入沸水锅中氽熟；口蘑洗净切成薄片。

3.坐锅点火加入鸡汤、盐，用武火烧沸，然后放入氽熟的油菜、竹荪段、口蘑片，再烧沸，装入汤碗，浇上香油即可。

🍥 豆苗猪血汤

材料 猪血100克，豌豆苗100克。

调料 葱、姜、蒜、料酒、盐、鸡精各适量。

做法

1.猪血切成小块。豆苗去根洗净。葱，姜切末。大蒜剥去外皮剁成茸备用。

2.炒锅放在火上，放油少许，油热后，下入蒜茸，葱末，姜末爆香。

3.下入猪血，烹入料酒，加水煮沸，放入豆苗再煮2分钟，调味即成。

🍥 豆腐鱼头汤

材料 鲢鱼头1个，南豆腐150克。

调料 姜、料酒、胡椒粉、盐、鸡精各适量。

做法

1.豆腐洗净，切成片；姜洗净，切成片。

2.锅中放油烧至四成热，放入鱼头，姜片煎透。

3.倒入清汤适量，加入豆腐、料酒、盐、鸡精后，盖上盖子用武火烧至滚开。

4.汤色变白后，加入胡椒粉盛入汤碗即可。

🐚 竹荪响螺汤

材料 响螺10个，豌豆苗100克，干竹荪2个。

调料 料酒、小葱、盐、鸡精各适量。

做法

1.螺肉除去头盖和尾部，盛在钵内，加入少许盐洗净。批成连刀荷叶片，下沸水锅焯至八成熟，捞起待用。

2.先用清水把竹荪泡软，洗去泥沙，切去两头。竹荪再用清水漂洗成白色捞起，切成段。豆苗洗净。香葱切成段待用。

3.清汤倒入锅内，放入竹荪，加入盐，鸡精，接着放入螺片，待烧沸。

4.最后加入料酒，放入豆苗，葱段泡一下，起锅装碗即成。

🐚 炖紫菜海参汤

材料 水浸海参5个，冬笋100克，干紫菜25克，熟火腿40克。

调料 葱、姜、淀粉、料酒、胡椒粉、盐、鸡精各适量。

做法

1.将水发海参切片。熟火腿，冬笋切成碎末。葱，姜切末。紫菜用清水漂一下。

2.将锅置于武火上，放入油烧热，放入葱末和姜末煸出香味。

3.锅内倒入鸡汤适量，海参片，冬笋碎末和料酒。

4.烧沸后改用文火炖至海参熟透，加入紫菜继续用文火炖沸。

5.撒入盐，鸡精和胡椒粉，用湿淀粉勾薄芡，放入熟火腿碎末即可。

🐚 鲫鱼笋汤

材料 鲫鱼1条，鲜蘑菇5个，竹笋50克。

调料 葱、姜、黄酒、盐、鸡精各适量。

做法

1.把鲫鱼宰杀去鳞，去内脏，洗净，用黄酒，盐腌渍10分。竹笋，蘑菇分别洗净切片。

2.油锅上火烧热爆香姜片，下笋片，蘑菇片，加适量水，开锅后放入鲫鱼。

3.加盐，鸡精调味，焖煮30分钟，撒上葱花。

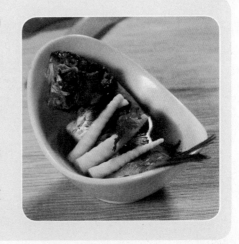

🐚 鲤鱼丝瓜汤

材料 鲤鱼1条，丝瓜1根。

调料 葱、姜、盐、鸡精各适量。

做法

1.鲤鱼洗净。丝瓜去皮切成小片。

2.汤锅放在火上，倒入清水，下入鲤鱼烧沸，煮至鱼肉快烂。

3.加入葱段，姜片，丝瓜，盐继续煮至肉烂，放入鸡精，盛入汤盆中即成。

🌀 发菜鱼圆汤

材料 青鱼1条，干发菜25克，鸡蛋1个。

调料 葱、姜、淀粉、盐各适量。

做法

1. 鱼肉段去鳞洗净，除去皮，大骨及皮下红肉。生姜切末，加少许水挤出姜汁。发菜剪成碎末。鱼肉切成小块，剁成茸，如剁时鱼肉胀发粘刀，可略加清水。

2. 加入蛋清，淀粉，姜汁，清水，用4只竹筷顺时针方向不断搅拌，不可反方向搅拌，直到鱼茸凝成团，筷子能直立为止。

3. 然后再轻轻拌入发菜和葱末，锅放在火上，放入半锅清水，煮沸，转用文火。

4. 把鱼茸握在左手中，大拇指、示指圈成球挤出鱼茸成球状，右手持汤蘸冷水，把鱼茸球刮下，逐个投入沸水中，上浮捞起成鱼圆。

5. 另用炒锅把鸡汤煮沸，下入鱼圆煮沸即成。

🌀 豆苗紫菜汤

材料 豌豆苗100克，干紫菜30克。

调料 酱油、香油、盐、鸡精各适量。

做法

1. 豌豆苗洗净去根，切成段。

2. 锅上火，放水，加酱油、盐煮沸。

3. 将紫菜下入汤中，开锅时撒入豆苗，加香油、鸡精后出锅。

🌀 沙锅鱼块汤

材料 草鱼1条，冬笋、香菇各50克，虾米、火腿各25克，蒜苗少许。

调料 葱、姜、料酒、胡椒粉、盐、鸡精各适量。

做法

1. 鱼去鳞，开膛去内脏，斩去头尾，从背上下刀把鱼剖成两扇，剔去脊骨（腹刺可不去），先切成5厘米的段，再改成3厘米宽的长方条。

2. 冬笋，火腿均切成长方形的片。香菇洗净，大的一剖两半。虾米洗净。蒜苗洗净，切成段。鱼块用热油炸成浅黄色，捞在沙锅内。香菇，冬笋用沸水焯一下捞出，同火腿，虾米一同放入沙锅内。

3. 取锅上火，放入色拉油，下入葱段，姜片煸出味。

4. 加入鸡汤，料酒，盐，胡椒粉，鸡精，汤沸后倒入沙锅内。先用武火烧沸撇去浮沫，盖上盖用文火炖。

5. 待鱼完全炖透入味后，揭去盖，尝好味，加入蒜苗段即成。

🌀 枸杞叶蚌肉汤

材料 河蚌5个，枸杞叶80克，胡萝卜50克。

调料 盐适量。

做法

1. 胡萝卜洗净，切片。

2. 蚌肉洗净一齐放入瓦锅内，加清水适量文火煮1小时。

3. 放入洗净的鲜枸杞叶，再煮沸约1分钟，调味即可。

🌀 口蘑鸭片汤

材料 鸭肉300克，口蘑100克。

调料 葱、姜、黄酒、胡椒粉、盐、鸡精各适量。

做法

1.鸭肉洗净，切成薄片。口蘑择洗干净，一切两半，与鸭片分别放入沸水锅内焯一下，洗净。然后一起放入大汤碗内，加入盐，鸡精，料酒，胡椒粉备用。

2.炒锅放在火上，倒入鲜汤，加入葱段，姜片略煮片刻。

3.拣去葱段，姜片，把汤倒在碗中，碗口用玻璃纸封住，上笼蒸90分钟即成。

🌀 姜椒鱼汤

材料 鳙鱼1条，桃仁3个，香菜少许。

调料 姜、肉桂、胡椒、盐、鸡精各适量。

做法

1.鳙鱼去鳞，鳃，剖腹去内脏洗净。

2.炒锅放至武火上烧热，倒入花生油烧热，下入鱼，煎至鱼身两侧微黄。

3.加入干姜，胡椒粉，肉桂，桃仁，清汤，用武火烧沸。

4.转用中火煎煮20分钟，煮熟后加入盐，鸡精，撒上香菜末，盛在汤盆内即成。

🌀 枸杞乳鸽汤

材料 乳鸽1只，枸杞子少许。

调料 葱、姜、料酒、胡椒粉、盐各适量。

做法

1.将乳鸽去毛，开膛洗净，每只剁为4块。

2.剁成块的乳鸽入沸水汆透捞出，洗去血沫，备用。

3.枸杞子用温水洗净；葱、姜洗净，葱切段，姜切片。

4.将鸽块盛在盘子里，放入葱段，姜片，加入鸡汤约1 200毫升和枸杞子，盖严后上笼屉蒸1.5小时左右，取出蒸好的鸽肉拣去葱、姜，加入调料，调好味，盛入汤盘内即成。

🌀 番茄排骨汤

材料 猪肋排100克，番茄1只，黄豆芽、胡萝卜、鲜海带各50克。

调料 盐适量。

做法

1.猪排骨放入沸水中烫，除去污血。

2.黄豆芽洗净，番茄，胡萝卜洗净，切薄片，海带用水泡软后切丝。

3.汤锅中加水，放入排骨，黄豆芽，番茄，胡萝卜，海带以文火慢炖。

4.直到所有材料都入味，最后放入盐调味即可。

沙锅火腿鸭子汤

材料 野鸭1只，火腿50克。

调料 葱、姜、料酒、盐、鸡精各适量。

做法

1.鸭子收拾干净，用沸水焯一下。

2.金华火腿用食用小苏打水刷洗干净，修去边沿，用沸水煮一下捞出，凉后切成厚片，用绳捆扎好。

3.鸭子放在另一边。火腿放在一边，加入葱段，姜片，料酒，盐，清水，先压一个盘子，再盖上盖，武火烧沸后，撇去浮沫，转文火慢炖。

4.鸭炖烂后，揭盖，拣去葱段，姜片，撇尽浮油。

5.取出火腿解掉绳，盖在鸭身上，加入鸡精尝好味，原沙锅上桌即成。

醋椒鱼头豆腐汤

材料 鲢鱼头1个，南豆腐100克。

调料 香菜、醋、料酒、香油、胡椒粉、葱、姜、盐、鸡精各适量。

做法

1.鱼头洗净，由下而上一劈两半。豆腐切成厚片。葱，姜切丝。香菜择洗干净，切末备用。

2.炒锅放在火上，放入色拉油，烧热，把鱼头放入煎至金黄色，取出放入沙锅内。

3.炒锅放底油，烧热，加入胡椒粉略炒一下，放入葱丝，姜丝，水，烧沸后，倒在沙锅内，放入豆腐片炖制。

4.待鱼头熟透，汤浓时，放入醋，鸡精，香油，撒上香菜末即成。

酸菜鱼片汤

材料 草鱼1条，酸菜150克，鸡蛋1个。

调料 料酒、胡椒粉、淀粉、葱、姜、盐、鸡精各适量。

做法

1.泡酸菜改薄片。鸡蛋清用干豆粉调成蛋清浆。草鱼去鳞，鳃，从尾部下刀剔下鱼肉，改片。

2.用姜，葱，料酒，盐腌渍，入味后捞出葱，姜不要，裹匀蛋清浆。

3.锅洗净，下姜，葱加入奶汤，烧沸后拣去姜，葱。

4.放入酸菜，鱼骨头，待煮出味后，下浆好的鱼片。

5.煮至鱼片断生时，放入鸡精、盐，起锅时撒上葱花即成。

酸辣海参汤

材料 海参6个，冬笋、豆腐各80克，小油菜50克。

调料 葱、香油、白醋、姜汁、料酒、鸡精、盐各适量。

做法

1.海参、豆腐洗干净，切成小丁；冬笋洗净切丝；小油菜洗净。

2.汤锅放在火上，倒入高汤烧沸。

3.把海参、小油菜、冬笋放入汤中焯一下捞出。

4.原汤放在火上，先加入白醋，姜汁，料酒，盐，鸡精，调好味。

5.再放入海参、小油菜、豆腐、冬笋，烧沸后，撇去浮沫。盛入装有葱丝，香油的汤碗中即可。

⑤ 灵芝烧鸡块

材料 灵芝20克，鸡肉500克，鳖血适量。

调料 番茄酱20毫升，鸡精2克，盐3克，生姜5克，葱10克，白糖15克，胡椒粉3克，酱油10毫升，料酒10毫升，素油50毫升，味精2克。

做法

1.将灵芝切块，洒入鳖血炒成褐色，鸡肉洗净，用沸水氽去血水，切块，生姜切片，葱切段。

2.将炒锅置武火上烧热，加入素油，烧六成热时，下入生姜、葱爆香，随即投入鸡块、料酒、灵芝、白糖、酱油，炒变色，加入上汤适量，烧熟，加入味精、鸡精、胡椒粉、番茄酱即成。

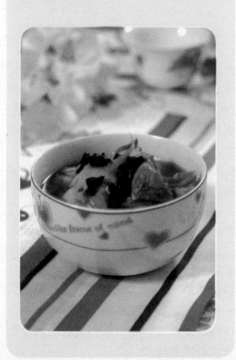

⑤ 太子参兔肉汤

材料 兔肉150克，太子参、麦冬各30克。

调料 姜、盐、鸡精各适量。

做法

1.将太子参、麦冬、兔肉洗净，放入瓦锅内。

2.加清水适量，武火煮沸后，文火煮至兔肉熟烂为宜，调味即可。

⑤ 川芎寄生鱼头汤

材料 草鱼1条，红枣10颗，川芎、桑寄生各25克。

调料 姜、盐各适量。

做法

1.草鱼头去鳃，洗净。

2.生油起锅，放下鱼头，稍煎铲起。

3.川芎、桑寄生、生姜、红枣洗净。

4.把全部用料一齐放入瓦锅内，加清水适量，武火煮沸后，文火煮2小时，加盐调味即可。

⑤ 韩国海带汤

材料 鲜海带150克，瘦牛肉100克。

调料 蒜、酱油、香油、胡椒粉、盐各适量。

做法

1.海带在水中泡一下。

2.牛肉切末与酱油，香油拌匀。

3.在锅中放入香油，炒牛肉和海带。

4.炒后加入水煮一下，然后放入酱油、蒜末、胡椒粉即可。

🌀 熟地怀山瘦肉汤

材料 瘦猪肉100克，干怀山药100克，熟地黄少许。

调料 小茴香、盐适量。

做法

1.将熟地黄、怀山药、小茴香洗净。

2.猪瘦肉洗净，切块。

3.把全部用料一齐放入瓦锅内，加清水适量，武火煮沸后，文火煮1小时，调味即可。

🌀 党参蛤蚧汤

材料 蛤蚧2只，党参3棵，红枣10颗。

调料 姜、盐各适量。

做法

1.将蛤蚧、党参、生姜、红枣洗净，放入瓦锅内，加清水适量。

2.武火煮沸后，文火煮2小时，调味即可。

🌀 鸡茸马铃薯球汤

材料 马铃薯2个，鸡胸脯肉100克，鸡蛋黄2个，面粉少许。

调料 肉豆蔻、胡椒粉、盐各适量。

做法

1.将马铃薯削去皮，放沸水锅内煮烂，捞入盆内，捣成马铃薯泥。

2.锅内放鸡汤，烧沸，加盐和胡椒粉，调好口味，在火上保持汤沸。

3.把鸡肉制成细泥，放盛马铃薯泥的盆内，加鸡蛋黄，精面粉，肉豆蔻粉，盐，拌匀，和成面团，盖湿布，稍饧。

4.面团搓段，分别放盘内按平，用餐叉的背面推卷成花边的圆卷，即成"马铃薯球"，共制成70个球。

5.把马铃薯球放沸水锅内，约煮2分钟，立即捞入沸鸡汤锅内，继续用武火煮5分钟，马铃薯球浮在汤面上时，盛在7个热汤盘内即可。

🌀 怀山鹅肉瘦肉汤

材料 鹅肉150克，瘦猪肉100克，怀山药100克，鸡蛋1个，玉竹、北沙参各适量。

调料 葱、姜、料酒、胡椒粉、盐各适量。

做法

1.将鹅肉洗净，放沸水锅中烫透，捞出切丝，将猪肉洗净，放沸水锅中烫一会，捞出切丝。

2.将怀山药，北沙参，玉竹分别去杂洗净，装入纱布袋中扎口。

3.锅中注入鸡汤，放入鹅肉丝、猪肉丝、药袋、盐、料酒、胡椒粉、葱、姜共煮至肉熟烂，拣去葱，姜即成。

眉豆猪舌汤

材料 眉豆100克，猪舌1个，红枣8颗。

调料 姜、盐各适量。

做法

1.将猪舌放入滚水中高1~2分钟，捞起，刮净舌苔，用清水洗净。

2.洗净眉豆，红枣洗净后去核。

3.把适量清水高火10分钟至滚，放入眉豆，猪舌，红枣及姜片，中火30分钟，下盐调味即可。

草鱼节瓜瘦肉汤

材料 节瓜1个，草鱼1条，瘦猪肉100克，红枣10颗。

调料 盐适量。

做法

1.节瓜刮洗净切3段。柴鱼肉浸软后洗净。瘦肉洗净。红枣去核洗净。

2.适量清水煲沸后，将所有材料一起放入再煲沸后，收文火。

3.再煲3小时，加盐调味便成。

黑豆莲藕鸡汤

材料 母鸡1只，黑豆50克，莲藕1根，红枣10颗。

调料 白胡椒、料酒、盐、葱、姜、鸡精各适量。

做法

1.将鸡洗净去掉内脏，把鸡爪放入鸡腹中。藕去皮洗净，切成块状。枣去核，洗净。姜洗净，切成片；葱洗净，切成段。

2.将水泡过的黑豆放入锅里武火干炒。炒至黑豆皮裂开后立刻放入清水里洗去浮皮，捞出备用。

3.将鸡放入沸水锅里加入料酒焯去腥味，捞出放进清水里洗净。

4.将去过腥的鸡再放入沸水锅里，把葱段，姜片，黑豆，红枣，藕以及适量的盐，鸡精，白胡椒粉放入锅里，用武火煮。开锅后改用文火炖90分钟左右即可食用。

洋葱红萝卜马铃薯汤

材料 马铃薯、红萝卜、番茄、洋葱、青椒各1个。

调料 姜、胡椒粉、盐各适量。

做法

1.马铃薯和红萝卜均去皮，洗净切粒，洋葱去衣，洗净，切丝，番茄洗净，切件，姜去皮，洗净，拍松，青椒洗净，开边去粒，切粗条。

2.烧热锅，下油爆香姜，再下洋葱炒香，铲起。

3.水适量煲沸，放下马铃薯、红萝卜、番茄、洋葱，文火煲沸，加胡椒粉及盐调味，即可盛碗上桌。

菇笋汤

材料 香菇15个，冬笋150克。

调料 姜、鸡汤、淀粉、酱油、料酒、花椒、盐、鸡精各适量。

做法

1.将香菇用沸水泡15分钟，择洗好，切成两半。

2.冬笋剥去笋衣，去根，切两半，用沸水烫透，切成厚片。姜块洗净，拍松。

3.锅内放入少量油，油热后用姜块炝锅，加入酱油，鸡汤，料酒，盐，鸡精，花椒水，烧开。

4.取出姜块，放入香菇，冬笋，再烧沸，然后移至文火上焖3分钟，用湿淀粉勾稀芡，出锅，淋上明油即成。

奶油玉米汤

材料 黄椒1个，鲜玉米粒150克。

调料 奶油、白胡椒粉、盐各适量。

做法

1. 黄柿子椒洗净，去蒂除杆，切小丁。不粘锅置火上，倒入橄榄油，待油温烧至七成热，放入玉米粒翻炒3分钟，再倒入黄柿子椒丁翻炒5分钟。

2. 锅中倒入1碗清水，武火煮沸后转文火煮20分钟，待汤中的材料煮软后倒入榨汁机中搅打成浓汤。

3. 搅打好的浓汤倒回锅中，放入奶油搅拌均匀，用盐和白胡椒粉调味即可。

海鲜蛤蜊汤

材料 白菜、菠菜各100克，白萝卜1根，蛤蜊10个，鸡胸脯肉、墨鱼肉、胡萝卜各50克，香菇5个。

调料 盐适量。

做法

1.菠菜，白菜洗净后煮熟，冷却。胡萝卜洗净后切长条。白萝卜洗净后切块。蛤蜊洗净，去沙。

2.将菠菜和胡萝卜放在白菜上卷起，并横切成段。

3.汤锅放入鸡汤，白萝卜、香菇、墨鱼丝熬煮。

4.待材料酥烂后放入鸡胸肉、蛤蜊及蔬菜卷，略煮片刻加盐调味即可。

沙参香菇煲鸡肉

材料 鸡1只，香菇50克，北沙参1棵，黄瓜1根。

调料 盐适量。

做法

1.先将鸡肉洗净，切成小块。沙参，香菇洗净。黄瓜洗净切片。

2.将鸡肉、沙参、香菇一同入锅，加清水适量，用武火煮沸。

3.再转用文火，加入盐，慢炖至鸡肉烂，加黄瓜片即可。

🍵 莲子百合猪肉汤

材料 瘦猪肉150克，莲子15颗，干百合50克。

调料 姜、葱、料酒、盐、鸡精各适量。

做法

1.莲子，百合用清水泡发，洗净；瘦猪肉洗净，切片。

2.沙锅倒入适量温水置火上，放入瘦猪肉片、莲子、百合武火烧沸，加葱段、姜片和料酒，改文火炖1小时，加盐和鸡精调味即可。

🍵 排骨冬瓜汤

材料 猪排骨300克，冬瓜150克。

调料 胡椒粉、盐、鸡精各适量。

做法

1.排骨剁小块，用温水煮沸，去血水。

2.冬瓜去皮去籽，切成和排骨一样大小的块，入沸水汆一下捞出。

3.锅内放水，入排骨煮沸后，用文火炖烂，排骨煮到八成熟时，将冬瓜放入汤内同煮。

4.加盐适量，鸡精，胡椒粉即可。

🍵 洋葱虾米豆腐番茄汤

材料 豆腐150克，番茄1个，鸡蛋1个，虾米30克，洋葱1个。

调料 胡椒粉、番茄酱各适量。

做法

1.豆腐切块，洋葱去皮切块，番茄去蒂切块。

2.虾米浸水半小时后沥干。

3.用3勺油煮热，依序炒虾米，洋葱和番茄，再加番茄酱和上汤拌炒，撇去泡沫。

4.最后把豆腐倒入，再煮约5分钟汤成。

🍵 粉葛瘦肉汤

材料 瘦猪肉200克，葛根4块，蜜枣10颗。

调料 姜、盐各适量。

做法

1.将粉葛洗净，去皮，切块，蜜枣去核，略洗。

2.猪瘦肉洗净，切块。

3.把全部用料一齐放入锅内，武火煮沸后，文火煮2小时，调味即可，随量饮汤食肉。

🍵 番茄虾仁汤

材料 虾仁15克，番茄1个。

调料 胡椒粉、香油、盐、鸡精各适量。

做法

1.虾仁洗净，番茄洗净切片备用。

2.锅内倒入清水，加入虾仁，番茄片烧沸。

3.再加入盐、鸡精、胡椒粉、香油出锅即可。

🌀 香菇木耳生姜汤

材料 香菇15个，木耳50克。

调料 姜、盐各适量。

做法

1.将香菇洗净切片，木耳发透洗净，生姜洗净切碎。

2.将三物与盐同放入沙锅里，加适量清水煎熬。

3.煎至汤汁剩一半即可。

🌀 芹菜蚬肉汤

材料 芹菜100克，蚬肉150克。

调料 姜、盐、鸡精各适量。

做法

1.芹菜洗净，切约1厘米段，蚬肉洗净，沥干。

2.生姜洗净切块。

3.起油锅，炒香生姜加蚬肉炒熟，再放入芹菜加水煲至烂熟，调味即成。

🌀 冬耳豆腐汤

材料 豆腐100克，香菇8个，银耳、金针菜、绿豆粉各少许。

调料 葱、盐各适量。

做法

1.将香菇，银耳，金针菜全洗净。

2.豆腐切块。

3.起油锅，将豆腐煎香，加适量水，并放入香菇、银耳、金针菜，文火煲，再加入绿豆粉丝至熟，调味即成。

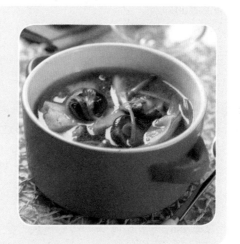

🌀 山药胡萝卜鸡翅汤

材料 鸡翅中10个，山药100克，胡萝卜1根。

调料 葱、料酒、香油各适量。

做法

1.鸡翅中洗净，放入沸水中焯透，捞出。山药，胡萝卜去皮，洗净，切块。

2.汤锅置火上，加入适量清水，放入鸡翅中，山药块和胡萝卜块煮沸。

3.烹入料酒，转文火煮40分钟，加盐和香油调味，撒上葱丝即可。

🌀 鲢鱼冬瓜汤

材料 鲢鱼1条，冬瓜150克，香菜少许。

调料 姜、葱、盐、鸡精各适量。

做法

1.鲢鱼收拾干净，切段。冬瓜洗净，去皮和瓤，切小片。

2.沙锅中倒入适量水，放入鲢鱼段，武火烧沸，加葱段，姜片，改文火慢炖。

3.待鱼肉将熟时下入冬瓜片，加盐、鸡精、香菜末和香油调味即可。

🍲 山药排骨汤

材料 山药100克，排骨150克。

调料 葱、姜、香油、盐、鸡精各适量。

做法

1.山药去皮，洗净，切滚刀块。排骨剁段，洗净，入沸水中焯去血水，捞出。

2.锅置火上，放入焯好的排骨，加葱花，姜片和适量清水烧至排骨八成熟。

3.倒入山药块煮熟，用盐和鸡精调味，淋上香油即可。

🍲 冬瓜薏苡仁瘦肉汤

材料 冬瓜150克，瘦猪肉80克，薏苡仁100克。

调料 葱、花椒粉、盐、鸡精各适量。

做法

1. 冬瓜连皮洗净切块。瘦猪肉切成片。

2. 薏苡仁，瘦猪肉放到锅中加入适量水煮沸后，改文火煮2小时。

3. 放入冬瓜煮20分钟，加入葱花、花椒粉、盐、鸡精和油调味即可。

🍲 鲫鱼瓜皮汤

材料 活鲫鱼1条，带皮冬瓜200克，薏苡仁50克。

调料 葱、姜、大蒜、料酒、盐各适量。

做法

1.将鲫鱼宰杀后，收拾干净，切块，薏苡仁淘洗干净。

2.炒锅内放入油烧热，入鱼块煸炒，加入料酒、水、葱、姜、蒜、冬瓜、薏苡仁，炖煮1小时。

3.快熟时再放盐调味，然后再炖一会，入味即成。

🍲 燕窝鸡丝汤

材料 猪肉80克，鸡肉100克，燕窝50克。

调料 胡椒、盐各适量。

做法

1.把燕窝放在清水中浸泡，洗净，撕碎。

2.猪肉，鸡肉煮熟切成丝，放入碗内。

3.把烧滚的肉汤浇入盛燕窝的碗内，然后倾出，如此反复浇3次。

4.底层放猪肉丝，鸡肉丝，上边摆燕窝，将肉汤浇上即成。

🍲 西兰花鸡肉汤

材料 西兰花150克，鸡胸脯肉100克。

调料 葱、花椒粉、盐、鸡精各适量。

做法

1.西兰花洗净，掰成小朵。鸡胸脯肉洗净，切片。

2.炒锅倒入油烧至七成热，下葱花，花椒粉炒出香味。

3.放入鸡肉片翻炒至白色，加西兰花炒软，用盐和鸡精调味即可。

菠菜泥奶油汤

材料 菠菜200克。

调料 奶油、鸡精、盐各适量。

做法

1.菠菜洗净用沸水烫，捞出冲凉，剁成细泥备用。

2.锅中加清汤和奶油再加入盐、鸡精，菠菜泥拌匀即可装碗上桌。

冬瓜虾米汤

材料 冬瓜150克，虾米50克，香菜少许。

调料 香油、盐、鸡精各适量。

做法

1.冬瓜洗净去皮切块，香菜洗净切末。

2.锅中加入清水，加入虾米煮10分钟。

3.加入冬瓜块煮5分钟，最后加入盐、鸡精、香油、香菜出锅即可。

干贝萝卜汤

材料 白萝卜1个，干贝15颗。

调料 鸡清汤、料酒、葱、姜、盐、鸡精各适量。

做法

1.将白萝卜冲洗干净，刮去皮，用小刀削成12个均匀的小球，入沸水锅中略烫一下，捞在凉水中冲凉。葱切段，姜切片。

2.取小碗一个，把蒸好的干贝码在碗底，萝卜球放上面，加料酒、盐、鸡精、鸡清汤和蒸干贝的原汤，上放葱段、姜片，上笼蒸烂。

3.取出拣去葱、姜，滗汤于锅中。将干贝，萝卜球翻扣在大汤碗内。

4.原汤锅上火，倒入鸡汤烧沸，撇去浮沫，加盐、鸡精，调好口味，倒入大汤碗内即成。

乌鸡什菌汤

材料 乌鸡1只，红蘑菇80克。

调料 盐适量。

做法

1.乌鸡洗净剁块。红蘑菇洗净，撕小块。

2.锅内加入水、乌鸡、红蘑菇，武火煮沸后，转成文火炖1小时，最后加入盐即可。

银耳鸽蛋汤

材料 银耳50克，鸽蛋10个。

调料 葱、盐各适量。

做法

1.把银耳发透，去根蒂，撕成瓣状，葱切好。

2.炖锅内放入清水，加入银耳，用中火煮50分钟。

3.下入葱、盐，打入鸽蛋，煮熟即成。

🌀 香菇豆腐煲

📋**材料** 南豆腐150克，香菇10个，青椒1个。

📋**调料** 姜、醋、淀粉、盐各适量。

📋**做法**

1.香菇去根洗净后切成丝，豆腐切成条状。

2.煮滚高汤，加入姜丝，红椒丝及香菇丝，再煮至沸腾。

3.加入豆腐及盐，香醋调味，煮滚后勾薄芡即成。

🌀 草菇豆腐煲

📋**材料** 草菇100克，豆腐200克。

📋**调料** 葱、淀粉、盐各适量。

📋**做法**

1.草菇择洗干净。豆腐洗净，切块。

2.炒锅倒入油烧至七成热，下葱花炒出香味。

3.放入草菇和豆腐翻炒，加适量水炖熟，用盐调味，淀粉勾芡即可。

🌀 干贝玉米羹

📋**材料** 干贝20个，鲜玉米粒150克，鸡蛋1个。

📋**调料** 玉米淀粉、黄酒、盐、鸡精各适量。

📋**做法**

1.干贝放水泡软后上笼蒸2小时，取出用手捏碎。

2.将鸡蛋打散，玉米洗净备用。

3.锅内放适量水，加干贝、玉米烧沸锅后，加盐、鸡精、黄酒，勾芡，将鸡蛋淋入锅内即可。

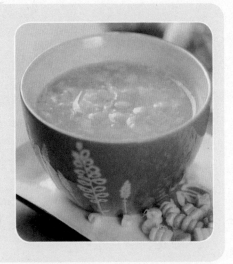

🌀 冬瓜火腿汤

📋**材料** 冬瓜250克，熟火腿、熟鸡脯肉各50克，水发香菇5个。

📋**调料** 鸡清汤、葱、姜、料酒、盐、鸡精各适量。

📋**做法**

1.将冬瓜刮去外皮，去籽，瓤，用刀切成片，下入沸水锅内略烫一下，捞出。

2.熟火腿和熟鸡脯肉均切成片，葱切段，姜切片拍松。

3.扣碗一个，将水发香菇正面朝下放在碗底，周围间隔地摆上火腿片和鸡脯片成荷花形，然后放上冬瓜，加盐，鸡精，料酒。

4.放葱段，姜片，上蒸笼蒸20分钟即烂。将菜取出扣碗，挑出葱，姜不要，碗内汤滗于锅内，翻身扣在大汤盆内。

5.锅内原汤，再倒入鸡清汤，加料酒、盐、鸡精烧沸，撇去浮沫，慢慢地倒在大汤盆内即成。

鲤鱼天麻汤

材料 活鲤鱼1条，天麻2块，荜拨少许。

调料 姜、葱、料酒、醋、鸡精、盐各适量。

做法

1.将鲜鲤鱼宰杀后，去鳞、鳃及肠杂，洗净，剁成方块。

2.将姜、葱洗净，姜拍松，葱切段，天麻泡软切片。

3.将天麻、荜拨、鲤鱼、姜、葱放入炖锅内，加水适量，置武火烧沸。

5.再用文火煮40分钟，加入盐、鸡精和醋即成。

内金菠菜汤

材料 鸡内金50克，菠菜100克。

调料 葱、蒜、醋、盐各适量。

做法

1.将鸡内金烘干，研成细粉。

2.菠菜洗净，切成长段，大蒜去皮，切片，葱切花。

3.把炒锅置武火上烧热，加入素油，烧六成热时下入葱、大蒜煸香，加入清水1碗。

4.再把锅置武火上烧沸，投入菠菜，撒入鸡内金粉，加醋、盐煮1分钟即成。

五香冬瓜汤

材料 鸡骨、鸡爪、肉筋、肉皮各80克，冬瓜150克，鸡蛋1个，虾米少许。

调料 葱、姜、盐、鸡精、胡椒粉、香油各适量。

做法

1.将鸡骨，鸡爪，肉筋，肉皮洗净，放入锅中。

2.加适量清水，烧沸后，用文火熬煮成汤。

3.冬瓜去皮，切片，待用，葱切段，姜切片。

4.锅内放入熬煮的鸡汤，上火烧沸，先投入葱，姜和水发虾米，然后放入冬瓜片煮熟，再放盐、鸡精、胡椒粉，甩入鸡蛋液，淋上香油，即可起锅成汤。

奶油鹅丁煲

材料 鹅肉200克，牛奶150毫升，菠萝1个，黄瓜1根，红萝卜1根，芝麻少许。

调料 淀粉、盐、香油、醋、鸡精各适量。

做法

1.黄瓜，红萝卜去皮，切成丁；黄瓜丁，萝卜丁用盐腌透，挤干水。再用白醋，盐腌制，腌后把水挤干。

2.用花生油起锅，下牛奶，调入鸡精、盐，加湿淀粉拌匀。成膏状后，放进雪柜（冰箱）里冻透。

3.把炖熟的鹅肉，菠萝切成丁粒后，盛于碗内。

4.加进酸瓜、红萝卜、麻油、牛奶芡膏拌匀上碟，面上撒上芝麻。

🍲 山药乌鸡煲

材料 乌鸡1只，山药150克。
调料 葱、姜、香油、盐各适量。
做法

1. 宰杀好的乌鸡洗净，切块。山药去皮洗净，切厚片。
2. 取沙锅，放入乌鸡块、山药、姜片、葱段，文火炖2小时，用盐调味，淋香油即可。

🍲 鳝鱼沙参百合汤

材料 鳝鱼200克，北沙参2棵，鲜百合100克。
调料 姜、鸡精、盐各适量。
做法

1. 将鳝鱼剖腹刮去脊刺洗净，切成小段。
2. 放入生姜，武火烧沸。
3. 入沙参、百合，改用文火，半小时后即成。

🍲 紫菜肉末羹

材料 干紫菜30克，瘦猪肉50克。
调料 葱、姜、鸡精、香油、淀粉各适量。
做法

1. 紫菜放入水中泡发，去除杂质，洗净沥水。瘦猪肉洗净，切末。
2. 锅内倒入适量水，放入猪肉末，加盐煮沸。
3. 放入紫菜、葱花、姜末、鸡精、香油调味，淀粉勾芡即可。

🍲 苦瓜蚌肉汤

材料 苦瓜1根，蚌肉100克。
调料 盐适量。
做法

1. 将活蚌清水养2天，去清泥味。
2. 取其肉与苦瓜加水共煮汤，加入盐煮至熟即成。

🍲 三文鱼蒸蛋羹

材料 三文鱼鱼肉80克，鸡蛋4个。
调料 葱、香菜末、酱油、香油各适量。
做法

1. 鸡蛋磕入碗中，加入少许水打散。葱切末。
2. 三文鱼鱼肉洗净，切粒，倒入蛋液中，搅匀。
3. 将蛋液放入蒸锅隔水蒸至定形，取出，撒上葱末、香菜末，淋入鲜酱油即可。

🍲 萝卜牛肚煲

材料 萝卜1根，牛肚100克，陈皮少许。
调料 姜、胡椒、盐、鸡精各适量。
做法

1. 将萝卜洗净，切块。陈皮、生姜洗净，捣烂。胡椒打碎，用纱布包。牛肚洗净，切块。
2. 起油锅，放入生姜、牛肚，炒片刻铲起，放入瓦锅内，再放入萝卜、陈皮、胡椒，加清水适量。
3. 文火焖3小时，至牛肚熟烂，汤水将干为宜，调味即可。

🌀 红豆生鱼汤

材料 红豆50克，鲤鱼1尾，山药100克，莲子、薏苡仁各少许。

调料 葱、姜、料酒、盐各适量。

做法

1.把鲤鱼洗净，去鳞，去内脏。红豆，薏苡仁洗净。莲子洗净，去心。山药去皮洗净。

2.把鲤鱼放在盆内，加入料酒，盐，葱，姜腌渍半小时。

3.把红豆、薏苡仁、山药、莲子放入炖锅内，加水适量，置武火上烧沸。

4.用文火炖煮50分钟，下入鲤鱼，再煮20分钟即成。

🌀 冬瓜丸子汤

材料 冬瓜150克，瘦猪肉馅100克，鸡蛋1个，香菜少许。

调料 姜、料酒、盐、鸡精各适量。

做法

1.将冬瓜去皮洗净切厚片。

2.肉馅中加料酒少许，盐、鸡精、姜末各适量，打入蛋清，并加少量清水打匀。

3.姜肉馅挤成丸子。

4.下入沸水锅内，水沸丸子上浮后倒入冬瓜片，再加少许盐、鸡精，盖上锅盖，至冬瓜煮熟后撒上香菜末即可。

🌀 旗参木瓜排骨煲

材料 花旗参2个，木瓜1个，猪排骨250克。

调料 陈皮、姜、盐各适量。

做法

1.木瓜去皮、核，洗净后切成均匀块。排骨洗净剁成小块，沸水焯过。

2.花旗参洗净切片，陈皮洗净。老姜洗净切片。

3.将花旗参、木瓜、排骨、陈皮、老姜放入沸水锅中，文火煲3小时，加盐调味即可。

🌀 白菜沙锅煲

材料 白菜150克，瘦猪肉100克，胡萝卜50克，芝麻少许。

调料 姜、葱、蒜、醋、酱油、盐各适量。

做法

1.将白菜切成圆柱状，切口朝上放入沙锅中心，加捣成末的大蒜和姜。

2.放入水稍没过白菜，加食用油1大匙，用文火炖。

3.待白菜炖软后，加猪肉片。

4.肉和菜彻底炖熟，即可添加胡萝卜碎末、葱末、芝麻、醋、酱油、盐等调料即成。

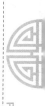

主食类

素菜类
荤菜类
汤羹类
主食类
水果餐品

🌀 蔬果寿司

材料 白饭150克，胡萝卜20克，卤香菇4朵，白萝卜片2片，黄秋葵10克，猕猴桃50克，菠萝50克，海苔1张。

调料 姜、寿司醋、米醋、盐、酱油、绿芥末各适量。

做法

1. 黄秋葵烫过漂凉，寿司醋先煮沸待凉后，加入热的白饭中拌匀。

2. 把胡萝卜、卤香菇、白萝卜、菠萝、猕猴桃制作成长条，用海苔卷起来固定，切成筒状即可，吃时可以抹少许芥末。

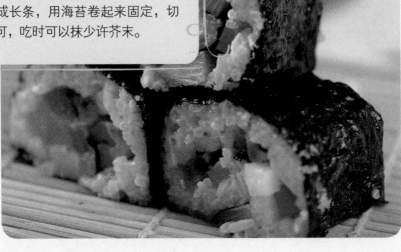

玉米南瓜饼

材料 玉米面200克，南瓜300克。

调料 精盐、葱花、植物油各适量。

做法

1.将南瓜去皮、瓤，洗净后切成细丝，放入盆内，加入玉米面、葱花、精盐和适量水，拌匀成稀糊状。

2.平底锅放入少许油烧热，用勺盛糊入锅内，摊成饼，烙至色黄，翻过来再烙，出锅即成。

麦麸煎饼

材料 麦麸和粗制麦粉150克，鸡蛋2个，猪瘦肉100克，菠菜50克。

调料 盐适量。

做法

1.将猪肉洗净，剁成肉茸。

2.蔬菜剁碎，加入麦麸、麦粉及鸡蛋，用油、盐调味，拌匀，做成数个饼料。

3.将煎锅内加入油，将饼料分别煎至两面金黄色，视内部熟透，出锅即成。

摊莜麦蛋饼

材料 鸡蛋1个，韭菜100克，莜麦面150克。

调料 盐适量。

做法

1.鸡蛋打入碗内，搅散。韭菜洗净，切末。

2.将蛋液、盐、韭菜末和适量水倒入莜麦面中搅匀。

3.平底锅加油，用勺盛莜麦面糊倒入锅中，摊成饼形，煎至两面金黄即可。

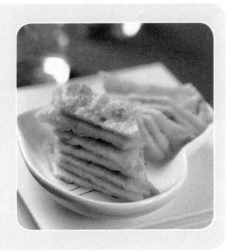

薏苡仁鸡蛋米饭

材料 薏苡仁50克，鸡蛋1个，粳米150克。

调料 葱、酱油、鸡精各适量。

做法

1.葱切花，把薏苡仁、粳米淘洗干净，如常规放入电饭煲内蒸熟。

2.将鸡蛋打入碗内，用酱油、盐、鸡精、葱花、熟油拌匀。

3.倒在已蒸熟的薏苡仁饭上，再蒸5分钟即成。

山药南瓜粥

材料 粳米150克，山药、南瓜各50克。

调料 盐适量。

做法

1.粳米淘洗干净，用冷水浸泡半小时，捞出沥干水分。山药去皮洗净，切成小块。南瓜洗净，切成小丁。

2.锅内注入3碗冷水，将粳米下锅，用武火煮沸。

3.然后放入山药、南瓜，然后改文火继续煮；待米烂粥稠时下盐调味即可。

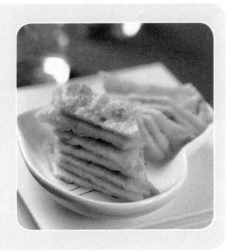

🌀 五彩米饭

材料 糯米100克，小米、黑米、绿豆、红豆各40克。

做法

1.糯米、小米、黑米、绿豆和红豆淘洗干净，分别浸泡。

2.将泡好的米放入电饭锅内，加适量水蒸到开关跳起即可。

🌀 淡菜菜饭

材料 粳米150克，淡菜60克，油菜50克。

调料 盐适量。

做法

1.淡菜用温水泡半日，烧沸后去芯。

2.油菜洗净后切小块。

3.起油锅，油菜用油盐煸炒，加水适量，把粳米洗净后倒入，加淡菜一起煮成饭。

🌀 桂花南瓜饼

材料 南瓜100克，糯米粉200克。

调料 桂花适量。

做法

1.将南瓜洗净，去皮，挖瓤和籽，洗净。制成南瓜泥，备用。

2.将糯米粉放在盆内，加入糖与桂花，拌和。倒入适量水调成稠糊。

3.放入南瓜泥，拌匀；平锅内倒入花生油烧热，舀入面糊，用手转动，一面炸透后翻炸另一面。

4.炸至两面焦黄时，捞出沥油装盘，趁热食用。

🌀 高粱米饭

材料 高粱米150克，红豆50克。

做法

1.将红豆、高粱米淘去沙子，洗净，用清水浸泡约30分钟。

2.将米和豆放入锅中，加水武火煮沸。

3.放文火焖约1小时左右，豆开米软即成。

🌀 芸豆饭

材料 粳米100克，芸豆40克。

做法

1.将芸豆、粳米淘去沙子，洗净。

2.芸豆用清水浸泡约1小时。

3.将芸豆放入锅中煮沸后，改文火焖约1小时。

4.待芸豆开花时，倒入粳米，同煮约20分钟，再上屉蒸约10分钟即成。

🌀 牛肉比萨饼

材料 牛肉末50克，面包1块，红、青椒各2个。

调料 奶酪、盐、胡椒粉适量

做法

1.红、青椒切丝；面包切成1厘米厚的圆片，送入烤箱烤脆。

2.锅置火上，倒入橄榄油，待油温烧至七成热，放入牛肉末、红椒丝和青椒丝炒香，用盐和胡椒粉调味，盛出，放在烤好的面包片上。

3.在每个面包片上放上奶酪，再次送入烤箱，烤至金黄色到奶酪溶化即可。

玉米渣薏苡仁粥

材料 玉米渣100克，薏米40克，红豆50克。

做法

1.将薏苡仁洗净，淘干。

2.将玉米渣放入锅中加水，上火煮沸。

3.加入薏苡仁，文火煮约半小时，待粥黏稠即可。

榛子粥

材料 榛子30克，粳米100克。

做法

1.榛子仁挑去杂质，洗净；粳米淘洗干净。

2.锅置火上，放入粳米和适量清水武火烧沸，放入榛子仁。

3.转文火煮至米汤黏稠、米粒软烂的稠粥即可。

焖南瓜饭

材料 粳米150克，南瓜100克，大葱少许。

调料 盐适量。

做法

1.将粳米拣去杂物，淘洗干净，放入冷水盆中浸泡1小时左右，见米粒稍涨，捞出控干水分；南瓜去皮和籽，洗净后，切成方块，备用。

2.将炒锅内倒入猪油，烧至七成热，放入葱花炝锅，出香味后放入南瓜块，煸炒几下，炒至稍软，放入粳米和水，武火烧沸，搅拌均匀，烧约10分钟，煮至米粒开花、水快干时盖上锅盖，用中火焖约15分钟，即可食用。

3.食用时可根据个人口味加入盐，搅拌一下即可。

红豆山药粥

材料 红豆50克，山药100克，粳米150克。

调料 盐、鸡精各适量。

做法

1.将红豆、山药、粳米淘洗干净。

2.放入炖锅内，加水置武火上烧沸。

3.再用文火炖煮半小时即成。

胡萝卜鲍鱼粥

材料 石决明30克，胡萝卜80克，鲍鱼1个，糙米100克。

调料 姜、盐、味精等各适量。

做法

1.将鲍鱼、胡萝卜、石决明、糙米、生姜洗净。

2.放入锅内，加清水适量，武火煮沸后，文火煮2小时，调味即可（若无鲍鱼，可用蚌肉60克代之）。

🌀 五味巴戟粥

材料 粳米150克，巴戟天5个，五味子少许。

做法
1. 将五味子、巴戟天置于沙锅中。
2. 加入适量清水煎取4碗汁液。
3. 用药汁熬成煮至粳米成粥即成。

🌀 荞麦南瓜粥

材料 荞麦50克，粳米100克，小南瓜一个。

调料 葱、盐各适量。

做法
1. 南瓜洗净，削皮，切成小块，粳米洗净，用净水浸泡半小时。
2. 锅置火上，将粳米放入锅中，加水适量，武火煮沸后换文火煮20分钟，然后放入南瓜块，文火煮10分钟，再加入荞麦，接续用文火煮10分钟。熄火后，加入盐、葱花等作料。

🌀 绿豆麦片粥

材料 小米、燕麦片、糯米各60克，绿豆50克。

做法
1. 绿豆洗净，用冷水浸泡2小时。再连水蒸2小时，取出备用。
2. 小米、糯米、燕麦片分别洗净，用冷水浸泡20分钟。
3. 再置于武火上烧沸，然后改用文火熬煮约45分钟。
4. 加入蒸好的绿豆汤，将绿豆、小米、糯米、燕麦片拌匀煮沸，即可盛起食用。

🌀 玉米渣绿豆粥

材料 玉米渣150克，绿豆50克。

做法
1. 绿豆洗净，放入冷水中浸泡2小时，连水煮2小时，取出。
2. 玉米渣洗净，加水，小火煮2小时。
3. 加入煮好的绿豆汤，煮沸即可。

🌀 玉竹羊肉粳米粥

材料 粳米100克，羊肉100克，玉竹40克。

调料 草果、肉桂、胡豆、香菜、盐各适量。

做法
1. 将玉竹浸泡，切成长段。羊肉洗净，草果、肉桂、胡豆捣碎。香菜洗净，切2厘米长的段。
2. 将粳米淘洗干净，放入炖锅内，加水适量，烧沸后加入玉竹、羊肉、草果、肉桂、胡豆，用中火煮40分钟，最后加入盐和香菜即成。

🌀 苦瓜苋菜粥

材料 苦瓜100克，苋菜80克，粳米100克，甘草少许。

调料 盐少许。

做法
1. 甘草洗净先煎，取其汁液备用；苦瓜洗净，去瓤切块；苋菜洗净，切丝。
2. 粳米淘洗干净，置于锅内加入甘草煎液和适量清水，武火煮至沸腾后，加入苦瓜块、苋菜丝，改用文火炖至粳米烂熟即成，可加入少许盐调味。

天花粉粟米粥

材料 天花粉25克，粳米100克。
调料 蜂蜜适量。
做法
1.天花粉洗净，切碎，入锅加水煎煮取其汁备用。
2.将粳米洗净，放入锅内，加入天花粉煎液及适量水，武火煮沸后改用文火煮至米烂粥熟即成，食用时可用蜂蜜调味。

葱头大枣粥

材料 葱头40克，红枣10枚，粳米100克。
调料 盐、味精、料酒、酱油等各适量。
做法
1.将葱头洗净，切片。
2.红枣、粳米分别洗净，三者置于沙锅中，并加入盐、料酒，武火煮至沸腾后，改用文火炖至米烂粥稠，加入味精调味即可出锅食用。

山药南瓜粥

材料 粳米100克，山药30克，南瓜30克。
调料 盐适量。
做法
1.粳米淘洗干净，用冷水浸泡半小时，捞出沥干水分；山药去皮洗净，切成小块；南瓜洗净，切成小丁。
2.锅内注入适量水，将粳米下锅，用武火煮沸；然后放入山药、南瓜，然后改文火继续煮；待米烂粥稠时下盐调味即可。

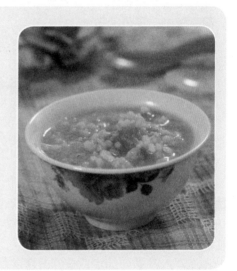

莲子百合红豆粥

材料 莲子、干百合各20克，红豆50克，粳米150克。
做法
1.红豆洗净，浸泡7~8小时。
2.莲子、干百合分别放水中浸泡2小时。
3.粳米淘洗干净，浸泡30分钟。
4.将红豆、干莲子、粳米加适量水煮沸，放入百合转文火煲2小时即可。

仔鸡粳米粥

材料 仔鸡1只，粳米150克。
调料 盐、鸡精各适量。
做法
1.仔鸡宰杀，去毛洗去内脏。
2.按需要大小切成鸡块，浓煎鸡汁，将鸡捞出。
3.再将原汁鸡汤同粳米煮粥，先用武火，后改用文火，粥稠即成。食用时加入盐及鸡精。

◎ 芦笋粟米粥

材料 新鲜芦笋80克，粟米100克。

调料 盐、味精各适量。

做法

1.芦笋洗净，切片。

2.粟米洗净，与备好的芦笋一起放入沙锅内炖煮至熟后，加入盐、味精调味即成。

◎ 木耳玉米粥

材料 玉米粒150克，木耳30克。

调料 盐、鸡精各适量。

做法

1.洗净木耳，泡发撕碎。

2.煮玉米待烂时加入木耳。

3.同煮为粥，加油、盐、鸡精调味即成。

◎ 薏苡仁红豆粥

材料 薏米100克，红豆40克，泽泻少许。

做法

1.将泽泻入沙锅，加水适量，分两次煎汁，把汁用纱布过滤，澄清。

2.红豆、薏苡仁洗净。

3.再将红豆、薏苡仁、泽泻汁合在一起入锅，加水适量，按常规煮粥即成。

◎ 猪肾粳米粥

材料 猪肾2个，粳米150克。

调料 五香粉、葱白、生姜、盐各适量。

做法

1.将猪肾剖开去臊洗净，切小块。

2.与米同煮作粥，将熟入葱、姜、盐及五香粉调味即成。

◎ 竹笋米粥

材料 竹笋80克，粳米100克。

调料 盐适量。

做法

1.将鲜竹笋脱皮洗净，切成笋片或笋丁。

2.粳米洗净，先泡半个小时。

3.笋丁与粳米文火煮成粥。

◎ 羊胰粳米粥

材料 羊胰1具，粳米100克。

调料 葱、料酒、盐各适量。

做法

1.把羊胰洗净，切成丁。

2.粳米淘洗干净后与羊胰一同放入锅内，加水适量，加入葱、盐和料酒。

3.把锅置武火烧沸后，用文火煮30分钟即成。

◎ 麦冬生地粳米粥

材料 粳米100克，麦冬30克，生地黄少许。

做法

1.把粳米淘洗干净；生地黄洗净切片；麦冬洗净去心。

2.把粳米、生地黄、麦冬同放锅内，加水适量。

3.将盛有原料的锅先置武火上烧沸，再改用文火烧煮1小时即成。

芹菜豆腐面

材料 手擀面200克，芹菜、嫩豆腐、火腿、鲜香菇各50克，枸杞子少许。

调料 葱、姜、酱油、蒜、盐各适量。

做法

1.将芹菜洗净后剁成小颗粒；枸杞子去杂质后洗净；豆腐切成小块；火腿肉切成颗粒；香菇发透，去蒂根，切成小颗粒；姜、蒜切成片，葱切成末。

2.将炒锅置武火上，加入油，烧至六成熟时，加入姜、葱、蒜爆香。

3.放入豆腐、芹菜、枸杞子、火腿、香菇、酱油、盐，及适量水用文火煮20分钟，盛入碗中待用。

4.在炖锅内加入水，用武火烧沸。下入面条，煮熟后捞入碗中，将炒好的芹菜豆腐等与面条拌匀即成。

桂黄韭菜粥

材料 粳米100克，韭菜50克，肉桂1块，熟地黄30克。

调料 盐适量。

做法

1.在沙锅里加水适量，放入肉桂、熟地黄煎熬，去渣留汁。

2.将粳米淘洗干净。

3.韭菜去杂洗净，切小段。

4.投入药汁中煮粥，熟后加少许盐调味即可食之。

鸡蛋莜麦面

材料 莜麦面100克，鸡蛋1个，干虾仁30克，小白菜50克。

调料 葱、姜、香油、酱油、盐各适量。

做法

1.用水将莜麦面调成面团，擀成薄片，洒上干面粉，折叠成数层，切成面条。

2.将小白菜洗净，切成寸段。葱、姜洗净，分别切成葱花和姜丝。干虾仁用温水泡开。

3.将油烧热，放入虾仁煸炒，并加入葱花和姜丝，随即加清水和盐，待水沸后，下入面条，煮沸，加入小白菜和酱油，并将鸡蛋打入汤中，但不要搅碎。

4.鸡蛋熟后，淋上香油即成。

凉拌燕麦面

材料 燕麦面150克，黄瓜2根。

调料 蒜、香菜、香油、盐、鸡精各适量。

做法

1.燕麦面加适量水揉成光滑的面团，饧20分钟后擀成一大张薄面片，将面片切成细丝后蘸干燕麦面抓匀、抖开即成手擀面。

2.将燕麦面手擀面煮熟，捞出，过凉。

3.黄瓜洗净，切丝；香菜、蒜切末。

4.将黄瓜丝放在煮好的燕麦手擀面上，加入盐、鸡精、香菜末、蒜末、香油调味即可。

🌀 玉米面窝头

材料 玉米面150克，黄豆面50克，小苏打粉少许。

做法

1.将玉米面、黄豆面与小苏打粉混合拌匀，然后加入少许清水揉成面团。

2.取一半面，用手揉成圆锥形，用拇指在圆锥底扎成一个洞，另一半面也照此揉好。

3.将做好的窝头放入笼屉，用武火蒸熟即成。

🌀 豆蔻茯苓馒头

材料 白豆蔻5颗，茯苓10块，面粉200克，发酵粉适量。

做法

1.把豆蔻去核，烘干打成细粉；茯苓烘干，也打成细粉。

2.把面粉、豆蔻粉、茯苓粉、发酵粉和匀，加入适量水揉成面团，用洁湿布盖好，放在稍暖处，使其发酵几小时。

3.待面粉发酵好后，如常规制成20克一个的馒头，上笼蒸20分钟即成。

🌀 三合面

材料 黄豆粉、小米面各50克，面粉100克。

做法

1. 将黄豆粉、小米面及小麦面粉一起混合拌匀。

2. 加入适量清水和成面团，擀成面条或用挂面机制成面条。

3. 再置于沸水锅中煮熟，加进想要的卤即成。

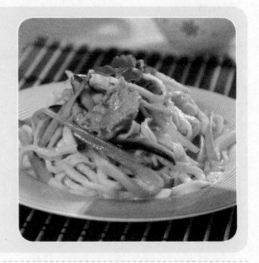

🌀 莜麦鸡丝面

材料 莜麦面150克，鸡胸脯肉50克，菠菜50克。

调料 葱、花椒粉、酱油、香油、盐、鸡精各适量。

做法

1.菠菜洗净，放入沸水中焯一下，入冷水过凉，捞出沥水，切段。鸡胸脯肉切成丝。葱切花。

2.炒锅放香油烧热，下葱花、花椒粉炒出香味后放入鸡丝，待鸡丝变白时加适量水烧至熟透。

3.加菠菜段翻炒片刻后用酱油、盐和鸡精调味，鸡丝卤就做好了。

4.莜麦面加水和成较硬的面团，用擀面杖擀成面条，放入沸水中煮熟，捞出，过凉，将鸡丝卤浇在莜麦面条上即可。

枸杞荞麦糊

材料 枸杞子30克,荞麦粉150克,草果1个,羊肉50克。

调料 盐、鸡精各适量。

做法

1.将枸杞子去杂质、果柄,洗净。羊肉洗净,切成方块,草果洗净。

2.将荞麦粉用冷水调匀,备用。

3.然后将草果、羊肉放入水锅内,置武火烧沸,用文火炖煮15分钟,再加入荞麦粉、盐、鸡精、搅匀即成。

五香饺子

材料 豆粉、面粉各100克,番茄1个,豆腐150克,枸杞子少许。

调料 葱、盐、花椒面适量

做法

1.小葱切末,豆腐投入沸水中煮透,去掉豆腥味,捞出沥干水分抓碎成馅。

2.加入切碎的番茄、去核枸杞子、去皮冬瓜子、葱末、姜末、盐、花椒面、香油,搅拌均匀。

3.然后将面粉和豆粉和匀制成饺子皮,包好馅,煮熟即成。

珍菌饺

材料 干香菇、干鸡腿菇各50克,金针菇、平菇、油菜各100克,面粉250克,鸡蛋2个。

调料 姜、香油、盐、鸡精各适量。

做法

1.干香菇放入温水中泡开。金针菇去掉根。将泡开的香菇去蒂切成粒。平菇放入沸水锅中焯水后捞出。鸡腿菇放入沸水锅中,焯水后捞出。金针菇放入沸水锅中,焯水后捞出。油菜也放入沸水锅中,焯水后捞出冲凉。鸡腿菇、金针菇、平菇分别切成粒。

2.油菜切成细粒,再和各种食用菌类一起加入盐、鸡精、油、麻油、姜末拌匀即成珍菌馅。

3.将面粉、盐、水、鸡蛋混合在一起,揉搓成面团,再将面团分小块,再擀成面皮,备用。

4.擀好的面皮中包入馅,捏好,包成饺子,以常法煮熟食用。

莜麦肉丝面

材料 莜麦面粉100克,猪肉50克,菠菜50克。

调料 葱、姜、香油、酱油、盐各适量。

做法

1.猪肉切丝,葱切末,姜切丝。

2.用水调面粉成面团,用擀面棍擀成大薄片,在上撒一层干面后,将面片卷起,切成面条。

3.锅内上油烧热,先爆葱、姜,再下肉丝,炒熟加水,煮沸后放入切好的面条,并放入菠菜叶。待面条煮熟后,加入酱油、盐、香油即成。

🌀 玉米菠菜粥

材料 菠菜50克，玉米面150克。

调料 花椒粉、鸡精、盐、香油各适量。

做法

1.菠菜择洗干净，放入沸水锅中焯一下，捞出放冷水里过凉，沥干水分后切末。

2.挑出玉米面中的杂质，将玉米面用冷水调成没有结块的稀粥状。

3.将调稀后的玉米面水倒入锅内再加入适量的水煮成稠粥，撒入菠菜末，放入盐、花椒粉、鸡精和香油调味即可。

🌀 荞麦蛋汤面

材料 荞麦面150克，鸡蛋1个，小白菜100克。

调料 葱、姜、盐、花椒粉、鸡精各适量。

做法

1.葱切花、姜切丝。

2.荞麦面加水调成较硬的面团，取擀面杖擀成面条。

3.小白菜洗净，切段。锅中放油烧热，下葱花、姜丝、花椒粉炒香，随即加清水，水沸时下面条和鸡蛋煮熟后放小白菜煮1分钟，用盐和鸡精调味即可。

🌀 鸡肉草菇水饺

材料 鸡胸脯肉150克，草菇100克，茴香50克，面粉200克。

调料 葱、姜、香油、盐各适量。

做法

1.葱切花，姜切末；草菇择洗干净，切末；茴香洗净，切末。

2.鸡胸脯肉洗净，剁咸肉末，加葱花、姜末、茴香末、草菇末、盐和香油拌匀，制成饺子馅。

3.面粉加水和成面团，搓成长条，揪成若干个剂子，擀成饺子皮，包上馅，下入沸水煮熟即可。

🌀 黄瓜猪肉水饺

材料 肥瘦猪肉150克，黄瓜2根，面粉200克，水发木耳50克。

调料 葱、姜、蒜、盐、鸡精、香油、酱油各适量。

做法

1.肥瘦肉剁细蓉，黄瓜切丝剁碎，放盆中加剁成末的木耳、酱油、葱姜末、盐、鸡精、油搅匀成馅。

2.面粉加凉水和成饺子面，醒1小时后做成剂子，擀成饺子皮，包上黄瓜猪肉馅，放沸水中煮熟。

3.大蒜泥、酱油、醋、香油调匀，食用的时候蘸取即可。

🌀 素馅荞麦蒸饺

材料 荞麦面200克，鸡蛋3个，韭菜150克，虾仁50克。

调料 姜、香油、盐、鸡精各适量。

做法

1.鸡蛋打入碗内，搅匀，加盐，放油锅中煎成蛋饼，取出切碎；韭菜洗净，切末；虾仁泡发洗净，切末；姜去皮，切末。

2.将鸡蛋、虾仁、韭菜、姜末放入盆中，加盐、鸡精、香油拌匀，调成素馅。

3.荞麦面放入盆内，用温水和成软硬适中的面团，擀成饺子皮，包入素馅，收边捏紧，呈饺子形，码入笼屉。

4.锅中加水煮沸，放入笼屉，武火蒸20分钟即可。

🌀 猪肉韭菜包

材料 面粉200克，瘦猪肉150克，韭菜100克，虾皮少许。

调料 葱、姜、香油、酱油、醋、食用小苏打粉、酵母、盐各适量。

做法

1.将面粉和酵母用水调匀，揉成面团，发好。

2.用时以水将食用小苏打粉液化，调入发面中，兑食用小苏打粉揉匀。

3.把肉剁成泥，葱、姜切成碎末，一同用酱油、香油调好。

4.韭菜洗净，切成碎末，放入肉馅中，加入盐调匀，即成馅料。

5.再将揉好的面擀成圆形面皮，将馅包入，捏紧，放入笼屉蒸约30分钟即成。

🌀 草菇水煎包

材料 面粉250克，草菇100克，油菜心、春笋、虾仁各50克，肥瘦猪肉150克，酵母少许。

调料 葱、姜、酱油、食用小苏打、香油、盐各适量。

做法

1.将葱姜洗净均切成末待用。将适量小麦面粉放入盆内，放入酵母、水，和成较硬面团，饧发，备用。

2.将草菇、油菜心洗净，放入沸水锅中焯一下，用水冲凉，沥干水分后切成丁。春笋去壳和老硬部分，洗净，切成丁。虾仁去净泥肠，冲洗干净。猪肉洗净，切成丁。

3.将猪肉丁、草菇丁、油菜心丁、春笋丁放入盆内，加入虾仁、酱油、盐、鸡精、香油、葱末、姜末，搅拌均匀，即成馅料。

4.将余下的面粉放入盆内，加入水，拌匀成面粉水。

5.将饧发好的酵面放在案板上，放入食用小苏打粉，揉匀揉透，搓成长条，分成大小均匀的剂子，擀成圆皮，包入馅，捏成半月状，收好口，即成煎包生坯。

6.将平锅放在火上，锅底抹上余猪油，将包子煎熟铲起，包底朝上装入盘内即可。

🍥 山药猪肉汤圆

材料 山药100克，猪肉150克，糯米粉200克。

调料 盐适量。

做法

1.把猪肉洗净，剔去筋脉，剁成肉末。

2.再把山药洗净，去皮，放入蒸碗中上笼屉蒸熟。

3.将山药放入大碗中，捣烂，然后加入猪肉末及盐，一同搅拌均匀，做成馅。

4.用糯米粉，加入清水适量，和面揉和好，做成小剂子加上馅做成汤圆，放入锅内蒸熟即成。

🍥 玉米面发糕

材料 新玉米面200克，发酵面、食用小苏打粉各少许。

做法

1.在玉米面、发酵面中放适量清水和成团。

2.发酵，再将发酵后的玉米面团揉入食用小苏打粉，加熟猪油，反复揉匀后用湿布盖好，饧约1小时。

3.将饧好的面再反复揉搓，整块地放入蒸锅内铺平，用武火沸水汽蒸约25分钟。

4.取出面团，切成菱形或方形块即成。

🍥 芹菜馅饺子

材料 芹菜200克，瘦猪肉150克，面粉200克。

调料 大葱、姜、酱油、香油、盐各适量。

做法

1.将芹菜去根，洗净，剁成碎末。

2.肉洗净，剁成泥，加上熟豆油、盐、葱末、姜末、酱油、香油拌成饺子馅。

3.将面粉用温水和匀，放置20分钟后，搅成适量的剂，用擀面棍压成面皮包成饺子。

4.在锅内加水适量，烧沸后下入饺子煮熟即成。

🍥 猪腰粳米粥

材料 猪腰1个，粳米100克。

调料 葱、料酒、盐各适量。

做法

1.把猪腰剖开去臊洗净，切成小方块。

2.将粳米淘洗干净后，连同猪腰放入锅内，加适量水、盐、料酒。

3.然后把锅置武火上烧沸后，再改用文火煮30分钟至米烂即成。

🍥 小米面发糕

材料 小米面200克，黄豆面50克，酵母少许。

做法

1.用40℃左右的温水将酵母融化开。小米面、黄豆面放盆内，加温水、酵母和成较软的面团，饧发20分钟。

2.将屉布浸泡后铺在屉上，放入面团，用手抹平，武火沸水蒸半小时至熟。

3.蒸熟的发糕扣在案板上，稍凉，切成长方小块即可。

水果餐品

素菜类
荤菜类
汤羹类
主食类
水果餐品

🌀 毛丹银耳汤

材料 西瓜30克，红毛丹60克，银耳5克。

调料 冰糖适量。

做法

1.银耳泡发，去除蒂头，切小块，放入沸水中煮熟，捞出沥干。

2.西瓜去皮，切小块；红毛丹去皮、去籽。

3.锅上火放少量水烧沸，将冰糖放水中制成冰糖水，放凉备用。

4.将西瓜、红毛丹、银耳和冰糖水一起放碗中，拌匀即可。

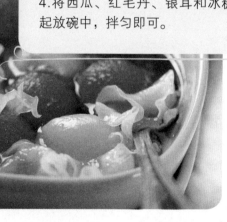

🌀 火龙果蔬菜海鲜沙拉

材料 火龙果1个，鲜虾仁10个，黄瓜1根。

调料 色拉酱少许。

做法

1.火龙果洗净，挖出果肉，切丁。

2.鲜虾仁挑去泥线，洗净，煮熟。

3.黄瓜洗净，去蒂，切丁。

4.取盘，放入火龙果丁，熟虾仁，黄瓜丁，淋入色拉酱拌匀即可。

🌀 猕猴桃水果

材料 猕猴桃3个，菠萝1个，红樱桃5颗，橙汁100毫升。

做法

1.猕猴桃洗净，去皮，切小块；菠萝肉切小块；红樱桃洗净。

2.猕猴桃块，菠萝块和红樱桃一同倒入盘中，加入橙汁，搅拌均匀。

3.送入冰箱的冷藏室冷藏半小时即可。

🌀 黑豆雪梨盅

材料 雪梨1个，黑豆50克。

做法

1.将梨削去表皮，在靠梨柄处切开留作梨盖，用小勺挖去梨核。

2.将黑豆洗净，装入梨子内，把梨柄盖上，用竹签插牢。

3.放在瓷盅内，再将盅放在加水的锅内，置中火上徐徐蒸炖，水沸后40分钟将梨取出装入盘内即成。

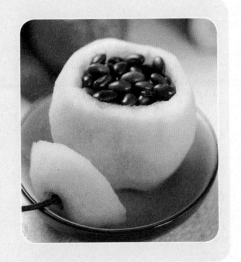

🌀 草莓柚汁

材料 草莓7个，柚子肉5瓣。

做法

1.草莓洗净，去蒂，切小块，放入榨汁机中打成汁，倒出。

2.柚子肉切小块，放入榨汁机中打成汁，倒出。

3.草莓汁和柚子汁一同倒入杯中，调匀饮用即可。

🌀 草莓拌黄瓜

材料 草莓10颗，黄瓜1根。

调料 香油、盐、鸡精各适量。

做法

1.草莓洗净，去蒂，对半切开。黄瓜洗净，去蒂，切块。

2.取小碗，加盐、鸡精和香油拌匀，制成调味汁。

3.取盘，放入草莓和黄瓜块，淋入调味汁拌匀即可。

🌀 火龙果胡萝卜汁

🔲材料 火龙果1个，胡萝卜1根。
🔲做法
1.火龙果洗净，去皮，切小丁。
2.胡萝卜洗净，切小丁。
3.火龙果丁和胡萝卜丁一同放入榨汁机中榨汁即可。

🌀 雪中梅花

🔲材料 山楂15颗，苹果1个。
🔲调料 木糖醇适量。
🔲做法
1.山楂洗净，取3个山楂，每个切成2瓣，用其中的5瓣在盘中心摆成一朵"梅花"。
2.苹果洗净，去蒂除核，切片，一层层摆在"红梅"的旁边，摆满后均匀地撒上晶体木糖醇。
3.余下的12个山楂，均匀地摆在盘边即可。

🌀 凉拌西瓜皮

🔲材料 西瓜皮250克。
🔲调料 蒜、香油、盐、鸡精各适量。
🔲做法
1.西瓜皮洗净，削去西瓜绿皮，去红瓤，切成小条。
2.在西瓜条中加入盐、蒜末、鸡精和香油拌匀即可。

🌀 山楂粥

🔲材料 山楂10个，粳米100克。
🔲做法
1.山楂洗净，去籽和蒂。
2.粳米淘洗干净，浸泡30分钟。
3.锅中加水烧沸，放入山楂，粳米煮沸，改文火熬煮成粥即可。

🌀 三丝拌柚块

🔲材料 去皮柚子1个，红柿子椒2个，豆腐皮50克，香菜少许。
🔲调料 香油、盐、鸡精各适量。
🔲做法
1.柚子肉切块，香菜择洗干净，切小段。
2.红柿子椒洗净，去蒂和籽，切丝。
3.豆腐皮洗净，切丝，放入沸水中焯透。
4.柚子肉、香菜段、红柿子椒丝，豆腐丝放入同一个盘中，加盐、鸡精和香油拌匀即可。

🌀 绿豆西瓜皮粥

🔲材料 绿豆50克，西瓜皮150克，粳米100克。
🔲做法
1.绿豆洗净，用清水浸泡4小时；西瓜皮洗净，去绿皮，去红瓤，切丁，粳米淘净干净。
2.将粳米，绿豆放入锅中，加适量水，武火烧沸。
3.用文火熬成粥，倒入西瓜皮丁煮沸即可。

🌀 梨丝拌萝卜

材料 白萝卜1根，梨1个。

调料 姜、麻油、盐、鸡精各适量。

做法

1.将萝卜切成丝，用沸水焯3分钟捞起。

2.加梨丝，少许姜末及上述其他调料，拌匀即成。

🌀 鲫鱼木瓜汤

材料 鲫鱼1条，木瓜1个。

调料 葱、姜、香菜、料酒、盐各适量。

做法

1.鲫鱼去鳞，除鳃和内脏，洗净，抹上料酒，腌渍半小时。木瓜洗净，去皮除籽，切块。

2.锅置火上，倒入适量油，待油温烧至五成热，放入鲫鱼煎至两面的鱼肉变白。

3.加葱花，姜丝和适量清水武火烧沸，转文火煮20分钟，放入木瓜块煮熟，用盐调味，撒上香菜末即可。

🌀 甘蓝山药沙拉

材料 桃1个，山药、甘蓝各100克。

调料 无糖色拉酱适量。

做法

1.桃洗净，去核，切丁。

2.甘蓝洗净切丝，山药去皮切丝。

3.取盘，放入桃、甘蓝、山药，加色拉酱拌匀即可。

🌀 雪梨豆根茶

材料 雪梨1个，山豆根粉少许。

做法

1.先将雪梨洗净去皮，切成片状，置于盅内。

2.加清水300毫升煎至一半时，在雪梨中调入山豆根粉即成。

🌀 酸辣木瓜

材料 青木瓜1个，胡萝卜、生菜各100克，柠檬汁少许。

调料 蒜、醋、辣椒油、盐、鸡精各适量。

做法

1.青木瓜去皮除籽，洗净，切丝；胡萝卜洗净，去皮，切丝；生菜择洗干净，切丝。

2.取小碗，加蒜蓉、盐、醋、柠檬汁、辣椒油和鸡精搅匀，制成调味汁。

3.取盘，放入青木瓜丝，胡萝卜丝和生菜丝，淋上调味汁即可。

🌀 橘皮粥

材料 干橘子皮25克，粳米80克。

做法

1.干橘子皮研成细末。

2.粳米淘洗干净。

3.锅置火上，放入粳米和干橘子皮细末，加适量清水煮至米粒烂熟的稠粥即可。

Part 5

糖尿病患者
日常生活保健

糖尿病患者日常生活建议

忽略日常生活细节，对健康人来说，顶多是降低生活品质；但对糖尿病患者而言，很可能让血糖波动、甚至增加各种糖尿病并发症的风险，威胁生命安全。因此，一定要注意生活的方方面面，让生活得更健康安全。

1 纠正不良生活方式，防止病情恶化

糖尿病的病因复杂，与遗传因素、某些病毒感染、自体免疫、膳食结构不合理、缺乏运动、肥胖、精神过度紧张、某些药物（如糖皮质激素等）以及其他内分泌紊乱等有关。患糖尿病后，要避免多食懒动、精神紧张及熬夜，以防病情恶化。

2 备好速效胰岛素

如果你工作繁忙，无法保证按时吃饭，那么可以让医师开一种快速起效的胰岛素。这种胰岛素一般30分钟就能起作用，并可以根据你当天的饭量、运动量等，灵活改变用量。

3 定期检查

有条件的患者半年要做一次血管和神经的检查，了解自己下肢血管病变的情况，神经病变的程度，选择合适的药物。

4 找个医生朋友

患糖尿病之后，随时都可能遇到一些医学问题需要咨询，为了便于联络，您应主动与一位有经验的内分泌或糖尿病专科医师交朋友，与你所信赖的专家保持经常联系，在相互交往中，争取得到更多更方便的医学关照。当遇到一些难题困扰你的时候，只要拨通电话，他一定能给你一个满意的回答，这样能减少许多麻烦，少走许多弯路。

5 把食谱贴在冰箱上

把自己最该吃的食物打印出来，贴在冰箱上。这样无论你是准备去超市购物，还是计划当天的食谱时，甚至是打开冰箱找零食吃的时候，都可以用这个列表作为饮食指导。

糖尿病饮食调养一本全

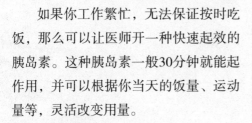

6 学习糖尿病知识，正确对待自身的疾病

高质量的糖尿病及其并发症的治疗，取决于对患者的糖尿病教育。糖尿病是终身性的，也就是说，从此每天要合理安排饮食及运动，控制好体重，多数患者还需长期使用药物，另外，还要定期查血糖及尿糖。要做到这些，必须掌握糖尿病防治知识，这方面知识掌握得越多，你驾驭疾病的能力就越强，就会少走弯路、避免上当受骗、积极主动地配合医师的治疗，血糖就会得到更好的控制，从而避免或推迟并发症的发生。因此，患者应积极参加由当地正规医院组织的糖尿病教育活动，增进对本病的了解，也可通过科普书籍和上网来获取糖尿病的防治知识。但要记住一点，知识一定要来源于科学、权威的渠道。

7 外出需带"四件宝"

第一，随身携带一张自制的糖尿病卡。卡中写明自己姓名、住址、住宅电话、所患糖尿病类型、正在使用的降糖药物名称，以便发生紧急情况时，有助于医师及时施治。第二，远离城镇时应携带矿泉水或饮水杯，口渴要及时饮水，以防高渗性昏迷的发生。第三，衣袋内常备几块水果糖，当不能按时吃饭时，或过度运动后出现头晕、手颤、出冷汗、四肢发软、心跳加快等低血糖反应时，可及时食用。第四，出差前一定携带你平常使用的自测血糖或尿糖的试纸和仪器，决不要随便中断测定。

运动降糖疗法

散 步

运动对血糖的控制作用明显，很多糖尿病患者都有这样的体会：一旦运动，这一天会舒服很多，血糖也会下降。这是因为有氧运动可以增强人体对胰岛素的敏感性，这就有助于提高人体自身控制血糖的能力。

散步是一种最安全、简便和最能持久的控制血糖的运动疗法。在众多运动中，糖尿病治疗专家认为，散步对糖尿病患者最为有利，这也是非常容易进行的运动，任何年龄层的人都可以简单做到。

实验证明，以每小时3 600米的速度步行，每分钟要走100～130步，机体代谢率可提高48%。这样行走对糖尿病患者控制血糖十分有益，行走时间应在饭后，每次行走15～20分钟，或根据个人情况适当延长。

散步又是一种天然的镇静和心理调适方式。精神压力过大，会使心率加快、血压上升、肌肉紧张、血糖升高，不利于糖尿病控制。而每天坚持散步15分钟，可使情绪变得稳定，消除精神压力。

同样的运动，如果加入一些小动作，可能会达到更好的效果。

负重走：出门前，从家里拿两个大一点的塑料瓶子，装满水，做简易哑铃。两手各拿一个，保持左右重量一致，这对老年人的步态平衡也有很大的作用。

轻拍双臂、轻揉耳朵：老年人在散步时前后拍掌、敲打身体两侧胆经，轻揉耳朵、轻拍双臂都是很好的辅助动作，可以促进经络畅通、气血调和。

爬坡走：与在平地上散步相比，爬坡走能更多地锻炼到背部、臀部和大腿肌肉。爬坡走15分钟，然后又以相同时间回到起点。但老年人最好不要尝试过大的坡，以免膝关节受损。

延长步幅：散步时加大步幅，可以使腿窝和臀部多用力，燃烧掉更多的热量。

不断调整速度：这意味着在散步的过程中可以小跑一段，然后再恢复到散步的状态，循环进行。变速走能够调动更多的肌肉参与到锻炼过程中，更好地锻炼心肺功能。

糖尿病患者散步注意事项

① 脚有炎症、感染或水肿时应积极治疗，不宜散步。

② 行走的速度、距离和时间可根据各自的情况而定，不要机械仿效，原则是既要达到运动治疗目的，即运动10分钟后测心率应在（220-年龄）的60%～70%，而又不要走得气喘吁吁。

③ 散步的场地一般以平地为宜，尽可能选择空气清新、环境幽静的场所，如公园、操场、庭院等。

④ 散步时最好穿运动鞋或旅游鞋，衣服要宽松合体。

⑤ 遇上阴雨天，也不应停止运动，散步则可在室内或有遮盖的室外进行。

⑥ 步行时两臂用力向前后摆动，可增进肩部和胸廓的活动，适用于呼吸系统慢性病的患者。另外，一边散步，一边按摩腹部，适用于防治消化不良和胃肠道慢性疾病。

游泳锻炼是一种全身性的锻炼，几乎所有的内脏器官和肌肉组织都要积极参与活动，因而它对疾病的治疗也是一种综合性、全身性的治疗。通过游泳锻炼，可增强人体神经系统的功能，改善血液循环，提高对营养物质的消化和吸收，从而可以增强体质，提高抵抗疾病的能力。游泳适合大部分糖尿病患者，一般认为2型糖尿病肥胖者和血11.1～16.7毫摩尔/升（200～300毫克/分升）以下者，以及1型糖尿病稳定期患者均适宜。

1 游泳运动量的掌握

正常人安静脉搏频率为60～80次/分钟。

脉搏频率达到120～140次/分钟，为大运动量。

脉搏频率达到90～110次/分钟，则为中运动量。

游泳锻炼后，脉搏变化不大，其增加的次数在10次以内，则为小运动量。

选择游泳锻炼的运动量时，要因人而异，量力而行。普通的游泳爱好者，即使是年轻力壮者，每周大运动量的锻炼，也不应超过2次；而中年人则以中等的运动量为宜，不要或少进行运动量

过大的游泳锻炼；老年人最适宜小运动量和中等偏小的运动量的游泳锻炼。

2 游泳的注意事项

❶ 游泳要选择饭后半小时至1小时之间进行，不可空腹及睡前游泳。另外一定要随身携带糖尿病卡及糖块/饼干等，一旦发生低血糖能马上得到救治。

❷ 游泳前要做好准备活动，可以提高神经系统的兴奋性，加快血液循环和物质代谢，使肌肉的力量和弹性增加，身体各关节的灵活性提高，防止抽筋。准备运动可做广播体操、跑步和各种拉长肌肉和韧带的练习。

❸ 饭后和饥饿时不宜游泳。由于在水中做的是胸式呼吸，使胸腔扩大，腹肌收缩，腹腔便因此而缩小。胃肠受到腹壁的挤压和水的挤压，很容易使胃中食物反射性上溢。轻者会在游泳中打嗝，重者出现呕吐、胃肠痉挛、腹痛等。因此，宜饭后1小时再游泳。饥饿时也不能游泳，因为空腹游泳容易导致低血糖。

❹ 游泳后要马上擦干身上的水，以免受凉，并做放松活动或缓慢的四肢运动，有助于消除疲劳。

松静功又名放松功，是古代用于修身养性的一种静坐功法。练功的环境应尽可能选择在安静、空气新鲜之处，室内练功，要通风换气，但不要迎着风向，以防感冒；宽衣松带，解除束缚，无论哪种姿势，都须将纽扣、衣带、鞋带或瘦小的衣服等，预先解开，使身体舒适，血液循环畅通；安定情绪，精神愉快。练功前需休息20分钟左右，安定心神，若情绪不稳，心情急躁，则杂念纷纭，不易入静，且呼吸不畅。若精神不振，练功则易昏沉入睡，影响疗效。共分为五个步骤：

1 第一步，摆姿势

　　姿势端正，易于入静。不论采用哪种姿势，一定要端正，合乎自然。

　　坐势：应用宽凳子或椅子，高度以使练功者的膝关节弯曲90℃为宜，头颈和上身坐直，胸部略向前稍俯，不挺胸，臀部向后微凸出，但背不弯不曲。若是盘膝坐，两手相握或两手重叠向上，贴于小腹前或小腿上，姿势端正后，两目微闭，注视鼻尖，口齿微闭。

　　卧式：仰躺床上，枕头高低以舒适为度，两手放在身两侧，肘臂放松，手指微曲，放于大腿两侧；或两手交叉相握，轻放小腹上，两腿自然平伸，两脚自然分开，两目微闭，口齿轻闭。

　　站式：身体自然站立，两膝微屈，两脚平行分开同肩宽。臀稍向下坐，劲合于腰髋部。上身保持端正，腰脊放松，肩肘稍向下沉，但不用力。虚腋、曲肘、两臂自然下垂，稍作外撑，掌心向下，五指分开，微作弯曲，意如轻按水上之浮球。

2 第二步，放松法

　　放松法是一切功的基本功，主要是消除一切紧张，达到全身肌肉、内脏、血管、神经放松，强调自然舒适，气闭丹田。姿势可采用坐势、站势、卧势等，要求自头上向脚下放松，头部放松，虚灵顶颈（头轻轻顶起之意）；两肩放松，垂肩坠肘；胸部放松内含，腹部放松回收；腰部放松挺直，全身无紧张不适之处，精神放松。

3 第三步，呼吸法

　　松静功的呼吸法，采用顺呼吸法，吸气时默念"静"字，呼气时默念"松"字，放松得越好，入静就越快，做到呼吸自然柔和，使气沉丹田（脐下5厘米），即练功家所说的"息息归根"，呼吸是练气功主要环节之一，没有呼吸的锻炼，便没有疗效。每次练功练呼吸20～30分钟即可，否则练呼吸过多，时间过长，易引起偏差。

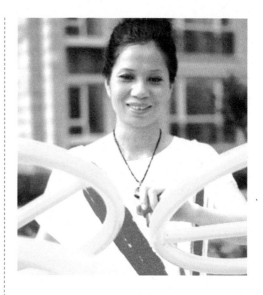

4 第四步，静坐法

练完呼吸法之后，接着练静坐法，开始时，杂念较多，思想难于集中，用意守丹田，让杂念自来自消，如仍有杂念，可用听呼吸的方法排除。听，不是听鼻子呼吸的声音，而是将听觉的注意力集中于一呼一吸的下落，至于呼吸的快慢、粗细，深浅都不要去管它，听至杂念完全消失，就是入静了。至于入静的程度因人因病而异，千万不要勉强追求，凡越想快入静，反而越静不下来，特别在练功初期，不要要求过高，有些人虽未达到理想的静，但实际上也收到一定疗效。

5 第五步，收功法

练完气功后，不要急于起来，要以肚脐为中心，用一只手掌心按在肚脐上，另一只手的掌心贴在这只手的手背上，两手同时以肚脐为中心，由内向外，由小圈到大圈缓缓划圈，左转30圈，稍停，再由外向内，由大圈到小圈，右转30圈，到肚脐处停止收功，然后活动活动身体，也可配合太极拳、八段锦、慢跑等，则收效更大。

初学练功时需注意以下几点：

❶ **松静自然**。做到心情稳定、体位舒适、全身放松后再调整呼吸。

❷ **意气相合**。指练功时用意念活动去影响呼吸，逐渐使意念的活动与气息的运行相互配合，使呼吸随着意念活动缓慢进行。在松静自然的前提下，逐步地把呼吸锻炼得柔细匀长，如"春蚕吐丝"，绵绵不断。

❸ **动静结合**。气功偏静，还应配合其他体育疗法如太极拳、健身操等。只有动静相结合，才能相得益彰，从而真正达到平衡阴阳、调和气血、疏通经络的作用。

❹ **循序渐进**。练功要靠自己努力，只有坚持不懈，持之以恒，才能逐渐达到纯熟的地步。开始练功时间可短些，以后逐渐加长，一般可加到30～40分钟，每日1～2次。

相传五禽戏是由东汉名医华佗模仿虎、鹿、熊、猿、鸟5种动物的动作创编的一套防病、治病、延年益寿的医疗气功，故此也被称为华佗五禽戏。五禽戏是一种"外动内静、动中求静、动静兼备"，"有刚有柔、刚柔并济"，"练内练外、内外兼练"的仿生功法。五禽戏是中国流传范围最广，也是流传时间最长的健身方法之一，其健身效果被历代养生家称赞，据传华佗的徒弟吴普因长年习练此法而达到百岁高龄。五禽戏是不错的有氧健身运动，糖尿病患者可以在早饭或晚饭后选择练习。

五禽戏，五种动作各有特点、各有侧重，但又是一个整体，如能经常坚持综合练习，就能起到调养精神、调养气血、补益脏腑、通经活络等作用，对高血压、糖尿病、神经衰弱等慢性疾病，均有较好的治疗和康复作用。练习五禽戏时，要做到全身放松、呼吸均匀缓和、动作自然，并要精神专注、排除杂念。下面就介绍五禽戏的操作步骤：

1 虎戏

自然站式，俯身，两手按地，用力使身躯前耸并配合吸气，当前耸至极后稍停；然后，身躯后缩并呼气；如此3次。继而两手先左后右问前挪移，同时两脚向后退移，以极力拉伸腰身；按着抬头面朝天，再低头向前平视；最后，如虎行走般以四肢前爬7步，后退7步。

2 鹿戏

按上四肢着地势。吸气，头颈向左转，双目向左侧后视，当左转至极后稍停；呼气，头颈回转，当转至面朝地时再吸气，并继续向右转，一如前法。如此左转3次，右转2次，最后回复如起势。然后，抬左腿向后挺伸，稍停后放下左腿，抬右腿如法挺伸。如此左腿后伸3次，右腿3次。

3 熊戏

仰卧式，两腿屈膝拱起，两脚离床席，两手抱膝下，头颈用力向上，使肩背离开床席；略停，先以左肩侧滚落床面，当左肩一触及床席立即复头颈用力向上,肩离床席；略停后再以右肩侧滚落，复起。如此左右交替各7次。然后起身，两脚着床度成蹲式，两手分按同侧脚旁；接着如熊行走般，抬左脚和右手掌离床度；当左脚、右手掌回落后即抬起右脚和左手掌。如此左右交替，身躯亦随之左右摆动，片刻而止。

4 猿戏

择一牢固横竿（如单杠，门框等），略高于自身，站立手指可触及高度，如猿攀物般以双手抓握横竿，使两肢悬空，作引体向上7次。接着先以左脚背勾住横竿，放下两手，头身随之向下倒悬；略停后换右脚如法勾竿倒悬。如此左右交替各7次。

5 鸟戏

自然站式。吸气时跷起左腿，两臂侧平举，扬起眉毛，鼓足气力，如鸟展翅欲飞状；呼气时，左腿回落地面，两臂回落腿侧。接着，跷右腿如法操作。如此左右交替各7次。然后坐下。屈右腿，两手抱膝下，拉腿膝近胸；稍停后两手换抱左膝下如法操作。如此左右交替亦7次。最后，两臂如鸟理翅般伸缩各7次。

糖尿病患者运动注意事项

适当规律的活动是治疗糖尿病的一种重要手段，可采取多种活动方式，如散步，做健美操，打太极拳，跳迪斯科舞、打乒乓球、游泳、跑步。可根据自己的身体情况和爱好，选择活动方式，要持之以恒。活动时间选餐后1～1.5小时开始，是降血糖的最佳时间。

糖尿病患者运动中应注意什么？

1 运动前

要根据自身条件制定个性化的运动计划，并要做好以下准备：

❶ 随身携带饼干、糖块或含糖的饮料及水，防止低血糖发生。

❷ 有条件者在运动前应该自我监测血糖，了解体内代谢情况，一旦血糖>16.1毫摩尔/升时应停止运动，此时运动只会加速代谢紊乱；血糖<5.4毫摩尔/升时，一定要先吃点点心或水果才可以运动；如果1型糖尿病患者血糖>13.4毫摩尔/升，且尿中有酮体时，最好不要运动。

❸ 宽松舒适的运动衣裤与有弹性的运动鞋，吸汗的棉袜。

❹ 运动前要饮开水，保证水分充

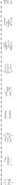

足，先做5~10分钟的热身活动，避免运动中发生肌肉、关节的损伤。

⑤ 调整饮食和药物：运动前1~3小时最好吃含糖的食物或点心；如果你用胰岛素治疗，一定要跟医师说运动时调整剂量的问题。

⑥ 佩带糖尿病病情卡：一旦发生酮症酸中毒等急症时，有助于急救。

⑦ 糖尿病患者最好结伴出行，并告诉同伴自己是糖尿病患者，低血糖的表现是什么，以便出现症状时同伴可以及时救助。

2 运动中

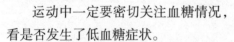

运动中一定要密切关注血糖情况，看是否发生了低血糖症状。

① 要了解自己的运动量是否达标，方法就是测运动时心率。做简单的热身运动，减少肌肉骨骼受伤的危险，5~10分钟后逐渐加大运动量，使心率上升不致太快。

② 运动时运动强度相对均衡，不要忽高忽低，频繁变化，增加机体负担。

③ 运动中若有头晕、胸闷、恶心、心悸等不适感，要立即停止并对症处理。若有低血糖反应，可进食少量糖块或者喝糖水；若有心绞痛症状，则应立即送到附近医院就诊。

④ 注射胰岛素的糖尿病患者每进行30分钟的中等强度运动，要进食10~15克糖类食物。

⑤ 注意监测血糖：如果你想多运动一段时间，那么在你打算换一个运动项目或者原有的运动项目强度加大、时间变长时，最好每隔30分钟就测一下血糖。

⑥ 运动中加强与同伴的交流，互相帮助，以提高参与意识与运动兴趣，有利于运动的坚持并避免运动中拉伤肌肉，扭伤关节。

3 运动后

① 运动快结束时，应缓慢速度进行至少5分钟的减速整理运动，如抬腿、伸腿、伸臂、弯腰、按摩、下肢抖动等动作。因为老年糖尿病患者血液循环系统适应能力差，运动停止后血液分布在四肢，有可能因血压过低而发生晕厥，或发生心律失常。

② 及时擦汗，穿好外衣，避免着凉。

③ 进行长跑后可再步行一段时间，直到心率恢复到运动前水平。

④ 运动强度大，时间超过45~60分钟，即使没发生低血糖，也要主动加餐，避免发生延迟性低血糖。

⑤ 监测血糖：运动后要立即测血糖，接下来的几个小时也要再测几次血糖。由于运动时肌肉要消耗葡萄糖，运动结束后，肌肉要从血液中摄取葡萄糖来重新储备肌糖原，这一过程要花费数小时，所以运动后数小时可有低血糖发生，且多数发生在半夜（延迟性低血糖），要密切关注。

4 其他注意事项

糖尿病患者空腹时不要运动，最佳运动时间为餐后1小时，并应该避免在口服药或胰岛素作用高峰时进行剧烈运动，必要时通过血糖监测来调整药量。

晨练并非越早越好，很多人认为早上空气新鲜，环境幽静，锻炼效果好，但是实际上，在春、秋、冬三季空气污染物在早6点之前不易扩散，最佳运动时间应该是太阳刚出来的时候。

阴雨有雾天都不适合晨练，尤其是城市中，因为雾珠中含有大量尘埃及来自污染源的有害物质如酸、苯等，吸入过多的有毒有害气体，极容易引起气管炎、咽炎、鼻炎，危害健康。

注射胰岛素的患者要避免在运动的肌肉部位注射胰岛素，以免在运动时加速胰岛素的吸收而引起低血糖。在进行打篮球、游泳、长跑、踢足球、骑自行车等运动时，腹部为最理想的注射部位。

不宜在马路边上跑步，大量的汽车尾气排出的有害气体会被运动者大量吸入，有害无益。

夏季进行体育运动要多饮水，最好是淡盐水，以免大量出汗丢失大量电解质水分引起肌肉痉挛、无力。另外，运动后最好及时洗澡，既可清洁皮肤，又可以促进血液循环，帮助全身功能的恢复，减轻运动中的兴奋，较快恢复正常。

艾灸降糖疗法

从中医学角度分析，糖尿病属于消渴症，分上消，中消，下消，乃五脏皆虚。而中医学认为，糖尿病是气血、阴阳失调，五脏六腑、胰腺功能紊乱，微量元素失衡多种原因引起的一种慢性疾病。

艾灸可以有效控制糖尿病，可使患者的营养能得到有效地吸收和利用，从而提高人体的自身免疫功能和抗病防病能力，防止了系列并发症的发生，真正做到综合治疗，标本兼治。

艾灸可以："虚则灸之，使火气已助阳气也;实则灸之，使实邪随火气而发散也;寒者灸之，使气复温也;热者灸之，引郁热之气外发，火就燥之义也。"

1 取穴

常用穴

1. 足三里、中脘；
2. 命门、脾俞、身柱；
3. 气海、关门；
4. 脊中、肾俞；
5. 华盖、梁门，
6. 大椎、肝俞；
7. 行间、中极、腹哀；
8. 肺俞、膈俞、肾俞。

备用穴

口渴甚加金津、玉液、内关、鱼际、少府；易饥加大都、胃俞；多尿加然谷、涌泉、复溜。

用法

每次选常用穴1组，备用穴随证加配。也用隔姜灸法。艾炷直径为1.5厘米，高2厘米，重0.5克。鲜姜片厚3～4

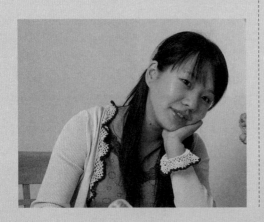

毫米，直径1.5厘米，如同一元硬币大小。每穴灸治10～30壮，每次治疗时间约为210分钟。备用穴中，金津、玉液用毫针或消毒三棱针点刺出血。余穴亦用灸法。常用穴轮流选轮流选组；隔日治疗1次，50天为一个疗程。

常用穴亦可用黄豆大艾炷作无瘢痕着肤灸，但须注意避免烫伤造成的感染。因感染之后，重者可在以灸痕为中心直径3～5厘米范围内出现溃烂，很难治疗，应严加注意。

2 艾灸的常见手法

艾条灸

艾条灸的方法主要是将点燃的艾条悬于所需施灸的穴位上熏灸的方法。艾灸时，点燃的一端距离皮肤约3厘米，一般每穴灸10分钟左右，灸至皮肤温热发红，有温热感，而又不致产生灼痛和烧伤皮肤为宜。

间接灸

间接灸又称隔物灸。其方法是施灸时，艾炷不直接置于皮肤上，而是在皮肤与艾炷之间加上药物，根据所隔药物的不同，又分为多种灸法：中间以生姜衬隔的，叫隔姜灸；中间以蒜作衬隔的叫隔蒜灸；中间以盐作衬隔的叫隔盐灸等等。间接灸火力温和，同时具有艾灸和所加药物的双重作用。

熏洗沐浴降糖疗法

药浴是在中医学理论指导下，选配一定的中草药，经过加工制成中药浴液，进行全身沐浴或局部浸浴的外治方法。药物熏洗治疗糖尿病，尤其是糖尿病外围神经病变、糖尿病下肢血管病变等疗效好。

熏洗治疗的作用机制：药物通过皮肤的渗透直达病灶，改善局部血液循环及神经传导，使上下肢麻木、疼痛、发凉等症状缓解。

药浴具有调理气血、疏通经络、防病治病、美容美肤、强身保健的作用。药浴中药的有效成分通过皮肤、黏膜进入体内发挥作用，减少药物对消化道刺激，减轻肝脏、肾脏的负担，且局部组织的药物有效浓度显著高于其他部位，因此药浴是一种独特有效的给药途径。

根据治疗的目的不同，药浴可以分为：全身沐浴、头面浴、目浴、手足浴、坐浴和局部浸浴等。具体应用时还要根据具体病症、体质强弱、辨病或辨证的情况选取适当的药浴方。

○○ 玉肤散

药方组成 绿豆250克，滑石、白芷、白附子各6克。

功　效 润肤荣肌，清热祛风。

使用方法 适用于糖尿病肌肤瘙痒，皮肤溢脂，皮肤粗糙皲裂等。将上药共研为细末，每日取10克左右，加热水100毫升，待温度适宜后洗浴局部，每10天为一个疗程，可以连续应用。

○○ 防风汤

药方组成 防风、益母草、苦参各90克，白蒺藜150克，荆芥穗、蔓荆子、枳壳各60克。

功　效 清热止痒，凉血祛风。

使用方法 本方对慢性瘙痒性皮肤病有较好的治疗作用。糖尿病引起的皮肤瘙痒、皮肤干燥均可使用本方。将上药捣碎过筛备用。每次用90克，加水3 000毫升，煎煮20分钟后，去渣。待药液温度适宜时浸洗患处或淋浴全身。

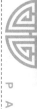

○○ 菊花祛风汤

药方组成 桑叶30克，野菊花15克，栀子10克，独活、天麻各6克，薄荷30克。

功效 散风清热，舒经通络。

使用方法 此方对糖尿病合并下肢皮肤感染性病变有一定的作用。使用时，将上药加水1 000毫升，先煮沸15分钟，去渣取药液待温度适宜时洗浴双下肢，一般每日1次，每次洗浴20分钟。

○○ 温经散寒洗剂

药方组成 附子30克，干姜30克，桂枝30克，当归30克，花椒30克，赤芍30克，细辛30克，麻黄30克，红花30克，毛皮树根120克。

功效 温经散寒，活血止痛。

使用方法 本方具有散寒化淤的功效，是治疗脉管炎的有效药浴方。糖尿病造成的小血管病变引起的肢端血液循环阻滞、脉络闭塞、局部缺血性脉管炎均可应用本方。将上药装入纱布袋放入锅中，加水3 000毫升煎汤去渣，洗浴患处。每日2次，每剂药可以使用2～3天。

○○ 沐浴方

药方组成 谷精草、茵陈、石决明、桑枝、白菊花各35克，木瓜50克，桑叶40克，青皮45克。

功效 清热利湿，解毒止痒。

使用方法 防治多种皮肤病。对糖尿病引起的皮肤瘙痒、细菌性皮肤病等病症，有明显的抑菌解毒作用。上药打为粗渣，用纱布袋将药渣装起来，加水3 000毫升，煮沸10分钟，待温度适宜时沐浴。

○○ 紫草洗方

药方组成 紫草30克，茜草、白芷、赤芍、苏木、南红花、厚朴、丝瓜络、木通各15克。

功效 行气活血，化瘀通络。

使用方法 本方可治疗气滞血瘀引起的皮肤斑块、色素沉着，神经病变引起的肢体麻木，末梢血液循环不好引起四肢不温等症。将上药加水3 000毫升，煮沸15～20分钟，待温度适宜时，洗浴全身或洗浴肢体。

○○ 浅静脉炎洗剂

药方组成 当归、胡葱、桑枝、银花、蒲公英、苏木各30克，红花、芒硝、乳香、没药各15克。

功 效 活血化瘀，消肿止痛。

使用方法 本方可以治疗血栓性静脉炎，对于糖尿病引起的静脉炎及周围血管病变也有治疗作用。将上药研为细末，加水2 500毫升，煎水去渣，温药液浸泡患处。每日1～2次，每次30分钟。

🎗️ 注意事项

① 糖尿病患者进行药浴一定要把水温控制好。由于患者可能伴有肢端神经病变，会出现感觉障碍和感觉异常。因此避免烫伤是药浴的前提。水温以30℃～40℃比较适宜，必要时可以用温度计测量水温。水温过热，容易造成烫伤，水温太凉，会引起不良刺激。

② 洗浴时注意保暖，避免受寒、吹风，洗浴完毕后立即擦干皮肤，注意保暖、避风。

③ 饭前、后半小时内不宜洗浴。空腹洗浴，容易发生低血糖；饱食后洗浴，体表血管受热水刺激而扩张，胃肠道血量供应减少，会使消化器官功能降低，从而影响食物的消化吸收。

④ 洗浴过程中，如果发现有药物过敏的现象，应立即停止洗浴。

⑤ 皮肤干燥的中老年人要注意体内水分平衡。洗浴前，最好先喝一杯水，这样有利于新陈代谢，同时，不会在洗浴时脱水。

药茶降糖疗法

糖尿病患者服用药茶是中医学治疗糖尿病的传统方法之一，有着悠久的历史。药茶一般作用持久而缓和，并无呆滞中焦脾胃之弊，还可以减少服药的精神负担，是一种既有汤剂之优点，又无煎药之繁苦的方便剂型，有利于患者的调养和治疗，尤其是素有饮茶嗜好的患者更容易接受。如果经常坚持饮用，辅以饮食疗法，可以达到治疗疾病，控制症状的效果，鲜蔬果汁对糖尿病也具有一定的保健效果。

竹茹饮

配方 竹茹30克，乌梅6克，甘草3克。

制作方法 将乌梅打碎，与竹茹、甘草同以水煎汤取汁为饮。

饮用功效 本饮有清胃止呕、生津止渴的作用。主治胃热呕逆、暑热烦渴等。

玉米须茶

配方 玉米须30克。

制作方法 将鲜玉米须洗净。晒干备用，需用时，以沸水冲泡代茶饮用。

饮用功效 玉米须有利尿泄热的作用，适用于糖尿病患者的辅助治疗，经常代茶频饮。

蚕茧茶

配方 蚕茧50克。

制作方法 将蚕茧剪开，去蛾蛹，加水煎汤代茶。

饮用功效 此方有凉血止渴的功效。适用于糖尿病口渴多饮、尿频量多、尿糖持续不降者。

枸麦茶

配方 枸杞子、麦冬各15克。

制作方法 将枸杞子、麦冬加水煎约20分钟或用沸水冲泡。

饮用功效 此品具有益阴、补肾、通络脉之功。适用于肝肾阴虚型糖尿病患者常饮。

柿叶茶

配方 柿叶10克。

制作方法 柿叶洗净切碎晒干，沸水冲泡代茶饮。

饮用功效 柿叶可清热凉血。此茶适用于糖尿病上消口渴多饮症。

怀山药茶

配方 怀山药30克。

制作方法 将怀山药加入适量的水，煎汤代茶饮。

饮用功效 山药有补脾胃、益肺肾的作用。适用于糖尿病患者及老年多尿者。

山楂荷叶茶

配方 山楂15克、荷叶20克。

制作方法 将山楂、荷叶制成粗末，煎水代茶。

饮用功效 此方有较明显的降压、调节血脂，消肿作用。对伴有高血压、血脂紊乱的糖尿病患者有一定疗效，可以经常饮用，并有消暑止渴作用。

瓜蒌根饮

配方 天花粉、麦冬、芦根、白茅根各30克，生姜6克。

制作方法 将上药5味同入沙锅，加水煎汤取汁，去渣，代茶饮。

饮用功效 本品清热生津，润燥止渴。适用于胃热口渴、肺热燥咳、热病伤津、口渴多饮、消渴多尿等。

苦瓜茶叶饮

配方 鲜苦瓜1个，茶叶30克。

制作方法 将大苦瓜洗净截断去瓤，装入茶叶，再将苦瓜接合，用绳悬挂于通风阴凉处阴干。每次取6～9克，水煎或沸水冲泡代茶饮用。

饮用功效 本品能祛暑清热，止渴生津。主治暑病发热、热病津伤、消渴多饮、多食、多尿等。

 石膏乌梅茶

配方 石膏150克，乌梅20枚，白蜜3克。

制作方法 将石膏捣碎，纱布包裹，与乌梅同以水煎煮，过滤取汁，去渣，调入白蜜。

饮用功效 本方功用为清热泻火，生津止渴。气热伤津，肺胃燥热、口渴多饮、汗多、身热不退等。糖尿病上中消症均可代茶频饮。

音乐降糖疗法

我们知道，音乐可以调节人的情绪，所以也就能帮助治疗某些疾病。而现代医学证明，心情的波动往往也会导致血糖、血压的异常。糖尿病属于内分泌系统疾病患者，通过欣赏轻松愉快的音乐，可以帮助其消除烦恼和焦虑，使其心态平和，因此可以起到了良好的辅助治疗效果。

音乐疗法是随音乐节奏与旋律的变化，通过心神影响与之相应的脏腑，而发生喜怒忧思、悲恐惊慌的情志波动。节奏鲜明的音乐能振奋精神，节奏舒缓的音乐，有轻快、放松之感，可缓和紧张与疲劳。音乐疗法可以利用音乐能引起人的身心变化的艺术魔力，充分发挥其怡神养性，以情制情的作用，从而改善糖尿病患者的情绪障碍，祛除诱因，达到治疗目的。

目前，音乐对人体健康的影响越来越受到人们重视。音乐疗法这种能动的、情绪的、精神的综合力量将为维护人类的身心健康做出更大贡献。

音乐处方应针对患者的具体情况，选择相应的曲目，以促使患者康复。

1 开郁类方

糖尿病患者多出现抑郁情绪，对于情志郁结所致的各种病症可选择开郁类音乐处方。本类音乐多节奏鲜明，优美

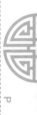

动听，具有愉悦情志、舒肝解郁的功效，可调畅抑郁情绪，使精神心理趋于常态，我国的民族乐曲如《光明行》、《喜洋洋》、《步步高》、《春天来了》、《雨打芭蕉》、《阳关三叠》、《高山流水》等，国外的乐曲如莫扎特的《第40交响曲（B小调）》、格什文的《蓝色狂想曲》第二部分等，都属于这类处方中的曲目。

2 安神类方

糖尿病患者出现焦虑不安、恐惧、烦躁、失眠等心理障碍，可选择安神类方。本类音乐处方多情调悠然、节奏舒缓、旋律典雅、清幽和谐的曲目，具有宁心安神、远志除烦的功效，可消除紧张焦虑的情绪，用于情志焦躁的各种病症。音乐宜选择如《二泉映月》、《平沙落雁》、《春江花月夜》、《梅花三弄》、《烛影摇红》、《江南好》等民族乐曲，以及国外的乐曲如莫扎特的《摇篮曲》、门德尔松的《仲夏夜之梦》、德彪西的钢琴奏鸣曲《梦》、巴赫的《幻想曲和赋曲》（G小调）等。

3 制怒类方

糖尿病患者易出现愤怒、易激动等情绪，可选用制怒类方，本类音乐多低沉伤感，凄惨悲哀，具有抑制狂躁、愤怒，减轻情绪亢奋的功效，可用于

情志偏激易怒、狂躁者。我国的民族乐曲有《江河水》、《汉宫秋月》、《塞上曲》等，国外的乐曲有韩德尔的组曲《焰火音乐》、罗西尼的歌剧《威廉·退尔》序曲中的《风暴》、鲍罗廷的《鞑靼人的舞蹈》等。

4 激昂类方

糖尿病患者易产生悲观、消沉，甚至绝望的情绪，本类音乐处方高亢激昂，曲调雄壮，具有激昂情绪、振奋勇气、增强信心的功效，可以减轻患者低沉消极、悲观失望的情绪，我国的如《义勇军进行曲》、《黄河大合唱》、《大刀进行曲》等，国外的如贝多芬的《第五钢琴协奏曲（皇帝）》（降E大调）、瓦格纳的歌剧《汤豪芬》序曲等。

糖尿病病友采用音乐疗法要注意以下问题：

① 根据患者不同的心理障碍选用不同的音乐疗法，如忧郁紧张的给予安神、解郁疗法，应尽量避免节奏过快、跌宕起伏的音乐，避免患者情绪波动频繁，也不宜选音调低沉、哀婉的乐曲，加重患者的忧郁情绪。

② 因人而异。根据患者不同的兴趣、欣赏能力选择乐曲。如普通百姓多选用大家熟悉的、通俗的乐曲，如民族乐曲等。而欣赏水平较高的可选用优美

动听的世界名曲，使他们得到高层次的身心享受。同时，可事先对患者讲解有关乐曲的欣赏方法，起到引导、诱发作用，达到最佳疗效。

③ 时间一般每日2次，每次40分钟左右，以患者兴趣、体力而定，并随时注意患者的反应情况及有无不良反应。

④ 音乐疗法终归是一种辅助治疗，还必须在饮食、运动、药物疗法的基础上进行。

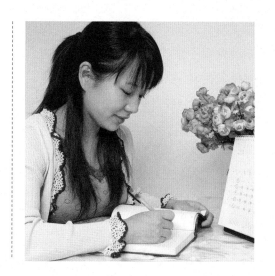

春季糖尿病患者养生要点

春天，天气渐暖，阳气升发，万物回生，但春季并非是那么完美，寒流冷风还会偶尔光顾，春季正是乍暖还寒的时候，而糖尿病患者机体抗病能力很差，所以在春节糖尿病患者要做好保养工作，专家建议糖尿病患者要从以下几方面做好保养：

1 起居有常

早春时节，冬寒未消，晚间早些卧床休息，早晨稍迟起身，等待日出再外出活动，以避开早晨寒冷的刺激。同时还要适当增加体育锻炼，以促进血液循环，使气血运行流畅，以实现增强机体免疫力，减少糖尿病并发症，平稳控制血糖的目的。

2 防寒保暖

俗话说："春捂秋冻"，这对糖尿病患者尤为重要。由于寒冷的天气还没有真正过去，糖尿病患者因末梢神经的病变，有时并不能精确地感觉到温度的变化，所以，不要急着脱掉厚衣服，尤其是要注意手脚的保暖。饮食调理。中医学认为：春季饮食宜"省酸增甘以养脾气"。也就是说，多食酸性食物会使肝火偏亢，损伤脾胃，故应多食富含优质蛋白质、维生素、微量元素等食物，如瘦肉、禽、蛋、新鲜蔬菜、水果等，以养阳敛阴，养肝护脾，防止各种维生素缺乏症的发生。因此，糖尿病患者春季应适量增加紫菜、苦瓜、山药、胡萝卜、洋葱、大蒜、黑木耳等食物的摄入。

3 达标要求不放松

糖尿病患者要经常到医院检查一下，看看自己的血糖控制得如何，血脂高不高。患者可以查一下糖化血红蛋白，它能反映一个冬天平均血糖水平，如果小于6.5%，则说明血糖控制得不错。在检查血脂时，如果低密度脂蛋白胆固醇超过2.6毫摩尔/升，就要警惕了。血脂升高者必须在医师指导下服用降脂药物。另外，患者应当把血压控制在130/80毫米汞柱以下。

4 预防感冒

糖尿病患者都有这样的体会，感冒后血糖变化很大，原来已经控制良好的血糖水平会突然上升，不适症状随之而来。这是因为糖尿病患者机体抗病能力很差，感冒后机体无力驱邪，比正常人更难治愈，病程延长到几周，甚至一两个月。感冒引起血糖上升后不易回复，一些并发症接踵而来，如神经病变、视网膜病变等造成难以逆转的后果。因此，糖尿病患者对于感冒不能掉以轻心，必须严加预防。平时要保持居室空气流通，在感冒流行期间，少去人多拥挤的公共场所，外出时要戴口罩，并注意随气温变化及时增减衣服。

5 调节情志

中医学认为，若情志过激或抑制不舒，可表现为稍受刺激即生气发怒，怒则伤肝，肝失疏泄，郁而化火，火旺灼伤阴津，则引起血糖升高。现代医学也证明，当情志波动时，肾上腺大量分泌肾上腺素，刺激肝糖原释放，同时又抑制胰岛素分泌，从而使血糖升高。因此，患者自身要注意情志调节，特别是家庭成员在生活上要给患者更多的关心和爱护，让他们充分享受美好、温馨的家庭生活。但也要注意照顾方法，不要使患者感到自己不行了，加重思想压力，以有利于病情的稳定为准则。

6 适当运动

在阳光明媚、风和日丽的春天里，可到郊外散步，踏青问柳，赏花吟咏或登高望远陶冶情操，使自己的精神情志与春季的大自然相适应，以疏泄肝气。实践证明，郊游或短程旅游，不仅能使精神情绪方面有好的改善，也能使血糖下降，病情得以好转。

夏季糖尿病患者养生要点

夏季气温高，糖尿病患者机体抵抗力差，容易受到病菌的侵袭。夏至之后，我国大部分地区进入盛夏。这是一年中最难熬的暑热关，因糖尿病患者可能存在神经或血管病变，体温和水盐调节能力较差，容易脱水、失盐。有些地区气温可高达40℃左右，一般人尚要注意防暑，对于体质特殊的糖尿病患者则更要注意调养。因此，我们建议糖尿病患者夏季要注意以下几点：

1 科学饮水

很多糖尿病患者即使口渴，也不敢多饮水，这种想法是错误的!糖尿病患者如果限制饮水，夏季天又热，很易造成脱水，诱发高渗昏迷、脑梗死及急性肾衰竭等疾病。因此，夏天糖尿病患者一定不要限制饮水，饮水时尽量选用凉开水，忌饮用含糖和含碳酸水饮料。尿毒症患者要根据具体情况而定。

2 合理饮食

夏季糖尿病患者的饮食不宜多吃冰、冻、饮食和瓜果，以免引起胃肠炎或血糖升高。苦瓜、洋葱被称为餐桌上的"降糖战士"，尤其是苦瓜，它含有一种胰岛素样的物质，可适当选择。多以无糖、低油、低盐的清淡饮食为主，少食荤食。

3 防暑降温

夏日炎炎，出汗较多，睡眠时不宜风扇对着头部直吹，更不宜在户外露宿。有空调的房间，也不宜室内外温差过大。由于空调房间内空气不易流通，且温度过低会刺激体内交感神经处于兴奋状态，肾上腺素分泌增加，促进肝糖原分解，所以不宜在空调房间呆时间过长。纳凉时不要在屋檐下、过道里，还应远离门窗之缝隙。可在树阴下、水榭中、凉台上纳凉，但时间不要过长，以防贼风侵袭而着凉感冒。

4 调养心神

在炎热的夏季，糖尿病患者要重视心神的调养，要求做到神清气和，愉快欢畅，胸怀宽阔，精神饱满。心神静则内脏功能协调，机体代谢正常，从而维持血糖的相对稳定。

5 适量运动

运动可促进血液中葡萄糖的利用，减少胰岛素消耗，有利于增强脂肪代谢和增强心肺功能。因此，夏天糖尿病患者要坚持适量的运动，起居要有规律，使机体始终保持在最佳状态。运动时间：以早晚饭后0.5～1.5小时为宜，太阳出来之前和太阳落山之后。避免太阳高照时活动，以免中暑。夏天天气炎热，可以选择游泳，游泳一定要选择饭后0.5～1小时进行，不可空腹及睡前游泳。

6 加强足部保护

夏天赤足的机会较多、且足部出汗

也多，容易引起足部外伤、真菌、细菌感染，而导致足溃疡、感染、甚至截肢的发生。建议加强足部保护：

❶ 定期检查足部、剪趾甲、修胼胝（剪趾甲：洗脚后趾甲软时剪；剪平，不要剪太短；边缘不要修成圆形或有角度）。

❷ 如有足部起疱、疼痛，必须到医院就诊，请医师帮助。

❸ 鞋袜检查：袜子，不能有破洞、起球，羊毛袜或棉袜；鞋，大小要合适，宽松，不能刚合脚，避免坚硬的鞋，尤其是前后端暴露的凉鞋、拖鞋。

❹ 每日查看脚部有无水泡、抓伤或破损。必要时用镜子自行查看足底。

❺ 不赤脚行走，尤其是在沙滩或游泳池内，以防损伤。

 秋季糖尿病患者养生要点

秋天，秋高气爽，硕果累累，是宜人的季节。但白露以后，雨水减少，气候干燥，昼热夜凉，气候冷热多变，很不稳定，不少人感到很难适应气候的变化，若调摄不慎，则会使疾病纷至沓来。暮秋，气候渐转干燥，日照减少，气温渐降，自然界草枯叶落，花木

凋零，往往使人触景生情，在一些人心中引起凄凉、垂暮之感，产生忧郁、烦躁等情绪变化。糖尿病患者，如果不注意保健 和保养，则可能使病情加重或复发。这些情绪变化极不利于病体的康复，甚至会使病情恶化。糖尿病患者的"多事之秋"可能也与此有关。因此，

如何做好秋季的保健与保养，有效地控制血糖水平，关系到减少糖尿病并发症的发生和发展，并为顺利度过冬季打好良好的基础。专家建议糖尿病患者的秋季保健保养可从以下几方面入手：

1 起居有常

《素问·四气调神大论》里说："秋三月，天气以急，地气以明。早卧早起，与鸡俱兴。"这是顺应秋季养生之道的起居方式。秋天阳气逐渐收敛，阴气逐渐增长，人们应根据四时阴阳变化早睡早起。初秋天气变化无常，糖尿病患者免疫力低下，最易感冒，特别是老年患者应及时增减衣服，谨防感冒。

2 调摄情绪

为了减缓秋季对人心理上带来的不良反应，控制糖尿病的发展，减少并发症的发生，关键在于培养乐观情绪，保持神志安定。巴甫洛夫曾说过："愉快可以使你对生命的每一跳动，对于生活的每一印象易于感受。不论躯体上和精神上愉快都是如此，可以使身体发展，身体强健。"又说："一切顽固沉重的忧悒和焦虑，足以给各种疾病大开方便之门。"因此。糖尿病患者要保持乐观心理，做到息其怒，静其心，安其神。以达到心静自然凉。在秋高气爽的日子里，可以和家人一道登高远眺，饱览胜景，使心旷神怡，情绪稳定。患者也可静思收获之喜悦，增加乐观的情绪，切莫因疾病而忧郁生火，加重病情。平时培养广泛的兴趣爱好，如养花、绘画、弈棋、垂钓等，均有助于情绪的调节，有利于血糖的稳定。

3 滋润养阴

秋季天气干燥，中医学里面"燥"也是一种损伤人体的邪气，最容易损伤肺。而糖尿病患者多为阴虚燥热的体质，对燥邪更为敏感，故应注意防燥。因此，秋季饮食应以甘淡滋润为主。梨、柑橘、荸荠、枇杷等秋令水果都有很好的滋阴润肺功效。萝卜、黄瓜、冬瓜、花菜、白菜等应时蔬菜性质寒凉，有生津润燥、清热通便之功，其所含的维生素C、B族维生素及无机盐、纤维素可改善燥气对人体造成的不良影响。口渴思饮，对于担心多饮导致多尿而不敢饮水的糖尿病患者，容易造成脱水，亦可诱发昏迷、脑梗死、急性肾衰竭等严重疾病。故糖尿病患者天热不应限制饮水，但也不宜狂饮。开水、牛奶、果汁饮料等流质少量多饮，可养阴润燥。秋季应少吃生冷、辛辣、油炸火烤的食物，如葱、姜、蒜、烤羊肉、炸鸡腿等，以免伤津耗液，加重秋燥的各种证候。所有上述饮食都要在每天热量摄入的总量之内合理选用。

4　合理饮食

秋天，人们喜冷食及瓜果，但糖尿病患者则不宜多吃，以免引起血糖升高。而苦瓜、南瓜、洋葱可以长期食用。绿豆是较好的食品。具有清热、解毒、祛暑的功效，它与粳米混合煮食，可去掉粳米中的糖品。

5　适当运动

秋高气爽是运动的好时机。适当的运动可使人体上下之气贯通，脏腑功能增强，提高机体的抗病能力。糖尿病患者进行适当的运动可减轻体重、改善胰岛素敏感性、改善脂质代谢，有利于控制血糖稳定。因此可根据个人的喜好选择运动项目，如慢跑、气功、打太极拳、散步等。老年患者最好有人陪同，防止低血糖发生。

6　防治并发症和感染

糖尿病本身并不可怕，可怕的是糖尿病的并发症，秋天预防糖尿病的并发症和各种感染非常重要。秋天一定要做好呼吸道感染、皮肤瘙痒症、尿路感染、糖尿病足防治工作等，感染是诱发糖尿病酮症酸中毒的主要原因。糖尿病患者若忽视个人和环境卫生，就容易引起皮肤、胃肠、上呼吸道及泌尿系统的感染。因而，患者一定要讲究卫生，定时洗澡、换衣。睡前坚持温水泡脚，促进局部血液循环，避免真菌感染。每晚用45℃左右温水泡、洗脚15分钟，有助于防寒保暖及改善足部血液循环，穿柔软的棉线袜，鞋码要合脚，防止各种可能损伤，积极、正规地治疗脚癣、甲沟炎等足部疾病。

冬季糖尿病患者养生要点

冬季里糖尿病患者室外活动相对减少，寒冷会刺激交感神经，使之兴奋，为了保持糖尿病患者身体的热量，进食也会相对增多。在正常情况下，寒冷

可以促进体内肝糖原分解为葡萄糖，随之胰岛素分泌也相应增加，促进肌肉组织摄取葡萄糖以产生热量，而糖尿病患者由于缺乏胰岛素，糖原分解增加而又

糖
尿
病
饮
食
调
养
一
本
全

不能被肌肉组织所利用，致使血糖升高，这就会使糖尿病患者在冬季里病情会相对加重，因此糖尿病患者应注意御寒，随时注意天气变化，及时添加衣服，注意保暖。平时要通过积极的锻炼，提高机体抗寒和抗病能力，努力做到以下几点：

1 稳定情绪

过度的喜、怒、忧伤，容易使情绪出现波动，与糖尿病有着密切而微妙的内在联系，因此时交感神经兴奋，可促使肝脏中的糖原释放进入血液，而使血糖水平升高，导致病情加重或降低治疗效果，因此糖尿病患者要学会控制情绪，避免负性情绪影响，保持情绪稳定。

2 防寒保暖

由于糖尿病患者的耐寒能力下降，易患感冒等疾病所决定的。在保暖的前提下，应逐渐增加室外活动，一方面可以增加人体周围组织对糖的利用；一方面可以提高耐寒能力，增强体质，还应注意保持室 空气新鲜。寒流来时，更要注意及时增加衣服。

3 节制饮食

冬天人的食欲往往会大增，再加上各色美食引人垂涎。面对色香味俱全的饭菜，糖尿病患者在此情况下，往往难以控制食量，致使进食过量。因此无论属何种类型的糖尿病及病情轻重，有无并发症，均应严格执行和长期坚持饮食疗法。在医师指导下，根据体重及并发症等情况制订饮食方案，尽量做到合理分配膳食种类和数量，才能有利于糖尿病的病情控制。即使面对美味佳肴，也绝不能尽情饱餐，而必须控制有度。

4 适当运动

运动是糖尿病综合治疗措施的重要一环，也是增强耐寒能力及抗病能力的措施，可根据年龄及健康状况，积极、适当地参加慢跑、散步、打太极拳、舞剑等健身锻炼，可刺激胰岛素分泌，对调节血糖、稳定病情十分有益。如果在运动中觉得自己突然开始心慌、胸闷、出虚汗，应该停止运动，就地休息，千万不要勉强。

5 注意护脚

由于糖尿病患者容易合并有末梢神经炎，致使感觉异常，发生手、足的冻伤而不易被觉察，而且足部又容易干裂，利于细菌的侵入而发生足部感染，因此糖尿病患者要经常检查自己的手脚，发现病变及时治疗。鞋袜要柔软合适，不宜过紧、过硬，也不宜远距离步行，以免足部磨损。晚上可以用45℃左右热水泡脚15分钟，有助于防寒保暖及改善局部血液循环。

6 多晒太阳

阳光通过眼睛与神经纤维相联系，能促进肾上腺素、甲状腺素及性腺激素增加。冬季光照强度及时间相对减少，老年人接受阳光少，常出现情绪低落、萎靡不振、精神疲惫等，正是与上述激素分泌水平降低有关。阳光是一种电磁波，犹如一种天然的"兴奋剂"。阳光辐射到人体会造成一系列生理变化，如红外线"热"的作用，会使毛细血管扩张，加快血液循环。紫外线的作用可以使黑色素氧化，皮肤中维生素D和组胺增高，胃酸分泌增加。还会使血液中血红蛋白、钙、磷、镁等含量上升等。

7 防治皮肤瘙痒

糖尿病皮肤瘙痒症在糖尿病患者中很常见，发病率大约1/3，其中广泛皮肤瘙痒者，多见于老年患者，部位不定，时间不一，局限性瘙痒多见于会阴部及肛门周围。患者要避免用手搔抓、摩擦，抓破更容易发生感染。勤换衣物，贴身衣物最好选用棉制的，新的内衣要过洗后再穿。洗澡不要过勤，一般一周一次为宜；水温要适宜，控制在37～40℃为好；要选用中性洗涤液或肥皂；不要过度用毛巾擦洗皮肤；可试用苦参200克中药煎水沐浴，能使皮肤瘙痒减轻；浴后可擦护肤霜或润肤油，也有一定去痒效果。另外也要注意口腔卫生，坚持早晚、饭后刷牙漱口，患有牙病及时治疗；积极治疗慢性咽炎、鼻窦炎、支气管炎，以消除发生肺炎的隐患。

总之，希望广大的糖尿病患者在冬季做到合理饮食，适当运动，防止感染，保护足部，预防感染，稳定情绪，多晒太阳，注意监测血糖，度过一个健康和谐的冬季。

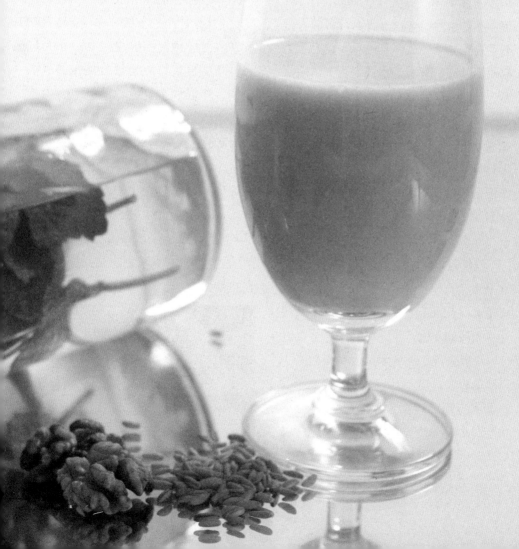

Part 6

糖尿病患者
生活常见问题解答

饮食问题

Q：糖尿病患者如何科学吃水果？

A　对糖尿病来说，除了主食，很多水果也被列为"严加看管"的对象。这是因为，水果里含有较多的果糖和葡萄糖，能被机体迅速吸收，容易引起血糖升高。其实，水果含有丰富的营养，合理吃水果对控制病情是有益的。

病情控制稳定的患者，空腹血糖应控制在7毫摩尔/升，餐后2小时血糖低于10毫摩尔/升，不常出现高血糖或低血糖，可以适当吃一些低糖水果，而要注意少吃含糖高的水果，如香蕉、荔枝、红枣、柿子等。

病情控制不稳定的患者、血糖超过10毫摩尔/升时，则要少吃水果，或者将番茄、黄瓜当做水果来吃，还要密切注意血糖的变化。

一般来说，甜的水果含糖量较高，不甜的较少，但不是绝对的。比如西瓜吃起来挺甜，含糖量仅为4.2%，猕猴桃吃起来较酸，含糖量却是10%。所以口感甜的水果不等于不能吃，口感不甜的水果也不能一次吃太多。

吃水果的时间一般选在空腹时，如上午9点到10点、下午3点到4点，或者晚上9点左右。吃完饭后不能马上吃水果，而应该在两餐之间吃，作为加餐，既满足了口腹之欲，又缓冲了饥饿感，降低发生低血糖的概率，保持血糖平稳。

至于吃水果的量，建议每次吃半个（大约100克）或1个（约200克），并计算到每日总热量中。如果多吃了，就要减少相应的主食量。比如，多吃了1千克西瓜，应该减少主食50克（1两）；吃了200克苹果、梨，应减少主食25克。

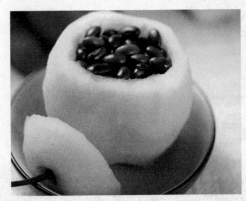

糖尿病饮食调养一本全

水果含糖量排名

含糖量在4%~7%之间的水果：西瓜、草莓、白兰瓜等。

含糖量在8%~10%之间的水果：梨、柠檬、樱桃、哈密瓜、葡萄、桃子、菠萝等。

含糖量在9%~13%之间的水果：苹果、杏、无花果、橙子、柚子、荔枝等。

含糖量在14%以上的水果：柿子、桂圆、香蕉、杨梅、石榴等。

Q: 糖尿病患者如何吃粗粮？

 粗粮中含有较多的纤维素，能改善糖耐量，降低胆固醇，促进肠蠕动，防止便秘，对糖尿病的康复十分有利。下面专家为大家介绍吃粗粮对糖尿病患者的影响：

1 大麦

甘凉。南北朝陶弘景在《名医别录》记，"主消渴，除热，益气，调中。"唐代官方颁行的《唐本草》记，"大麦面平胃，止渴，疗胀。"

2 糯米

甘温。《三因方》记，治三消渴利，糯谷（旋炒作爆蓬）、桑根白皮（厚者，切细）等分。每次秤上1两许，水1大碗，煮取半碗，渴则饮，不拘时。《本草拾遗》记，"主消渴。"

3 小米

甘凉。南北朝陶弘景在《名医别录》记，"主胃热、消渴，利小便。"《食医心镜》记治消渴口干，"粟米炊饭，食之良。"

4 绿豆

甘寒。明张介宾在《景岳全书》记绿豆饮，能清热消暑，除烦止渴，通利小便，故夏季常用本品煮汤冷饮，以治暑热烦渴尿赤等症。清王士雄《随息居饮食谱》："绿豆甘凉，煮食清胆养胃，解暑止渴，利小便，已泻痢。"

5 薏苡仁

甘凉。《本草化义》记，"薏苡仁，味甘气和，清中浊品，能健脾阴，大益肠胃。主治脾虚泄泻，致成水肿，风湿筋缓，致成手足无力，不能屈伸。

盖因湿胜则土败，土胜则气复，肿自消而力自生。取其入肺，滋养化源，用治上焦消渴"。唐代陈藏器《本草拾遗》记，"温气，主消渴。"明李时珍《本草纲目》记治消渴饮水，"薏苡仁煮粥饮，并煮粥食之。"

粗粮一般不宜烂，煮粥时可以适当加长煮的时间，也可以用粗粮的面制作食物。

Q: 糖尿病患者可以饮酒吗？

糖尿病不严重的患者可以少量饮酒，每天喝酒的量不应超过25克，小半杯为宜。而大量饮酒可造成酒精性酮症酸中毒，对于糖尿病患者来说，是非常不利的，严重的甚至会危及生命。

因为乙醇（酒精）也是含有热量值的，其卡路里的含量几倍于脂肪热量。乙醇还可以影响血糖水平，大多数情况下见于空腹饮酒导致极低血糖浓度的发生。另外，凡使用胰岛素或者磺酰脲类药物的患者，只能在进餐时才可以饮酒。

Q: 糖尿病患者有哪些饮食禁忌？

糖尿病患病率的增加主要因素就是饮食结构的改变，是现在生活中"富贵病"的典型代表。医师在临床实践中发现，患者往往因为饮食控制不好，而药物不能发挥应有的疗效。糖尿病患者的饮食禁忌主要有：

糖尿病饮食调养一本全

1 忌高糖食品

忌食糖（白糖、红糖、葡萄糖、水果糖、麦芽糖、奶糖、巧克力、蜂蜜）、糖类制品（蜜饯、水果罐头、各种含糖饮料、含糖糕点、果酱、果脯）。因为这些食品可导致血糖水平迅速上升，直接加重病情，干扰糖尿病的治疗。所以，必须禁止食用。高糖食品不仅包括含糖的食品，还包括富含淀粉的食品（粳米、白面、薯类、豆类、谷类），富含淀粉的食品进入人体以后，主要分解为碳水化合物，它虽是机体热量的主要来源，但因其可直接转化为糖，因此必须限量。否则，病情将无法控制。

2 忌高钠饮食

高钠饮食可增加血容量，诱发高血压，增加心脏负担，引起动脉粥样硬化，加重糖尿病并发症。所以，糖尿病患者应以低钠饮食为宜，每日食盐量控制在3克以内。而可溶解的纤维素有利于改善脂肪、胆固醇和糖的代谢，并能减轻体重，可以适量多吃这类食物。

3 忌辛辣食物

糖尿病患者多消谷善饥、烦渴多饮，阴虚为本、燥热为标，而辛辣食品如辣椒、生姜、芥末、胡椒等性质温热，易耗伤阴液，加重燥热，故糖尿病患者应忌食这类调味品。

4 忌吃酸性食品

糖尿病患者的体液多呈酸性。谷类、鱼、肉等食物基本上不含有机酸或含量很低，口感上也不显酸味，但在人体内彻底分解代谢后，主要留下氯、硫、磷等酸性物质，所以营养学上称其为酸性食物。而酸性体液对糖尿病不利，因此，糖尿病患者要少吃这类食品，多吃带绿叶蔬菜，使体液呈弱碱性，吃生菜对本病就有较好的疗效。

5 忌食肥甘厚味

中医学认为，高脂肪、高蛋白食物属于肥甘厚味，肥甘厚味能产生湿热而不利于消除糖尿病患者之阴虚燥热。故糖尿病患者不宜多吃肥肉、动物内脏、糖蜜制品及油炸食物，以免加重病情，甚至诱发糖尿病酮症酸中毒等并发症。糖尿病本身就是由于胰岛素分泌的绝对或相对不足引起的糖、脂肪和蛋白质代谢的紊乱。又因糖尿病易于合并动脉粥样硬化和心脑血管疾病。所以，必须严格限制动物内脏、蛋黄、鱼子、肥肉、鱿鱼、虾、蟹黄等多脂类和高胆固醇食品的摄入，以免加重脂质代谢紊乱，发生高脂血症。糖尿病易于合并糖尿病性肾病，而过量的摄入蛋白质会增加肾脏的负担。美国糖尿病学会建议糖尿病患者每日蛋白质摄入量应限制在每千克体重0.8克以内为宜。

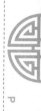

A　糖尿病患者饮食应该以少油、清淡、低糖、易消化为主。糖尿病患者在饮食上，除了饮食种类和摄入量的控制外，还要注意烹饪方法的选择，有的食物可能会因为烹饪方法不同而增加很多热量。下面就介绍一些糖尿病患者的烹调方式：

糖尿病饮食调养一本全

1　涮

涮最常见的就是用火锅将水烧沸，把切成薄片的主料投入其中，致熟供食。涮片蘸上调料，边涮边吃。一般植物性、动物性的原料均可选用，如"涮火锅"。

2　蒸

蒸是以蒸汽为传导加热的烹调方法，使用比较普遍。它不仅用于蒸菜肴（如蒸芋头、清蒸鱼），还可用于原料的初步加工和菜肴的保温回笼等。

3　拌

拌菜是用调料直接调制原料成菜的烹调方法。一般是将生料或熟料（多为动物性食品）切成较小的块、丝、条、片等形状。拌菜的调味品，主要是酱油、虾油、醋、香油、芝麻酱等，以个人口味而定。常见的拌菜有凉拌黄瓜、凉拌粉皮。拌菜多现吃现做。但要注意消毒，保持卫生，防止因饮食不洁导致疾病的发生。

4　汆

汆具有汤多清鲜、菜肴脆嫩的特点，将小型原料置于沸水中快速致熟的烹调方法，多用于制作汤菜。汆法有两种形式：一种是先将汤和水用火煮，再投菜料下锅，加以调味，不勾汁，水一沸即起锅，如"汆丸子"。另一种是先将原料用沸水烫熟后捞出，放在盛器中，再将已调好味的、滚开的鲜汤倒入盛器内一烫即成。

5　熬

将小型原料加汤水或调味品（姜、葱、料酒）用文火慢煮致熟的烹调方法。原料可用蔬菜、豆腐、米类、豆类及动物类食物，最好将其切成块、丁、片、丝、条等形状，便于熟透入味，如白菜熬豆腐。方法操作简单，原料酥烂，有汤有菜。

6 焖

焖是将食物经过煎、煸初步熟处理后，加调料文火长时间焖烧，收汁而成的一种烹调方法，如黄焖牛肉、黄焖鲤鱼，菜肴酥烂，汁浓味厚。

7 炒

炒是一种用少油武火翻炒原料成菜的烹调方法。适用于各类烹调原料，原料要求加工成片、块、丁、丝、条状，以利原料快速成熟。注意炒制时油量要少，如干煸扁豆、清炒虾仁。

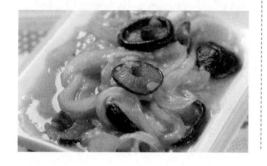

8 烧

在少量油中，将生食物加上调料煸炒，等颜色变深以后再放入调味品和汤或水，用文火烧至酥烂，最后在武火上使汤汁浓稠，稍加明油即成。烧的另一种做法是在生食物中加上调料和水先煮一开，然后在文火上烧烂即成。烧菜一定要少放盐和糖。

9 炖

炖是将原料加水，武火烧沸后改用文火，加热至原料酥而汤汁醇厚的一种烹调方法，如清炖牛肉、清炖母鸡。

10 煮

指食物在沸水中煮熟食物的方法，如煮牛肉、煮白水鸡，口味清鲜，不勾芡，汤汁多。

Q 糖尿病患者可以喝什么饮料？

A 大家都知道糖尿病患者的病症是血糖高，"多食，多饮，多尿"典型的三多症状，在饮食方面有很多禁忌，而喝什么也要多加注意。专家建议糖尿病患者可以选择以下几种饮品：

1 水

糖尿病患者不可限制饮水，建议每天喝2 000毫升。糖尿病患者喝得多是因为体内血糖过高，所以必须增加尿量，使糖分从尿中排出，而正因为尿得多，身体内的水分丢失过多，所以不得不喝得更多。也就是说，患者喝水多是机体进行自我保护的措施。如果故意少喝水，就会造成血液浓缩，过多的血糖和血液中的含氮废物无法排除，会引起严重的后果。当然，肾脏功能不全并伴有水肿的患者要另当别论。

2 茶

喝茶不仅可以补充足够的水分，还可以从茶中获得多种营养物质，如茶碱、维生素和微量元素等等，而且有提神、健脑、利尿、降压、降脂等多种功效。但睡前最好不要喝过多的茶，以免影响睡眠。

3 牛奶或豆浆

它们富含各种营养成分，特别是大量蛋白质，对糖尿病患者十分有益。喝牛奶还能补充钙，这对老年糖尿病患者特别是老年女性糖尿病患者十分有益。所以提倡糖尿病患者喝牛奶或者豆浆。除了不能加糖饮用外，血脂高的患者最好喝脱脂奶，肾脏功能下降、血尿素氮升高的患者不宜多喝豆浆。酸奶也是一种乳制品，除了具有牛奶的一般作用外，对调节胃肠功能也有好处，但只能选用不含糖的酸奶。

4 鲜果汁及蔬菜汁

两者都是糖尿病患者的良好饮品，富含多种维生素、微量元素和膳食纤维。但有些鲜果汁含糖较多，不宜喝得太多。

另外，很多饮料中多含糖类，糖尿病患者不宜饮用，但无糖饮料可以选择。

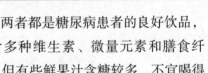

糖尿病患者如何科学安排饮食？

为了控制蛋白质、热量、糖分等摄入量，很多糖尿病患者有时一天只吃两个馒头或者一小瓶牛奶度日。调查发现生活中有很多糖尿病患者患有不同程度的营养不良。这样的做法很不好，我们专家建议患者可以使用"食品交换份"的方法来解决这一难题。凡产生377千焦（90千卡）热量的食物称为一个食品交换份。简单地说，25克（半两）粮、500克（1斤）菜、1个蛋、50克（1两肉、1杯奶、4片面包均是1个食品交换份。日常生活中，患者科学合理饮食很重要，专家提供一套简单的计算方法。通过三步计算就可以知道每个人一天所需要的热量和蛋白质。

第一步，计算人的标准体重。具体的计算方法：身高（厘米）−105=标准体重（千克），标准体重有上下10%的浮动范围；超过20%为肥胖；低于20%为消瘦。

第二步，计算每日所需的总热量：标准体重（千克）×每日摄入能量标准=全天所需总能量。根据活动强度不同，成人慢性肾病患者每日热能供给量不同，轻体力劳动者如坐式工作或日常生活者，每日每公斤体重所需105~159千焦（25~38千卡）；中等休息状态，如卧床者，每日每千克体重所需84~146千焦（20~35千卡）。

第三步，计算每日所需的蛋白质的摄入量：标准体重（千克）×每日蛋白质摄入范围0.6~0.8克=每日蛋白质的摄入量。

自由交换实现饮食多样化

在确定了人体所需的蛋白质和热量后，我们可以按照食品交换份的原则计算食品交换份份数：每日所需总热量÷377千焦/份（90千卡/份）=食品交换份数，根据科学营养分配原则，合理分配营养素。科学的分配原则是碳水化合物占一日总热量的55%~60%，脂肪占1日总热量的25%~30%，蛋白质占1日总热量的15%~20%。

在每日总热量相同（总份数相同）时，主食品种之间、主副食之间、副食之间、蔬菜之间、水果之间均可一份换一份。如你可以选择吃50克粳米，或者吃50克面粉；你也可以选择吃70克饼干，或者吃50克燕麦片；你还可以选择吃50克瘦肉，或者吃100克豆腐。而不同类食物当营养素结构相似时，也可以互换，如25克燕麦片可以和500克蔬菜互换，它们所含热量、碳水化合物基本相近；50克瘦肉和100克豆腐也可以互换。选择最适合自己的最健康的食品这才是科学饮食的关键。

Q. 糖尿病患者可以多吃无糖食品吗？

A　很多糖尿病患者认为无糖食品是不含糖的，就可以多吃了，这是错误的认识。购买无糖食品光看是否含有白糖、乳糖、麦芽糖、蜂蜜等成分是不够的，还要看其主要原料是否为低脂肪、低血糖生成指数、低热量原料，是否含有高膳食纤维等。

有些无糖食品是低热量、低脂肪、富含高膳食纤维的食品，如荞麦、燕麦等，在必然程度上可以减缓对食物的消化吸收，适当食用可控制餐后血糖。但这些食品的主要成分也是碳水化合物，也产生热量，应将其热量计算在全天总热量里。

糖尿病患者吃无糖食品并不意味着就不会升血糖，关键还要看这种食品中是否含有淀粉等其他成分，这是因为很多营养成分是可以相互转换的。如一些无糖食品虽然没有加糖，但其主要原料是精加工面粉，这就和精面馒头一样，血糖生成指数很高，进食后能很快分解成葡萄糖，使血糖迅速升高。因此无糖食品糖尿病患者也是不能多吃的，要控制好自己的饮食。

Q：糖尿病患者外出就餐须注意什么？

　糖尿病患者外出就餐需要注意以下几点：

❶ 首先不要在饥饿的情况下去餐厅就餐，去餐厅之前，先吃一些低脂食物，如苹果、无脂无糖酸奶等。这样就可以帮助你在大餐开始后不至于因美味佳肴的诱惑而吃过头。

❷ 注意营养平衡。在外面就餐，往往容易打乱原有的进餐计划，随着可选择种类的增多，患者的食物摄入量可能不是很好控制。患者要尽可能地掌握营养平衡的原则，就显得十分重要。在不违反大原则的前提下，可以稍微地多吃一些。一方面，仍然要强调膳食的平衡，因为在选择更多种食物的同时，更要注意主食、蔬菜、肉类、油脂的摄入平衡。这些食物都要吃一些，不要只吃肉，或者只顾着吃自己爱吃的东西，而忽略了对摄入量的控制。

❸ 注意饮食卫生。实际上，对食品的加工、制作，顾客的选择余地不是很大。因此，建议病友尽量选择卫生条件相对较好、信誉度高的餐饮单位。就餐时，应注意观察餐具是否经过清洗消毒，是否妥善保存，以免使用不洁的餐具用餐。

❹ 订餐前了解一下你所去的餐厅是否可以根据你的需要提供一些特殊服务，比如炒菜不要放糖、少放些油盐等。如果是到亲朋好友家赴宴，可以事先告诉宴请的主人你有糖尿病，以便主人在准备菜肴时留心安排一两道低脂肪或无糖的菜。

⑤ 使用食品交换份法，估计餐桌上各种食物大概的热量。

⑥ 酒水要少。对于糖尿病患者，原则上白酒不要超过50克（1两），红酒不要超过100克（2两），啤酒不超过1听。同时，尽量不要空腹饮酒，应先吃一些食物后再喝酒。对于水果类的食物，也不要摄入太多，最好1次不超过250克（半斤），同时适当少吃一些主食。如果你必须喝啤酒、葡萄酒，那么您在饮酒同时请多喝一些冰水，这样可以遏制你的酒量。

⑦ 如果您无法克服甜点的诱惑，那么记得在吃主食的时候，预告留出点甜点的空间，也就是说，主食吃得略少一些，那么这一餐的热量不至于超标。

⑧ 少点高油脂的菜。在餐厅里，同样的食材，脂肪的摄入明显高于家中的饮食。因为餐厅对菜肴口味的要求，决定了油炸、油煎、油炒等烹调方式会更多一些。即使是百姓平时常用的蒸、煮、炖等做法，餐厅在烹调时也会额外在菜肴中加入一些特制的高汤，来调整口味。因此，在外出就餐时，脂肪的摄入量不可避免地会有所增多。

用药问题

使用降糖药物的顺序？

 2型糖尿病患者的药物治疗。首先应该是单纯的饮食控制和运动疗法，如果血糖控制不满意可以加服阿卡波糖；若血糖仍控制的不理想，身材比较肥胖的患者可以选用双胍类药物，体重正常和消瘦者选用磺脲类药物单独使用，或与阿卡波糖联合应用；血糖还控制不好的患者可用磺脲类药物与双胍类药物联合应用。特别要注意的是：磺脲类药物会使体重增加，肥胖的患者不宜选用磺脲类药物。

对于1型糖尿病的药物治疗，必须要饮食控制、运动疗法、胰岛素治疗同时进行。若血糖控制不理想的，也可以同时加用阿卡波糖；若血糖仍不能控制在比较满意的水平上，则可与双胍类药物联合使用。

哪些糖尿病患者需要考虑使用胰岛素？

❶ 1型糖尿病不论有无急性和慢性并发症均需要使用胰岛素，因为I型糖尿病它的发病是因为它的胰岛分泌功能已经没有了，几乎没有胰岛细胞，自己分泌不出胰岛素了，均需终身胰岛素替代治疗，且不可突然终止。

❷ 2型糖尿病在以下情况发生时也需要：

（A）并发糖尿病酮症酸中毒、糖尿病高渗性昏迷、乳酸性酸中毒者；

（B）伴有严重的心、肝、肾、脑、眼急性和慢性并发症者；

（C）经饮食控制，适当运动和足量口服降糖药治疗失败，以及病程长久，胰岛功能衰退者；

（D）外伤、手术、急性和慢性感染等应激状态者；

（E）初发的2型糖尿病，特别是消瘦型，在严格控制饮食的基础上，可行短期胰岛素治疗，有利于消除葡萄糖毒性作用，减少停用胰岛素后对降糖药物的需要量。

（F）糖尿病患者妊娠时，为避免胎儿先天畸形，应用胰岛素治疗，严格控制血糖，直至分娩后。不孕或多次流产的糖尿病妇女，可用胰岛素治疗，有利于正常受孕及胎儿的正常发育；

❸ 各种继发性糖尿病，如垂体性糖尿病、类固醇性糖尿病等。

❹ 胰岛素基因突变性糖尿病，内源胰岛素异常，用外源正规胰岛素有效。

以上糖尿病患者都需要接受胰岛素治疗。在必要的是时候，尽早接受胰岛素治疗，可以更好地控制病情，延缓糖尿病并发症的发生。

口服降糖药要注意用药时间吗？

对糖尿病患者来说，口服降糖药，差几分钟都是不行的。这是因为降糖药有严格的"时间表"，如应该在饭前20分钟服用的瑞格列奈，饭前半小时服用就可能引起低血糖；而应该在吃第一口饭时嚼服的阿卡波糖类药物，如果在餐后或饭前服用，疗效就会大打折扣。因此，口服降糖药要"看好"时间，针对口服降糖药要"看好"时间介绍如下：

糖尿病饮食调养一本全

1　清晨空腹时

　　胰岛素增敏剂，如噻唑烷二酮类药物罗格列酮、吡格列酮等，能增加组织细胞受体对胰岛素的敏感性，有效地利用自身分泌的胰岛素，让葡萄糖尽快地被细胞利用，使血糖下降，降糖作用可以维持24小时，每日仅需服药1次。噻唑烷二酮类药物在空腹情况下，口服后30分钟开始起效，2小时后可达到血药峰浓度，而进食将会将血药峰浓度时间推迟到3～4小时，因此这类药一般适宜在清晨空腹时服用。

2　餐前半小时

　　磺脲类降糖药，包括格列本脲、格列齐特、格列吡嗪、格列喹酮等，这类降糖药主要是通过刺激胰岛β细胞分泌胰岛素而发挥作用的，大多数磺脲类降糖药起效时间需要半小时，而降糖作用的高峰一般在服药后2～3小时出现。也就是说，服完降糖药后要过半小时左右，药物才开始发挥降糖作用，而在服药后2～3小时药物作用最强。因此，在餐前30分钟服用磺脲类降糖药，进餐的时间正好是药物开始起效的时间，随着食物的消化吸收，药物的作用也同时在增强，在餐后2小时左右，药物作用较强，有利于餐后血糖的控制。

3　餐前5～20分钟

　　非磺脲类胰岛素促泌剂，包括瑞格列奈、那格列奈等。其作用前提是必须有葡萄糖存在，故仅在进餐时起效才能刺激胰岛β细胞分泌。同样是胰岛素促泌剂，但由于此类药物比磺脲类药物起效快，应在进餐前5～20分钟口服为好。如不按时服用，可能会引起低血糖。

4　开始用饭时

　　与第一口饭同服，并且嚼服的药物——α-葡萄糖苷酶抑制剂，如阿卡波糖等，能延迟和减少小肠内碳水化合物分解为葡萄糖，使餐后血糖水平下降。此药与第一口饭同时嚼服效果最佳，且膳食中必须含有一定的碳水化合物（如粳米、面粉等）时才能发挥效果。如果在餐后或饭前服用，则会起不到降糖效果。

5　进餐之后

　　在饭后口服的降糖药——如二甲双胍类，由于二甲双胍口服之后能够刺激胃黏膜，引起胃部不适，引起恶心、呕吐、腹胀等症状，因此应在饭后服用。

　　另外，由于糖尿病的个体化治疗，每位糖尿病患者的处方可能都不尽相同，因此服药时间也应因人而异。

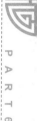

Q: 糖尿病老年患者不宜用哪些降糖药？

A 老年糖尿病患者不宜用以下几种降糖药：

❶ 苯乙双胍（降糖灵）属口服降糖药的双胍类。双胍类的降糖药通过促进脂肪摄取葡萄糖，增加肌肉内糖的无氧酵解和妨碍葡萄糖在肠道吸收等作用降低血糖。苯乙双胍长期服用可引起吸收不良，易导致维生素B_{12}和叶酸缺乏；大剂量可导致乳酸血症、酮血症及电解质紊乱，一旦发生酸中毒和电解质紊乱，死亡率高达50%，尤其是，老年糖尿病患者常合并多种疾病，如心、肝、肾等疾患，服用后其危险性更大。

❷ 格列本脲（优降糖）。在各种口服降糖药物中，格列本脲的降血糖作用快而强，适合于轻中度的成人糖尿病患者。60岁以上的老年糖尿病患者应当慎用格列本脲。老年人由于生理功能减退，胰岛素拮抗激素减少，糖异生功能降低，加之老年糖尿病常并发肝肾功能不全，对药物及胰岛素清除能力下降，使格列本脲在体内蓄积，持续作用极易诱发低血糖症，严重时出现低血糖昏迷甚至死亡。

老年人可选择甲苯磺丁脲（甲糖宁）、苯乙双胍等作用缓和、蓄积较少的药物。

Q: 什么经验偏方治疗糖尿病比较好？

A 糖尿病是一种由胰岛素相对分泌不足或胰岛血糖素不适当地分泌过多而引起的以糖代谢紊乱、血糖增高为主要特征的全身慢性代谢性疾病。中医学认为本病是由于饮食不节、情志不调、恣性纵欲、热病火燥等原因造成。本病多见于40岁以上喜欢吃甜食而肥胖的患者，脑力劳动者居多。发病时伴有四肢酸痛、麻木感，视力模糊，肝肿大等症。中医学对于糖尿病的认识很早，民间还流传很多经典的治疗糖尿病的偏方，下面专家就介绍一些治疗糖尿病的经验偏方：

🌀 芹菜萝卜冬瓜汤

配方 鲜芹菜、青萝卜各500克，冬瓜200克，绿豆120克，梨2个。
用法 先将芹菜和冬瓜略加水煮，用白纱布包住取汁，同绿豆、梨、青萝卜共煮熟服。
适用证 用于糖尿病口渴明显者。

🌀 猪胰薏苡仁粥

配方 新鲜猪胰1具，薏苡仁50克。
用法 猪胰用清水冲洗干净，切数片后，再与薏苡仁一块放入碗内，加水淹没。用铁锅隔水炖熟，加入适量食盐调味，分2次连同薏苡仁食完，每日1剂，每10天为一个疗程。
适用证 糖尿病。

🌀 菟丝子丸

配方 菟丝子500克。
用法 拣净水洗，酒浸3日，滤干，捣碎，焙干再研细末，炼蜜为丸。日服2～3次，饭前服5～10克。
适用证 适用于糖尿病上消饮水不止者。

🌀 双瓜皮天花粉

配方 西瓜皮、冬瓜皮各20克，天花粉12克。
用法 加600毫升水，煎煮到一半即可。每日1剂，分2次服。
适用证 糖尿病口渴、尿浊症。

🌀 田螺黄酒汤

配方 大田螺10个，黄酒100毫升。
用法 清水静养2～3天，取净肉洗净，放于沙锅中，注入黄酒和清水100毫升，煮沸后，加入姜丝和精盐，转用文火煮至熟透，下味精、淋麻油。分1～2次乘热食螺肉喝汤。
适用证 适用于糖尿病口渴多饮，随饮随尿，口干舌燥，唇红。

🌀 菠菜根粥

配方 鲜菠菜根250克，鸡内金10克，粳米50克。
用法 菠菜根洗净，切碎，加水同鸡内金共煎煮30～40分钟，然后下米煮作烂粥。每日分2次连菜与粥同食。
适用证 止渴、润燥、养胃，适用于糖尿病。

🌀 双粉猪胰

配方 葛粉、天花粉各30克，猪胰1具。
用法 先将猪胰切片煎水，调葛粉、天花粉吞服，每日1剂，3次分服。
适用证 糖尿病多饮、多食者。

🌀 赤小豆怀山药煮猪胰

配方 赤小豆30克，怀山药40克，猪胰脏1具。
用法 水煎服，每日1剂，以血糖降低为度。
适用证 糖尿病。

桑螵蛸方

配方 桑螵蛸80克。

用法 研粉末，用沸水冲服，每次6克，每日3次。

适用证 糖尿病尿多、口渴者。

山药天花粉

配方 山药50克，天花粉20克。

用法 水煎，每日1剂，分2次服用。

适用证 糖尿病。

柿子叶方

配方 鲜柿叶适量。

用法 将柿子叶洗净，以食盐浸渍。每日吃5～6片。

适用证 糖尿病。

山药黄连汤

配方 山药25克，黄连10克。

用法 水煎服，每日1剂。

适用证 清热祛湿、补益脾肾，用治糖尿病之口渴、尿多、善饥者。

双皮天花汤

配方 西瓜皮、冬瓜皮各15克，天花粉12克。

用法 用水煎服，每日2次。

适用证 清热、祛湿、利水，适用于糖尿病口渴、尿浊者。

桃胶玉米须

配方 桃树胶25克，玉米须50克。

用法 两味加水共煎汁。每日一剂分2次服。

适用证 平肝清热、利尿祛湿、和血益气，适用于糖尿病。

苦瓜降糖方

配方 鲜苦瓜100克。

用法 鲜苦瓜做菜，每餐50～100克，每日2～3次；或苦瓜制成干粉剂，每次7～12克，每日3次。

适用证 苦瓜有清暑解热，明目解毒之功效，常食用之有明显降血糖作用。

生地姜汁

配方 生地1 000克，生姜200克，麦冬（去心）750克。

用法 共入石臼内捣烂，取自然汁，文火熬，稀稠适度，收储。每服1匙，不拘时服用，温开水送服。

适用证 用治消渴型糖尿病。

甘薯叶冬瓜汤

配方 鲜甘薯叶150克，冬瓜100克。

用法 加水共煎汤，每日1剂分2次服。

适用证 清热利尿，适用于糖尿病。

糖尿病患者如何联合用药？

A 采用单一品种口服降糖药常不能使血糖长期控制良好。当单一降糖药不能使血糖达到长期良好控制目标时，就需多种降糖药联合治疗。各种不同的口服药降糖机制不同，不良反应也不同，使联合用药效果优于单一用药或更换单一的其他药物。专家下面就介绍一些常见联合用药方式：

1 磺脲类+双胍类

是临床最常用的联合用药模式，适用于磺脲类或双胍类单一治疗效果不佳或无效者，单一磺脲类可使糖化血红蛋白从9%降至7.5%，当磺脲类继发失效时加二甲双胍可使糖化血红蛋白从8%降至7%，磺脲类+双胍类可使多数新确诊的2型糖尿病患者血糖达标，最长可保持5年。

2 磺脲类+噻唑烷二酮类

单服磺脲类血糖控制不良而且肥胖的糖尿病患者，加服噻唑烷二酮类后糖化血红蛋白可降低1.5%，但由于磺脲类与噻唑烷二酮类均有体重增加的不良反应，可能磺脲类+噻唑烷二酮类对他们要比单用胰岛素治疗体重增加更明显。

罗格列酮从4毫克，1次/日开始，吡格列酮从15毫克，1次/日开始。由于噻唑烷二酮类起效较慢，显效常在2~3个月后，故服药后1个月时空腹血糖的测定水平可判定患者是否对其有效。

3 双胍类+糖苷酶抑制剂

对餐后高血糖效果最好，但胃肠道不良反应可能增大。

4 磺脲类+糖苷酶抑制剂

也是临床最常用的联合用药模式，适用于肾功能不全的高血糖患者。

5 苯甲酸类+双胍类或糖苷酶抑制剂

此种联合用药模式同磺脲类+双胍类或糖苷酶抑制剂，可能给患者带来更多的进食服药自由。但尚缺乏大量临床应用的经验。

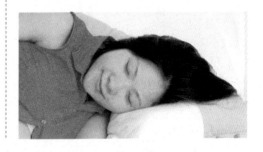

PART6 糖尿病患者生活常见问题解答

两种口服降糖药联合用药也可出现继发性失效，可再采用多种（三种）口服降糖药联合治疗，如磺脲类+双胍类+糖苷酶抑制剂；或苯甲酸类+双胍类+糖苷酶抑制剂；或磺脲类+双胍类+噻唑烷二酮类；或苯甲酸类+双胍类+噻唑烷二酮类。口服降糖药也可与胰岛素联合治疗，适用于联合用药后空腹血糖较高或血糖不达标者。

糖尿病酮症酸中毒怎样救治？

糖尿病患者由于各种原因使体内糖代谢紊乱，脂肪分解加速，酮体进一步积聚。此外，蛋白质分解加速，酸性代谢产物增多，使血pH值下降，血二氧化碳结合力亦明显降低，同时伴有电解质紊乱，此时血酮继续升高，可超过5毫克/升，已形成了代谢性酸中毒，临床称为糖尿病酮症酸中毒。

糖尿病酮症酸中毒可发生于任何年龄的糖尿病患者。1型糖尿病易发生酮症，2型糖尿病较少发生，老年糖尿病患者也易引起酮症而死于糖尿病性脑病。

发生酮症酸中毒后有条件者都应住院治疗，没有条件也可因陋就简积极救治。治疗主要包括以下几个方面：

首先，要积极补液，因为该类患者都有明显脱水，胰岛素的使用与补液并重，现在临床上都采用小剂量胰岛素（每小时每千克体重0.1单位）持续静脉滴注法，效果十分可靠。

其次，要注意电解质的补充。糖尿病酮症酸中毒患者体内都有明显缺钾，治疗过程中若补充不及时可能会出现严重低钾。

糖尿病酮症酸中毒时虽有酸中毒，但一般不需补充碱性药物，因经补液、使用胰岛素等治疗后酸中毒可自行好转。相反，如果补碱过多，对这类患者反而不利。但严重酸中毒可适量补碱，否则对胰岛素等治疗的反应不佳。

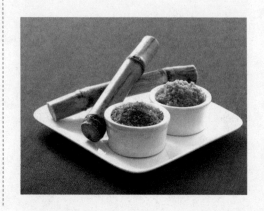

如何使用血糖仪？

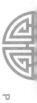

众所周知，糖尿病是威胁人们健康的主要疾病之一，为了鼓励糖尿病患者监控血糖情况，指导治疗，预防并发症的发生，血糖仪的使用在家庭医疗方向上的普及越来越重要。

各类血糖仪的操作大同小异，操作步骤如下：

① 调整血糖仪的代码与所使用的试纸代码相同，因为每个批号的试纸都有不同的代码。

② 用温水或中性肥皂洗净双手，反复揉搓准备采血的手指，或者手臂下垂30秒，直至血运丰富。

③ 采血针紧挨指腹，按动弹簧开关，针刺手指两侧取血，取一大滴血。不要过分挤压，以免组织液挤出与血标本相混而导致血糖测试值偏低。

④ 将血滴在血糖试纸上。

⑤ 把血糖试纸插在仪器上采血。

但要注意，有的血糖仪是试纸条采血过后血液与试纸条反应区反应后再插入仪器的。

⑥ 过几十秒，读出仪器上的血糖值，并记录下数值和检测时间。

使用血糖仪时的注意事项

① 对于需要采血后插入的，要及时插入试纸条，不可采血后等待时间过长，一般不超过2分钟。

② 采血部位一定要用乙醇（酒精）消毒，消毒过后残留的乙醇太多应干棉签擦拭或等乙醇挥发后，以免采血有误差。

③ 血糖仪的保养要注意通风和干燥，当血糖仪有尘垢、血渍时，用软布蘸清水清洁，不要用清洁剂清洗或将水渗入血糖仪内，更不要将血糖仪浸入水中或用水冲洗，以免损坏。

④ 要注意血糖仪适应的工作环境，如湿度、温度等。如果从过高或过低温湿度环境中存放的仪器，应当在温度10℃～40℃，湿度20％～80％的环境中放置20分钟以上使用。

⑤ 血糖仪试纸一定要注意密封和防潮，使用时取出试纸应立即盖上盒盖。注意不可放冰箱储存。

A 糖尿病的预防，应构筑三道"防线"，在医学上称之为三级预防。如果"防线"构筑得及时、合理和牢固，大部分糖尿病是有可能预防或控制的。

1 一级预防

树立正确的进食观并采取合理的生活方式，可以最大限度地降低糖尿病的发生率。糖尿病是一种非传染性疾病，其发生虽有一定的遗传因素，但起关键作用的还是后天的生活和环境因素。现已知道，热量过度摄入、肥胖、缺少运动是发病的重要因素。低糖、低盐、低脂、高纤维、高维生素，是预防糖尿病的最佳饮食配伍。对体重进行定期监测，将体重长期维持在正常水平是至关重要的。体重增加时，应及时限制饮食，增加运动量，使其尽早回落至正常。要使运动成为生命的一个重要组成部分、终身的习惯。运动不但可消耗多余的热量和维持肌肉量，而且能提高充实感和欣快感。当然运动要讲究科学和艺术，要循序渐进、量力而行、照顾兴趣、结伴进行，以易于获得效果和便于坚持。要戒烟和少饮酒，并杜绝一切不良生活习惯。双亲中患有糖尿病而本人又肥胖多食、血糖偏高、缺乏运动的高危人群，尤其要注意预防。

2 二级预防

定期检测血糖，以尽早发现无症状性糖尿病。应该将血糖测定列为中老年人常规的体检项目，即使是健康者，也要定期测定。凡有糖尿病的蛛丝马迹，如皮肤感觉异常、性功能减退、视力不佳、多尿、白内障等，更要及时去测定血糖，以尽早诊断，争取早期治疗的宝贵时间。要综合调动饮食、运动、药物等手段，将血糖长期平稳地控制在正常或接近正常的水平。空腹血糖宜在每升6.11毫摩尔以下，餐后2小时血糖宜在每升9.44毫摩尔以下，反映慢性血糖水平的指标——糖化血红蛋白应在7.0%以下。还要定期测定血脂、血压、心电图，这些都是血糖控制的间接指标。

3 三级预防

三级预防的目的是预防或延缓糖尿病慢性并发症的发生和发展，减少伤残和死亡率。糖尿病患者很容易并发其他慢性病，且易因并发症而危及生命。因此，要对糖尿病慢性并发症加强监测，做到早期发现、早期诊断和早期治疗糖尿病，常可预防并发症的发生，使患者能长期过接近正常人的生活。

糖尿病目前还是一种终身性疾病，

尚无根治办法。因此应积极行动起来，规范自己的生活。生活方式科学，这是最重要、也是最牢固的一条防线。如果你已经是一个糖尿病人，也不必悲观。

只要长期有效控制，是可以防止和延缓糖尿病慢性并发症的发生或发展的。当然，如果进入了慢性并发症期，那就需要百倍警惕，延缓慢性并发症的恶化。

 糖尿病患者怎样调节心理健康？

糖尿病病情复杂多变，绝大多数患者需要长期接受严格的饮食控制和终身药物治疗，而长期血糖控制不好就会导致并发症的发生，这些常会给糖尿病患者造成较大的精神压力，出现一些心理障碍也就在所难免。据相关报道，约1/5的糖尿病患者有抑郁症。因此，专家强调控制血糖的同时，也要注意患者的心理治疗。糖尿病抑郁症临床表现多种多样，轻重不一，如情绪低落，对学习、生活、工作丧失兴趣，精力减退，易疲劳、失眠、多梦、恐惧、头痛、心烦意乱，注意力难以集中、厌世等。这些心理变化的产生一般与焦虑、恐惧，长期血糖控制不好，惧怕胰岛素，经济负担等有关。

俗话说"境由心造"，在很多情况下，人们的痛苦与快乐，并不是由客观环境的优劣决定的，而是由自己的心态、情绪决定的。"生老病死"是大自然万事万物的发展规律，人类一样逃脱不了这自然万年铁律。糖尿病患者对于疾病要坦然面对，泰然处之。有先哲曾说过"事情如果是这个样子，就不会是别的样子"，既然已确诊为糖尿病，就应对它有个全面、正确的认识。

糖尿病专家介绍，以下几种方法可以消除不良情绪：

❶ 主动吸收新知识。"活到老学到老"，尽可能去接受新的知识。如多去听听糖尿病知识讲座学习班，订阅一本糖尿病科普期刊，了解相关知识，掌握与糖尿病斗争的方法，并多与病友交朋友，交流各自的经验体会，向他们学习有益的防治手段，解除孤独无助感。

❷ 学会倾诉。糖尿病患者内心困惑、焦虑时，应向医师、家人、朋友倾诉，争取大家关心和帮助。

❸ 对待糖尿病要抱着科学的态度，既要了解它的危害性，重视糖尿病，又要懂得治疗糖尿病的必要性、可行性，保持乐观开朗的性格，从各个方面配合治疗。如饮食休闲要按部就班。留意自己的外观，身体要保持清洁卫

生，房间院落也要随时打扫干净，从稳定规律的生活中领会自身的情趣。

❹ 开拓自己的情趣范围。打打太极拳，练练瑜伽功，到公园里散步，随着音乐翩翩起舞时……这些都会使心情舒畅的。

❺ 适当运动。适当的运动有利于控制体重、血糖、血脂、血压，也有利于驱散郁闷、伤悲的情绪。

❻ 严重时选择药物辅助治疗。一些有严重抑郁和焦虑情绪或自杀念头的患者，应在医师指导下配合适当的药物治疗，如米帕明（丙咪嗪）、多塞平

（多虑平）、氯硝西泮（氯硝安定）、阿普唑仑、氟西汀（百忧解）等。

总之，患者要明白，人生之路不可能一帆风顺，总会有坎坷，有挫折，有疾病，有痛苦。这些都是客观存在，是无法躲避的，无论你是叹息也好，焦急也好，忧郁也好，恐惧也好，都无助于问题的解决。与其终日在那里唉声叹气，惶惶不安，不如拿起心理调节武器，反方向思考问题，使情绪由"阴"转"晴"，从逆境中解脱，进入洒脱通达的境界，迎来柳暗花明的新天地。

Q：如何预防妊娠糖尿病？

A 怀孕期间，胎儿的发育过程中，产生了多种对抗胰岛素的激素，从而使孕妈妈的胰岛素分泌相对不足。如果孕妈妈此时大量进食甜食和高糖类的水果，则容易引发妊娠糖尿病。糖尿病的典型症状是"三多一少"即多尿、多饮、多食和消瘦。孕期出现这样症状，一定要注意排查妊娠糖尿病。

妊娠期血糖过高可能引起胎儿先天性畸形、新生儿血糖过低及呼吸窘迫综合征、死胎、羊水过多等，同时还会给母体带来妊娠高血压、泌尿系统感染、头疼等病症。

对于有糖尿病家族史、年龄偏大或肥胖的糖尿病高危人群，怀孕后应尽早接受糖尿病的筛查，以便及早诊断。一旦确诊为妊娠期糖尿病，孕妈妈应在医师指导下进行饮食、运动调节，如果血糖控制不满意，必须及时接受胰岛素治疗。胰岛素本身不通过胎盘，因此，对母子来说都是安全的。

生活中，还要多运动，运动对于防治妊娠糖尿病是非常有益的。饮食上，一定要控制糖分的摄取，以五谷、根茎类食物为主，少吃含糖量较多的梨、苹果、香蕉、荔枝、桂圆、大枣、西瓜

等，尽量避免含糖饮料及甜食，控制好每天热量的摄取，妊娠初期不需要特别增加热量，中、后期必须依照孕前所需的热量，再增加125.5千焦/天（300千卡/天）。另外，还要增加蛋白质、维生素、矿物质的摄取。

最后，专家提醒妊娠糖尿病患者，当运动饮食无法控制时，最好采取胰岛素治疗，但不宜使用口服降糖药，以免对胎儿构成不利影响。以选择中、短效胰岛素在餐前使用为宜。可每日1次于清晨8时左右单次、联合使用中、短效胰岛素；也可于早、午餐各用1次短效，晚餐时用1次中效胰岛素，以控制餐后高血糖，因为妊娠糖尿病的特点是空腹血糖低但餐后血糖增高。

Q：糖尿病肥胖者如何科学减肥？

 肥胖是各种疾病的诱发根源，糖尿病肥胖者减肥是很必要的：

1 心理上做好减肥的准备

糖尿病肥胖者首先要认识到肥胖的发生、发展与情绪有关。再接触那些减肥见效的人，就会消除疑虑、增强信心，也会受到启发。心理因素的调整需要一个过程，要持之以恒。家人还可以鼓励肥胖者做他们擅长的、有意义的事，并多赞扬，使他们有满足感，有利于其更积极主动地对待减肥。

2 自我控制疗法

不很胖的人可在家采用自我控制疗法减肥。避免处于能产生吃的暗示的情境之中，或通过改变就餐时间、地点等办法来达到这一目的。控制体重要从以下几点着手：

❶ 限制食量。不要因为怕浪费而多吃。

❷ 避免进食高热量食物。吃体积大、热量低的食物（如黄瓜、冬瓜、番茄等）来改变躯体对进食的感受和暗示。

❸ 注意调节由饥饿引起的情绪反应。还可以对行为干预的结果进行一下评判：每天傍晚称一下体重，并将当天的进食情况和体重记录下来。

❹ 与进食有节制的人一同就餐。吃饭时注意细嚼慢咽。

❺ 当体重有所减轻或饮食控制取得一点成果时，给自己一点物质或精神

上的奖励，如看电影、听音乐、买一件自己喜欢的东西等，使自己从内心上得到满足；但进食过量或体重增加时，就要减少一次使自己精神愉悦的机会，尝一点黄连了。

3　坚持运动锻炼

在以上基础上，轻度肥胖者不一定要严格限制进食，但应增加体力活动。

中度和重度肥胖者，则要严格控制热量的摄入，并增加运动量，增加热量的消耗。在运动减肥的过程中，要保持良好的心情。如果总处在沮丧和焦急之中的话，那减肥计划永远不会成功。试着想一想，随着每一块肌肉的运动，脂肪细胞在逐渐减小，而耐力和活力却在逐渐增加，这是多好的事啊!为了保持对运动的兴趣，可以经常变换运动项目。

糖尿病患者如何保护眼睛?

据统计，在中国，糖尿病还会导致一半左右的患者并发心血管疾病和脑卒中，并发糖尿病视网膜病变、白内障等，导致半数以上的患者失明。眼部病变是糖尿病最为常见的慢性并发症之一，其中以白内障和糖尿病视网膜病变最常见。尤其是中老年人患的糖尿病，更是"脆弱型"糖尿病，在并发症中最容易攻击的就是眼睛。专家建议糖尿病肾病患者要做好以下几点保护眼睛：

定期查眼底注意发现视力的变化

建议糖尿病患者应每年散瞳检查眼底。1型糖尿病患者，过了青春期后应定期检查眼底，2型糖尿病患者从发病后5年应每年检查1次或遵医嘱。如有眼部异常感觉，及时去找眼科医师检查治

疗，并要缩短眼科随诊时间，如每半年或3个月1次。

控制血糖、血压、血脂

积极治疗糖尿病，使血糖得到满意控制。同时要严格控制血压，降低血脂，饮食调整，多吃蛋白质的食物，少吃含脂肪的食物，尽量延缓糖尿病视网膜病变的出现。

采取中药养眼

中医学讲"药食同源"，可以利用一些食物来调节视疲劳状态。没有糖尿病的眼病患者可以泡茶，比如菊花绿茶，在绿茶中加一些菊花；有糖尿病的患者可以泡菊花，加枸杞子、决明子，可滋阴、养肝、明目。每天热水冲泡两次代茶饮，早上、下午各1杯。在水温

不很烫的时候，把眼睛贴在杯子口，用代茶饮的热气熏眼睛，茶稍凉之后喝掉，这样，一次代茶饮起到了两次保护眼睛的作用，内外兼用。

摒除恶习，养成良好习惯

糖尿病病友必须戒烟；饮食要清淡，少吃辛辣、刺激和高脂肪的食品；适当锻炼，但避免剧烈运动；脑力劳动者要注意用眼卫生，避免长时间阅读、使用电脑等造成的视疲劳，从而尽量延缓糖尿病视网膜病变的出现。

一旦发现，早期治疗

如果已有眼部并发症，要遵照医师建议，按时用药并作必要的检查，如眼底荧光血管造影等。如需要激光治疗，一定要听从医师指导。非增殖型糖尿病视网膜病变，可做局部激光治疗。已经是增殖型视网膜病变，则需做全视网膜光凝固治疗，防止眼底出血和新生血管性青光眼等严重并发症。当眼底出血不吸收，需要作玻璃体切割手术时，就要下决心听从医师安排。

眼部保健可促进眼部血液循环、改善眼部营养状况、消除疲劳，对糖尿病患者保护眼睛大有益处。下面介绍四种眼睛保健的方法：

❶ 双目不久视：糖尿病患者在看电视、书报时，不可久视，稍感疲劳时应适当休息片刻，闭目静养10分钟左右，或采用远眺法，观看远处的建筑物、树木等，以保护视神经，缓解视疲劳。

❷ 运目去眼疾：每日睡起时，端坐凝思，闭上双眼，将双眼旋转10~14次，紧闭少时，而后大睁。这种运眼之法，有助于眼部的血液循环和神经调节。工作之余或办公休息时也可小试。

❸ 熏洗明眼目：取桑叶10克，水煎取汁，先熏蒸眼目，待温时用干净手绢浸湿后洗浴双目，每日2~3次。李时珍言其"明目，长发"，且桑叶又有良好的降糖作用，故对糖尿病患者护理有效。

❹ 按摩通气血：先闭目养神3~5分钟，继而双手搓热，用发热的手掌轻轻按住眼部，然后将手掌以顺时针方向运行5次，再逆时针方向运行5次，如此重复3~5次。每日进行2~3次。但眼底出血者不宜使用此法。

糖尿病患者如何保护皮肤？

A 糖尿病患者容易出现皮肤瘙痒，因为皮肤瘙痒是由于高血糖导致血浆和组织液处于高渗状态，从而刺激神经末梢，而出现瘙痒的症状，下面主要介绍一下防治糖尿病皮肤瘙痒的办法。

对于防治糖尿病皮肤瘙痒的办法，首先就是要控制好血糖，这是关键，也是根本，可应用降糖药如阿卡波糖（拜糖苹）、格列喹酮（糖尿乐片）、金芪胶囊等，也可应用胰岛素增敏剂如文迪亚、格列本脲（优降糖）等，还可注射胰岛素，如低精蛋白胰岛素（诺和灵、诺和锐）等，另外可佩戴胰岛素泵，不过胰岛素泵的价格比较昂贵，但是它是目前治疗糖尿病的最好方法，佩戴胰岛素泵不但可以降低血糖，还可以避免低血糖的发生。其次，要对症治疗。对一些细菌、病毒引起的皮肤瘙痒采用抗菌、抗病毒药，不过据统计，糖尿病皮肤瘙痒常见病因是真菌感染，表现为糖尿病女性患者出现外阴瘙痒，所以可使用抗真菌药物进行对症治疗。而轻度瘙痒的患者可适量应用止痒的洗剂，和服用营养神经药物，如维生素B_1、维生素B_{12}及神经营养因子等，不过根据患糖尿病皮肤瘙痒症的临床复诊患者反馈，口服中药和适当进行理疗效果显著。第三，糖尿病患者最好一天洗1~2次澡保持皮肤清洁，洗澡水温不要过热，在37℃~40℃左右为宜，另外建议你在春、秋、冬季时，由于气候比较干燥，洗完澡后涂抹润肤露，穿纯棉质地的衣服，平时要少吃辛辣食物，少饮浓茶，多吃蔬菜。

糖尿病皮肤瘙痒是糖尿病的常见症，虽然糖尿病是无法治愈的，但是随着医学的不断发展，治疗糖尿病的药物和仪器的问世，也就有了防治糖尿病皮肤瘙痒的办法。

Q：糖尿病患者外出时需要注意什么？

A　　当糖尿病患者离家外出时，如走亲访友，外出旅游等，一定要做好预防病发准备工作，必须注意以下几点：

① 随身携带降糖药物，特别是胰岛素依赖型糖尿病患者应携带胰岛素、注射器、针头、75%乙醇（酒精）棉球及尿糖试纸，但别忘了按时服药、打针及注射用具的消毒。

② 别忘了及时加餐。一般外出时，特别是当爬山、游玩、长途旅行等活动量较大时，主食量要相应加大些。

③ 注意劳逸结合。外出时比较劳累，要注意适当休息，保证睡眠。

④ 随身携带一些水果糖、饼干之类的食品，以备发生低血糖时急用。

⑤ 凡是使用胰岛素治疗的糖尿病人，最好随身携带一张糖尿病自我保健卡片，以备在发生低血糖昏迷或其他紧急情况时急用。别人一旦发现这张卡片，便可处理并送医院急救。

Q: 糖尿病患者如何预防和避免低血糖？

糖尿病患者应依照医师指示服药或注射胰岛素，需根据身体状况及时调整胰岛素用量以及胰岛素剂型。胃口不佳时应适度减少药物剂量；随身携带葡萄糖片，糖果及饼干。养成规律饮食。额外活动时应注意补充食物。以上这些都是如何避免低血糖的专家意见。

糖尿病或糖尿病患者一旦出现低血糖，就要及时进行低血糖处理：患者可进食糖水、含糖饮料、1～2粒糖果、饼干、面包、馒头等即可缓解；症状严重者需及时就医，测定血糖值，给予50%葡萄糖液60～100毫升静脉注射。昏迷者需静脉持续滴注5%～10%葡萄糖液，直至病情稳定，神志清醒后改为口服进食。疑有脑水肿者：20%甘露醇200毫升静脉快速滴注，每天2次。静脉滴注氢化可的松或地塞米松，对低血糖症起辅助作用。

Q: 哪些时间需格外注意控制血糖？

一天中，健康人的血糖水平也有波动，但幅度不会这么大，保持在正常范围之内。而糖尿病患者由于基础胰岛素分泌减少甚至消失，就容易在凌晨和下午出现两个超出正常值的高峰，也就是常说的"黎明现象"和"黄昏现象"。

"黎明现象"的发生有两种情况：一是糖尿病患者前一晚用药剂量不够，或服药时间过早。二是"苏木杰反应"造成的。它指的是前一天夜里发生低血糖，机体会自动"开启"升糖机制帮助身体度过这一危险期，从而导致血糖升高。这常常是因用药过量导致的。因此，出现凌晨高血糖时，患者绝不能擅自调整用药。

这两种情况可以通过每小时检测一次夜间1～3点的血糖进行分辨。如果血糖值在6.0毫摩尔/升左右，那就是"黎明现象"；如果血糖值低于3.9毫摩尔/升，那就属于"苏木杰反应"。

"黄昏现象"出现在下午四五点左右，午后高血糖与患者自身的饮食、运动等情况关系密切，它可能是因饮食、运动不当等造成的，并非基础胰岛素分泌异常引起的。糖尿病患者如果出现午后高血糖，最好通过加大运动量、控制午餐摄入总量、调整药物剂量等方法来调整。

图书在版编目（CIP）数据

糖尿病饮食调养一本全/代敏编著.—上海：上海
科学技术文献出版社，2013.7

ISBN 978-7-5439-5809-8

Ⅰ.① 糖… Ⅱ.① 代… Ⅲ.① 糖尿病-食物疗法
Ⅳ.① R247.1

中国版本图书馆CIP数据（2013）第068311号

责任编辑：忻静芬

糖尿病 饮食调养一本全

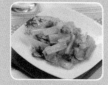 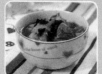 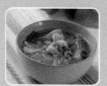 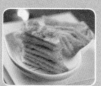

代 敏 编著

上海科学技术文献出版社出版发行

（上海市长乐路746号 邮政编码 200040）

全国新华书店经销

北京丰富彩艺印刷有限公司印刷

开本 710×960 1/16 印张 18 字数 280000

2013年7月第1版 2013年7月第1次印刷

ISBN 978-7-5439-5809-8

定价：29.80元

http：// www.sstlp.com